Richard Crevenna
Biofeedback

Richard Crevenna

Biofeedback

Basics und Anwendungen

maudrich

Univ. Prof. Dr. Richard Crevenna, MBA
Richard Crevenna ist Mediziner, Facharzt für Physikalische Medizin und
Allgemeine Rehabilitation und seit 2008 Präsident der Österreichischen
Gesellschaft für Biofeedback und Psychophysiologie, ÖBFP.
Seine klinischen und wissenschaftlichen Schwerpunkte sind die inter-
disziplinäre Schmerztherapie sowie die Prävention und Rehabilitation
(v.a. Onkologische Rehabilitation) muskuloskeletaler und internistischer
Krankheitsbilder sowie Biofeedback.

Bibliografische Information der Deutschen Nationalbibliothek

Die Deutsche Nationalbibliothek verzeichnet diese Publikation in der Deutschen
Nationalbibliografie; detaillierte bibliografische Daten sind im Internet über
http://dnb.d-nb.de abrufbar.

Satz: Norbert Novak, MEDIA-N.at
Coverbild: Yuriy Kirsanov – istockphoto.com
Druck: Druckerei Berger Horn
Printed in Austria
ISBN 978-3-85175-920-4

Vorwort

Das vorliegende Buch gibt dem Leser Einblick in das spannende Thema „Biofeedback". Es richtet sich in erster Linie an Lehrende und Studierende der Medizin, der Psychologie und medizinischer Assistenzberufe (Physiotherapie, MTFs, Ergotherapie), Fachärzte diverser Fachrichtungen, Allgemeinmediziner, Psychotherapeuten, (Klinische) Psychologen sowie an all jene Personen, die selbst Biofeedback-Therapeut oder -trainer werden wollen.

Der Untertitel „Basics und Anwendungen" streicht heraus, dass das Werk einerseits einen Einstieg ins Thema „Biofeedback" ermöglicht, und dass andererseits auch sinnvolle, auch und vor allem schulmedizinisch vertretbare Anwendungen kurz dargestellt und vermittelt werden. Schon hier bleibt festzuhalten, dass sich die Methode und damit auch die wissenschaftlichen Studien und Erkenntnisse zum Thema in laufender Weiterentwicklung befinden, sodass Fortschritte und Ausweitungen auch in den Indikationsstellungen in den nächsten Jahren zu erwarten sind.

Neben einer bewusst sehr kurz gehaltenen Einführung in die (psycho-)physiologischen und technischen Grundlagen sowie in wesentliche Biofeedback-Parameter werden vor allem die Fragen, inwieweit Biofeedback eine wissenschaftlich fundierte Methode ist und wer nun wirklich Biofeedbacktherapien anbieten darf und wie es mit Nebenwirkungen und Kontraindikationen (Gegenanzeigen) aussieht, beantwortet. Auch wie man den idealen Biofeedbacktherapeuten für eine ganz bestimmte Fragestellung finden kann, d. h. welche (unter Umständen auch medizinische) Ausrichtung er haben sollte, soll hier beantwortet werden.

Ausgewählte Schmerzsyndrome, Stressmanagement, psychosomatische Erkrankungen, Angststörungen oder auch der Einsatz von Biofeedback bei Problemen im Intimbereich sind exemplarisch angeführte und auch in der täglichen Praxis sinnvolle Anwendungsgebiete für diese Methode.

Weiters wird auf Biofeedback für Kinder und Jugendliche sowie auf Biofeedback in Sport und Beruf eingegangen.

Sie werden sehen: Biofeedback ist eine einfach nachvollziehbare und in Prävention, Therapie, Rehabilitation sowie Schul- und Berufsleben und Sport sinnvoll und effektiv einsetzbare Methode.

Ein interessantes und erfüllendes Arbeitsgebiet zu haben, bedeutet meist große Befriedigung – aber gleichzeitig leider oft zu wenig Zeit für jene, die einem ganz besonders wichtig und nahe sind. Daher allen voran ein herzliches Danke an meine Familie! Auch möchte ich mich an dieser Stelle bei allen Personen, die mir beim Verfassen dieses Buches durch ihre aktive Unterstützung sowie durch Bildmaterial, Erfahrungsberichte und weitere Beiträge etc. beigestanden sind und nicht namentlich erwähnt werden, bedanken.

Ich wünsche Ihnen viel Freude bei der Lektüre und hoffe, dass es für den einen oder anderen hilfreiche Informationen zum Thema „Biofeedback" liefern kann!

Wien, im September 2010   *Richard Crevenna*

Inhaltsverzeichnis

Einleitung

Definition

Der Einstieg in ein neues Thema ist nicht immer einfach.

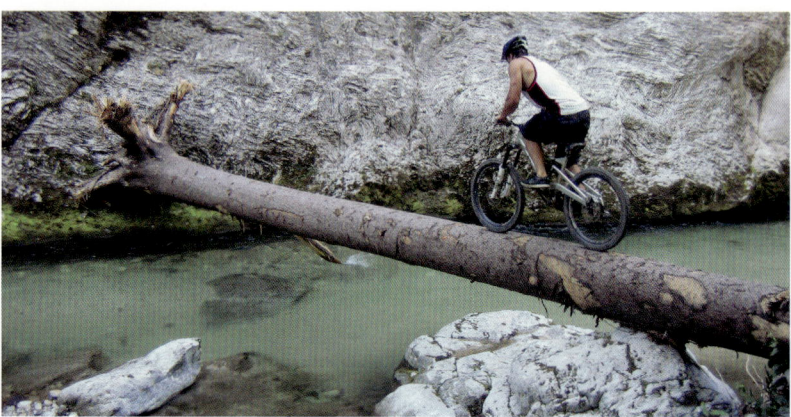

Abbildung 1: Extremsportler, d.h. der Downhill-Moutainbiker Philipp Feld-
bacher, der sich – hoffentlich (mit z.B. mittels Biofeedback) auf den Punkt
gebrachter fokussierter Aufmerksamkeit – so wie wir – auf den Weg macht ...

Praktisch und klinisch gesehen sind auch schon der morgend-
liche Blick in den Spiegel, das regelmäßige Wiegen (Feedback
der Körpermasse, d.h. des Gewichts, z.B. beim Anstreben der
Idealfigur oder bei Diäten), Blutdruckmessungen (Feedback des
Blutdrucks), Fiebermessen (Feedback der Körperkerntemperatur)
oder auch Belastungstests wie z.B. Fahrradergometrien (möglich
sind ein Onlinefeedback von Puls, Blutdruck, Blutmilchsäure-
spiegel etc.) und vieles mehr eine – für viele Menschen täglich
oder zumindest häufig durchgeführte Form von Biofeedback, also
einer biologischen Rückmeldung und Bewusstmachung von Körpersignalen und -werten, die ohne instrumentelle Unterstützung
nicht direkt wahrgenommen werden können. Auch wenn Sie in
Ihrer Freizeit, z.B. unter Verwendung eines Pulsgurtes mit einer
Pulsuhr zur Kontrolle Ihrer individuellen Trainingsherzfrequenz
walken, joggen oder laufen gehen, so haben Sie ein gängiges, sehr
einfaches und effektives, apparativ unterstütztes (Bio-)Feedback
der Körperfunktion „Herz- oder Pulsfrequenz". Schon wenn Sie
Ihren Puls selber messen (zwei Finger an eine Carotis-Arterie, für
15 Sekunden den Puls zählen und dann mit dem Faktor „vier"
multiplizieren = Puls- oder Herzfrequenz pro Minute), so haben
Sie ein Feedback dieser Körperfunktion.

Biofeedback – also die biologische Rückkopplung – ist eine apparative Methode, um die Selbst-Kontrolle über (psycho-) physiologische Vorgänge zu erlangen oder zu verbessern. Hierbei werden physiologische Prozesse („bio-") mit geeigneten Messfühlern abgenommen und erfasst und dann an die Patienten in Form optischer (sichtbarer), akustischer (hörbarer) oder taktiler (fühlbarer) Signale kontinuierlich zurückgemeldet („-feedback"). Also wörtlich (und praktisch) handelt es sich um ein „Feedback" von „Bio"-Signalen. Biofeedbacktherapie oder Training nutzt die Möglichkeit des Feedbacks von Biosignalen in der Behandlung medizinischer Indikationen sowie in der Beratung von Klienten.

Biofeedback befasst sich auf einer praktischen und wissenschaftlichen Basis mit der Steuerung und Kommunikation im menschlichen Organismus. Die Wirkung von Biofeedback bezieht sich aber nicht nur auf die willkürliche Steuerung und Änderung sog. maladaptiver physiologischer Prozesse, ganz wesentlich ist auch die subjektive Erfahrung der Selbstregulationsfähigkeit, wodurch nachhaltiger Einfluss auf die Selbstbewertung des Individuums und die Kompetenz- und Selbstwirksamkeitsüberzeugung, „self-efficacy", erreicht werden kann.
Die vielfältigen Indikationen und Möglichkeiten des Biofeedbacks bieten für gezielt aus- und fortgebildete Ärztinnen und Ärzte sowie Mitglieder typischer medizinischer Assistenzberufe wie Diplomkrankenpflege, Ergotherapie, Physiotherapie, Logopädie, Massage und sog. DMTFs [in diesem Fall unter (fach-)ärztlicher Supervision], aber auch für Psychotherapeuten, (klinische) Psychologen, Coaches, Pädagogen (Kindergartenpädagogen, Lehrer, Eltern), Wirtschafter und Manager, Sporttrainer und Sportpsychologen und dergleichen ein interessantes und befriedigendes Betätigungsfeld. Darauf wird neben der Vorstellung der Methode und deren sinnvollen Einsatzmöglichkeiten nachfolgend immer wieder hingewiesen.
Für Biofeedback spricht unter anderem die gute wissenschaftliche Datenlage zur Effektivität für viele Einsatzgebiete und medizinische Indikationen, die Glaubwürdigkeit des therapeutischen Ansatzes und die damit verbundene hohe Akzeptanz durch Pati-

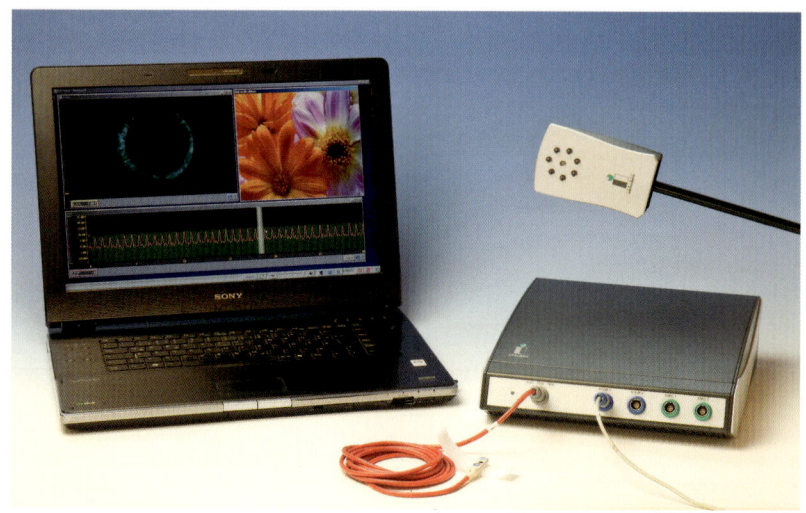

Abbildung 2: Biofeedback-Equipment (mit freundlicher Genehmigung der Fa. Insight Instruments)

enten (und Anwender) sowie die Förderung der Therapie-Motivation durch den raschen Aufbau von Selbsthilfe-Strategien mit einer Verbesserung der Selbstkompetenz.

Weiters ist die Möglichkeit zur flexiblen Gestaltung und Kombination mit anderen therapeutischen Maßnahmen ein ganz wichtiger Aspekt.

Schon hier bleibt festzuhalten:
- ◆ Biofeedback = eine effektive Methode
- ◆ Biofeedback = eine auch schulmedizinisch anerkannte Methode
- ◆ Biofeedback = eine aktive Methode und erfordert (in fast allen Fällen) das aktive Mittun und die Mitarbeit des Patienten

Der Biofeedback-Erfolg beruht auf einer fundierten medizinischen sowie einer Biofeedback-Ausbildung sowie besonders auf der Erfahrung des Biofeedbacktherapeuten.

Zur Durchführung von Biofeedback benötigt man, da es sich um eine instrumentell-apparative Methode handelt, eine entsprechende Ausrüstung (Abbildungen 2 und 3). Insgesamt wird ein Biofeedbackgerät oder eben die Biofeedback-Hardware mit Andockstation, Sensoren und Elektroden sowie Kabeln oder Bluetooth-Einheit wie auch ein PC oder Laptop und natürlich auch die Software benötigt.

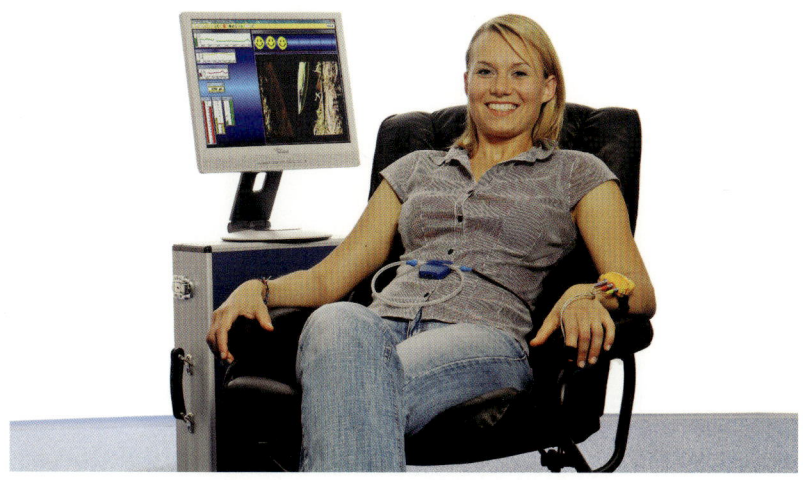

Abbildung 3: Biofeedback-Equipment und Sitzung (mit freundlicher Genehmigung der Fa. Schuhfried).

Die Einschulung in den Betrieb, d. h. die Software-Einschulung erfolgt zumeist durch die Hersteller. Die Software und damit der Betrieb der Geräte sind letztendlich selbst erklärend und durch regelmäßiges Verwenden wird bald das richtige Handling erlernt.

Biofeedback ist nicht gleich Bioresonanz!

Die Bioresonanztherapie, früher auch als „Mora-Therapie" bekannt, ist eine komplementärmedizinische Methode, der die meisten Schulmediziner (außer jene, die sie selbst anwenden) aus Sicht des Verfassers mit Recht mit Skepsis gegenüber stehen. Benannt nach dem Arzt Franz Morel, welcher den für die Bioresonanzuntersuchungen verwendeten Apparat („Mora-Apparat") ursprünglich entwickelt hatte, wurde sie dann 1987 in „Bioresonanztherapie" umbenannt und 1992 erfolgte noch eine weitere Namensänderung in „Biophysikalische Informationstherapie" – weiters ist sie auch unter dem Namen „Multiresonanztherapie" bekannt geworden.

Es handelt sich hierbei um eine Methode, die u. a. zur Behandlung von Kopfschmerzen (Migräne), Hauterkrankungen (Allergien), Schlafstörungen, chronischen Schmerzen (Muskelschmerzen) und auch Krankheitsbildern, die in der (evidenzbasierten) Schulmedizin gänzlich unbekannt sind, eingesetzt wird. Vieles im Umfeld der Bioresonanztherapie steht im Widerspruch zu grundlegenden naturwissenschaftlichen Erkenntnissen und zur Schulmedizin (z. B. auch der Terminus „Zuckerallergie").

Methodisch werden bei der Bioresonanztherapie – stark vereinfacht gesagt – Schwingungen oder Wellen aus dem Körper des Patienten aufgenommen. Wellenlängen, die von einem Sollwert (Standard) abweichen, werden dann entweder verstärkt oder abgeschwächt, um sie zu „normalisieren".

Die Bioresonanzgeräte ermitteln also bestehende körpereigene Schwingungen oder Wellen, vergleichen diese mit einem festgelegten Sollwert und schicken – in Annahme eines Regelkreismodells – korrigierende Signale wieder an den Körper zurück, wodurch eine „Löschung" pathologischer Frequenzmuster im Körper erfolgen soll. Die „behandelten" normalen Wellen werden also zurückgesandt, worauf dann die „Heilung" beruhen soll. Die Bioresonanztherapie wird nicht selten zusätzlich noch mit Homöopathie kombiniert.

Absolute Kontraindikationen sind bei der Bioresonanztherapie nicht bekannt. Bei allergischen Erkrankungen wie Asthma bronchiale soll es allerdings zu sogenannten Erstverschlimmerungen kommen können.

Ein wissenschaftlicher Nachweis für eine Effektivität der Bioresonanztherapie (die über Placeboeffekte hinausginge) konnte bis dato nicht erbracht werden.

WICHTIG: Die Bioresonanztherapie hat nichts mit Biofeedback zu tun. Für die Bioresonanztherapie fehlt bis dato ein wissenschaftlicher Wirksamkeitsnachweis des biophysikalischen Behandlungskonzeptes – für Biofeedback dagegen gibt es wissenschaftliche Evidenz für die Effektivität bei unterschiedlichen und nachfolgend beschriebenen Indikationen.

Bitte **seien Sie generell kritisch,** wenn Sie **mit dem Begriff Biofeedback** sozusagen „unter die Leute" oder z. B. ins Internet gehen (z. B. beim „Googeln")! Wenn Sie im Internet nachforschen, so finden Sie einiges, u. a. sicher auch als herausgegriffenes Beispiel das sog. „Biofeedback nach R. Breuer". Auch dieses „Biofeedback" hat nichts mit Biofeedback zu tun. Dennoch lohnt es sich auch für am wirklichen Biofeedback interessierte Menschen, die in Massenmedien kolportierten Ideen auf einschlägigen Kurzvideos, die man sich runterladen kann, anzusehen.

Nicht alles, „wo Biofeedback draufsteht" und was als solches verkauft wird, hat also wirklich etwas mit dieser effektiven und schulmedizinisch anerkannten Methode zu tun!

Historie – ein kurzer geschichtlicher Abriss

Biofeedback ist eine seit den 60er-Jahren des letzten Jahrhunderts entwickelte psychophysiologische Methode mit deren Hilfe unter Verwendung eines Biofeedbackgerätes an sich unbewusste physiologische Vorgänge und Aktivitäten über eine Feedbackschleife dem Bewusstsein des Klienten oder Patienten zugänglich gemacht werden können, womit eine Modifikation eben dieser – nun bewusst gemachten und durch den Patienten somit wahrnehmbaren und wahrgenommenen Funktionen – ermöglicht wird. Durch die Wahrnehmung sonst unbewusst ablaufender (gestörter) Körperfunktionen und die damit verbundene Beeinflussung dieser hat Biofeedback als schonendes, effizientes Präventions-, Trainings- und Therapieverfahren zunehmenden Stellenwert in der Medizin (v.a. auf dem Gebiet der Prävention und Rehabilitation).

Wichtige Meilensteine und Grundlagenforschungen umfassen unter anderem:
◆ die Forschung zu Stress und Stressbewältigung sowie Stichwörter wie die „Fight-or-Flight"-Reaktion bzw. die Cannon'sche Notfallreaktion (1932), die Etablierung von Entspannungsverfahren wie der progressiven Muskelrelaxation nach Jacobson (1938) sowie die Seley'sche Theorie zum Stress in den 70er-Jahren des letzten Jahrhunderts
◆ die Forschungen zur Etablierung der Elektromyographie und zur willentlichen Kontrolle von Muskelaktivität (Smith 1934) sowie der Eingang derselben in die neuromuskuläre Rehabilitation (in den 1960er-Jahren)
◆ die Beforschung von Lernprinzipien in Verhaltenstherapie und -medizin ab den 50er-Jahren des letzten Jahrhunderts.
◆ die Arbeiten zur operanten Konditionierung von Reaktionen des autonomen Nervensystems und die Etablierung der Psychophysiologie (Shapiro 1965).

- die Bewusstseins- und Elektroenzephalographie-Forschung
  sowie der Beweis des Zusammenhangs zwischen der Alpha-
  Wellen-Aktivität im EEG und emotionalen und Bewusstseinszuständen sowie Untersuchungen zur Kontrolle von
  Alpha-Wellen (Kamiya 1969)

Schon Anfang der 60er-Jahre des letzten Jahrhunderts konnte die russische Ärztin (damalige UDSSR) Maia Lisina erstmals
über die instrumentelle Konditionierung vegetativer Funktionen
beim Menschen berichten. In ihren Experimenten übte und trai-
nierte Lisina mit Probanden in einem sogenannten Schock-Ver-
meidungs-Paradigma mit Hilfe der visuellen Rückmeldung der
Durchblutung, wobei ebendiese Durchblutung durch Gefäßerweiterung oder Vasodilatation bzw. durch Gefäßverengung oder
Vasokonstriktion gezielt gesteigert oder gesenkt werden konnte.
Die Probanden erlernten im Rahmen dieser Experimente durch
willkürliche Veränderung der Durchblutung der Hände die aktive
Vermeidung des aversiven Schocks.

Gleichzeitig (also auch um 1960) beschäftigten sich in den USA
und Kanada weitere Kollegen (Kimmel, Hill) mit der instrumentellen bzw. operanten Konditionierung vegetativer Funktionen
(hier v.a. Selbstkontrolle der „Galvanic Skin Response").

Ursprünglich wurde angenommen, dass das vegetative Nervensystem nur klassisch konditioniert werden könne. Auch Pawlows
Experimente zur klassischen Konditionierung des Speichelflus-
ses unterstreichen diese Annahme. Skinner war als prominenter
Vertreter der Verhaltenstherapie ebenfalls sicher, dass eine Beeinflussung vegetativer Funktionen über die operante Konditionierung (siehe S. 24) nicht möglich sei, dies mit der Begründung,
dass es im vegetativen Nervensystem keine Möglichkeit der Reaktionskontrolle gäbe, wodurch es auch kein Lernen durch Versuch und Irrtum geben könne. Biofeedback ermöglicht allerdings
eben genau diese Reaktionskontrolle, wodurch wiederum sogar
auch auf jene Körperfunktionen willkürlich Einfluss genommen
werden kann, die an sich nicht oder wenn überhaupt, nur ganz
schwach wahrgenommen werden können. Diesbezüglich führten N. E. Miller und L. V. DiCara 1962 in Kanada Versuche zur
operanten Konditionierung mit Ratten durch und konnten hierbei nachweisen, dass auch vegetative Funktionen (wie Herzfrequenz, Blutdruck, Durchblutung, Urinbildung, Magenkontrak-
tionen) operant konditioniert werden können. Ratten konnten

dabei durch elektrische Reizung des sog. „Belohnungszentrums" im Hypothalamus oder durch Bestrafung mittels Elektroschocks erlernen vegetative Funktionen zu beeinflussen. Genauer gesagt erlernten sie, ihre Herzfrequenz zu steigern oder zu senken sowie die Urinbildung zu erhöhen oder zu senken und auch die Motilität des Magens zu beeinflussen. „**Shaping**" bedeutet die schrittweise Annäherung und Verstärkung des Zielverhaltens. Mit Hilfe dieses Shapings konnten die Versuchstiere etwa erlernen, die Durchblutung eines Ohres zu steigern, wogegen die Durchblutung des anderen Ohres gleichzeitig vermindert werden konnte. Weiters wurden EEG-Experimente z. B. zu veränderten Bewusstseinszuständen schon seit den frühen 1960er-Jahren durchgeführt. Über EEG-Neurofeedback wurde u. a. von Kamiya bereits Ende der 1960er-Jahre berichtet.

Die doch sehr viel versprechenden Ergebnisse führten in den 70er-Jahren des letzten Jahrhunderts zu einem richtigen Biofeedback-Boom, wobei es u. a. zu Spekulationen von Biofeedback als Allheilmittel gegen eine Reihe von Erkrankungen, die mittlerweile allerdings verworfen werden mussten, kam. Bis heute liegen allerdings auch methodisch sehr saubere, hochwertige und auch schulmedizinisch anerkannte Studien zu diversen Anwendungsgebieten und Indikationen für Biofeedback vor (siehe S. 39).

Der Begriff „Biofeedback" stammt von einem der Begründer der Kybernetik, dem amerikanischen Professor Norbert Wiener, und heißt wortwörtlich übersetzt „Biologische Rückkoppelung". Dabei kann durch ebendiese Rückmeldung und Bewusstmachung von Körperfunktionen aktiv in körperliche Regelprozesse eingegriffen werden. Das Verständnis des Prinzips von Rückmeldung und Rückkopplung ist in einem kybernetischen Regelkreis von grundlegender Bedeutung für das Verständnis der Theorie des Feedbacks. Das Biofeedback wurde auf diese Weise zu Norbert Wieners „kybernetischem Kind". Der Ausdruck „Biofeedback" selbst stammt aus dem Jahre 1969, als amerikanische Wissenschaftler sich mit dieser Materie auseinander setzten und damit ein umfangreiches Forschungsgebiet bezeichneten, das auf dem Gedanken beruht, dass psycho-physische, physiologische Reaktionen durch Rückmeldung und Bewusstmachung beeinflusst werden können.

In den USA wurde 1969 die amerikanische „Association for Applied Psychophysiology and Biofeedback" (AAPB) zunächst als

Biofeedback Research Society ins Leben gerufen (... *Founded in 1969, AAPB is the foremost international association for the study of biofeedback and applied psychophysiology. AAPB is an interdisciplinary organization representing the fields of psychology, psychiatry, medicine, dentistry, nursing, physical therapy, occupational therapy, social work, education, counseling, and others. The mission of AAPB is to advance the development, dissemination, and utilization of knowledge about applied psychophysiology and biofeedback to improve health and the quality of life through research, education and practice ...* – www.aapb.org).

In Österreich wurde die „Österreichische Gesellschaft für Biofeedback und Psychophysiologie" (ÖBfP) 1989 gegründet. Diese feierte 2009 am Kongress „Biofeedback interdisziplinär" an der Medizinischen Universität Wien im Allgemeinen Krankenhaus der Stadt Wien ihr 20-jähriges Jubiläum. Diese Österreichische Gesellschaft für Biofeedback und Psychophysiologie oder ÖBfP ist die einzige von einseitigen Firmeninteressen unabhängige nationale österreichische Biofeedback-Fachgesellschaft. Sie bietet eine Ausbildung zum Biofeedbacktrainer und Biofeedbacktherapeuten an, die sich in Grundlagen- und Fachseminare sowie Weiter- und Fortbildungsseminare, Supervision und Intervision gliedert. Die „Deutsche Gesellschaft für Biofeedback" e.V. wurde 1998 gegründet.

Grundlagen

Psycho(physio)logische Grundlagen und Modelle

Zur Erklärung der Wirkungsweise von Biofeedback werden unterschiedliche Ideen, Vorstellungen und Modelle herangezogen, weswegen auch von einer einheitlichen Biofeedback-Theorie eigentlich gar nicht gesprochen werden kann. Die verschiedenen Modelle und Ansätze ergänzen einander allerdings und stimmen letztlich dahingehend überein, dass die Rückmeldung (Feedback) über den Erfolg bzw. Misserfolg ganz wesentlich für die Wirkungsweise von Biofeedback sein soll. Die Methode des Biofeedbacks kann in einfacher gut nachvollziehbarer Weise die Überführung von einem rein somatischen medizinischen Krankheitsbild in eines mit hoher psychischer Beteiligung erleichtern (sog. **Reattribuierung**).

Neben dem Stress- und Belastungstest können Biofeedbacktherapeuten aus Anamnesegesprächen, Verhaltensexperimenten und z.B. Visualisierungs- und Imaginationsübungen wichtige Informationen, die bei der Erstellung eines individuellen Behandlungsplanes unerlässlich sind, ableiten. Beispielsweise können binnen recht kurzer Zeit eine sympathikotone Übererregung etwa mittels Hautleitwert oder Herzratenvariabilitäts-(HRV-)messung, sog. dysfunktionale Atemmuster, Tonuserhöhungen, d.h. An- und Verspannungen der Skelettmuskulatur aber auch belastende Kognitionen und dergleichen identifiziert, bewusst gemacht und so wiederum leichter behandelt werden. Stressoren und spezifische Cues (zum Beispiel eine Konfrontation in sensu durch realitätsnahes und für das Störungsbild des Patienten relevantes Bild- und Tonmaterial) können mittels Biofeedback apparativ unterstützt in der Praxis einfach umgesetzt werden.

Als Grundlage zur Beschreibung der Wirkung und des Wirkprinzips von Biofeedback dienen wie beschrieben u.a. (psychophysiologische) Modelle, die einander ergänzen. Es folgt eine ganz kurze Beschreibung der Modelle:

Das kybernetische Regelkreismodell, das auf der Systemtheorie beruht, unterstützt die Bedeutung der Rückkoppelung, also des Feedbacks. Der kybernetische Modellansatz dient insbesondere der Beschreibung und Demonstration der Komplexität von Regelkreisen (siehe auch Wieners „kybernetisches Kind").

Als **„Klassische Konditionierung"** bezeichnet man jene Form des Lernens, bei der ein Organismus eine neue Assoziation zwischen zwei Stimuli oder Reizen erlernt. Es gibt Reize, deren biologische und Verhaltenskonsequenzen gar nicht erlernt werden müssen (man bezeichnet solche auch als ungelernte Reaktionen), da sie bereits im Organismus sozusagen „vorprogrammiert" sind. Dazu gehören u. a. Reflexe, also Reaktionen, die nach spezifischer Reizung von Sinnesrezeptoren automatisch auftreten. Hierzu gehört u. a. auch die reflektorische Speichelsekretion, d. h. der Speichelfluss beim Anblick von dargebotener Nahrung). Dieser Speichelfluss bei Darbietung von Nahrung oder Futter ist also eine solche ungelernte Reaktion. Von Iwan Pawlow (russischer Physiologe, Pawlow-Experimente) wurde eine solche Reaktion als sog. unkonditionierte Reaktion und der auslösende Reiz wie die Futterdarbietung als unkonditionierter Stimulus bezeichnet. Pawlow konnte zeigen, dass ein ursprünglich neutraler Reiz wie das Läuten einer Glocke (also ein Glockenton oder -signal), eine Reaktion, die der unkonditionierten Reaktion gleicht, hervorrufen kann. In diesem Fall wird dann der ursprünglich neutrale Reiz als „konditionierter Reiz" und die Reaktion, die er auslöst, als „konditionierte Reaktion" bezeichnet. Der gesamte Prozess trägt dann die Bezeichnung „klassische Konditionierung".

Wenn Futter als unkonditionierter Reiz (Stimulus) dargeboten wird, so löst dies beim Versuchstier (Hund) die unkonditionierte Reaktion „Speichelsekretion" aus.

Wenn Futter dann in einem nächsten Schritt als unkonditionierter Reiz mit einem neutralen Reiz wie einem Glockensignal oder Glockenton in Kombination dargeboten wird, so löst dies wiederum die unkonditionierte Reaktion Speichelsekretion aus. Der dadurch nun konditionierte Reiz oder Stimulus „Glockenton" ist nun allein in der Lage, die konditionierte Reaktion Speichelsekretion auszulösen. Diese Konditionierung tritt übrigens umso rascher auf, je intensiver der neutrale Reiz (der dann zum konditionierten Stimulus wird) ist und je mehr er im Kontrast zum Hintergrund steht, d. h. je höher der Informationsgehalt ist.

Wird allerdings ein konditionierter Reiz (z. B. der Glockenton) nicht länger mit dem unkonditionierten dargeboten, so wird die konditionierte Reaktion letztlich im Laufe der Zeit wieder schwächer. Schließlich bleibt die konditionierte Reaktion dann wiederum ganz aus, ein Prozess, der als **„Löschung"** oder **„Extinktion"** bezeichnet wird.

„Lernen am Erfolg" oder die operante und instrumentelle Konditionierung bezeichnen einen Prozess, bei dem Verhalten modifiziert werden kann. Hierbei wird die Verhaltenshäufigkeit einer operanten Reaktion durch Umweltmanipulationen kontrolliert. Wenn auf eine operante Reaktion eine Verstärkung folgt, so erhöht sich die Wahrscheinlichkeit der Verhaltenshäufigkeit dieser Reaktion. Reaktionen, auf die angenehme Umweltereignisse folgen, sind dann entsprechend wahrscheinlicher und zeigen dadurch eine viel größere Verhaltenshäufigkeit als jene, auf die dies eben nicht zutrifft.

Die Begriffe „instrumentelle" und „operante Konditionierung" werden häufig synonym verwendet werden, wenngleich doch Unterschiede vorhanden sind. Beim instrumentellen Konditionieren wird nämlich ein bestimmtes Verhalten ganz zielgerichtet eingesetzt, um auch ganz bestimmte Konsequenzen zu erreichen. Hier wird das Verhalten instrumentell (zielgerichtet) zur Erreichung von Belohnungen eingesetzt.

Das instrumentelle Konditionieren basiert auf der Annahme des adaptiven Hedonismus, was bedeutet, dass man macht, was Vergnügen bereitet bzw. so handelt, dass negative Konsequenzen wie Schmerzen oder Nachteile vermieden werden. Wenngleich das instrumentelle Konditionieren eine aktivere Form des Lernens als das klassische Konditionieren ist – hier wird ja nicht nur auf Reize reagiert sondern auch aktiv auf die Umwelt eingewirkt, so kann auch beim instrumentellen Konditionieren das Lernen teilweise unbewusst ablaufen.

Laut operantem Konditionieren (Skinner) wiederum sieht der Lernprozess so aus, dass sich Verhalten auf die Umwelt auswirkt. Wenn sich die Umwelt verändert, so verändert sich entsprechend auch das Verhalten. Und sind die Konsequenzen daraus angenehm, so wird das Verhalten wiederholt, d.h. es tritt entsprechend häufiger auf. Das Wissen um diesen Unterschied ist für die Abwägung der Brauchbarkeit verschiedener Erklärungsmodelle zum Biofeedback interessant und wichtig.

Als **„Verstärker"** bezeichnet man Ereignisse, die die Reaktion eines Organismus festigen können und somit die Auftrittswahrscheinlichkeit eines Verhaltens erhöhen können. Verstärker können erst als solche identifiziert werden, wenn durch sie das Wiederauftreten einer Reaktion erhöht wurde. Positive Verstärker sind Reize, die, wenn sie einer Reaktion folgen, die Wahrscheinlichkeit des Auftretens einer Reaktion erhöhen. Hierher gehören z. B. eine Belohnung, Essen, Geld, die Zuwendung einer geliebten Person etc.

Negative Verstärker dagegen sind Reize, die dann die Wahrscheinlichkeit des Auftretens einer Reaktion erhöhen, wenn sie auf eine Reaktion **nicht** folgen, d. h. dann wenn sie aus einer gewohnten Situation herausgenommen wurden. Die negative Verstärkung ist keine Bestrafung. „Bestrafung" dagegen bezeichnet die Verabreichung eines aversiven Reizes nach einer Reaktion, deren Auftretenshäufigkeit dadurch entsprechend vermindert wird.

Um komplizierte Verhaltensweisen zu verstärken, müssen ebendiese in kleinere Teilschritte zerlegt und diese einzelnen Schritte nach und nach verstärkt werden, bis das gesamte Verhalten wie gewollt ausgeführt wird. Dies wird als **„Kettenbildung"** oder **„Chaining"** bezeichnet. Unter **„Verhaltensformung"** oder **„Shaping"** versteht man die Anpassung eines zunächst relativ groben Verhaltens an immer differenziertere Verhaltensweisen. Hierbei wird zunächst auch spontan auftretendes Verhalten und nach und nach nur mehr jenes Verhalten, das dem Ziel immer näher kommt, verstärkt. **Chaining** und **Shaping** werden auch beim Biofeedback effektiv eingesetzt, indem zunächst kleine Veränderungen in die gewünschte Richtung verbal und nonverbal verstärkt werden und in weiterer Folge dann immer bessere Leistungen verstärkt werden, was letztendlich auch eine positive Wirkung auf die **Therapiemotivation** hat.

Die ersten Biofeedback-Experimente wurden auf der Basis eines **lerntheoretischen Paradigmas** durchgeführt und besonders die tierexperimentellen Untersuchungen unterstützen dieses Modell. Allerdings beeinflussen beim Menschen neben dem operanten und instrumentellen Konditionieren auch kognitive Prozesse das Lernen der physiologischen Selbstkontrolle. U. a. sind das die persönliche Einstellung und Motivationslage, von der abhängt ob ein Reiz (ein Licht- oder Tonsignal) als Belohnung und damit als Verstärker erlebt werden kann. Kognitive und emotionale Faktoren können also eine letztendlich ebenfalls determinierende Rolle spielen.

Für das **motorische Lernen („motor skill learning")** gibt es wissenschaftliche Hinweise, dass es mit zunehmendem Training zu einer Steigerung der physiologischen Selbstkontrolle kommen kann, wobei hier ein physiologisch bedingter Plateaueffekt eintritt und dann keine weiteren Steigerungen mehr möglich sind. Wesentlich für das „Motor Skill Learning" ist das Wissen um die Ergebnisse des eigenen Handelns, das „knowledge of results". Demnach kann bei besserer Information über das eigene Verhalten ebendieses dann auch besser korrigiert und kontrolliert werden. Nach James (1890) und der klassischen Theorie der Willkürmotorik sind willkürliche Bewegungen gelernte Bewegungen, die durch Erinnerungsbilder ausgelöst werden, d.h. es ist beim Erlernen einer komplexen, intendierten Bewegung wie z.B. einer gezielten Zeige- oder Greifbewegung erforderlich, dass ein sich entwickelndes Kind im Verlauf vieler spontaner Bewegungen ein Erinnerungsbild bzw. ein Konzept der Bewegung herstellen kann, wofür wiederum eine innere und äußere, z.B. eine visuelle, Rückmeldung des Bewegungsablaufes erforderlich sind.

Beim Biofeedback wiederum können durch die optische oder akustische Rückmeldung Erinnerungsbilder (wieder) aufgebaut werden. Dadurch ist eine bessere physiologische Selbstkontrolle zu erwarten, wenngleich eine Spezifizierung der Reaktionskontrolle wie beim Motor Skill Learning beim Biofeedback bisher nicht nachgewiesen werden konnte.

Bei **Entspannungsverfahren** wird die neuropsychophysiologische Einheit, also die **Wechselwirkung psychischer und physiologischer Prozesse,** besonders betont.

Diverse Entspannungsverfahren wie die Progressive Muskelrelaxation nach Jacobson, das autogene Training nach Schultz und auch Yoga zielen letztendlich auf die Reduktion der (ergotrophen) sympathischen Aktivierung und auf das Überwiegen der Parasympathicus-Aktivität und eines trophotropen Zustandes ab. Bei vielen, aber nicht bei jeder Biofeedback-Anwendung ist ebenfalls die Reduktion der allgemeinen Aktivierung das Ziel. Bei manchen Anwendungen bestehen auch Indikationen, bei denen differenzierte Entspannung oder gar konzentrierte Anspannungen und Kontraktionen (Rückenschmerz, Rehabilitation nach Lähmungen etc.) das Ziel sind. Daher können Erklärungsansätze aus Entspannungsverfahren zwar als teilweises aber nicht als alleiniges Erklärungsmodell für die Wirkungsweise von Biofeedback herangezogen werden.

Die Ausbildung der Fähigkeit zur **Diskrimination unterschiedlicher körperlicher Zustände,** d.h. **Körperbewusstsein,** scheint für den Erwerb physiologischer Selbstkontrolle notwendig. Nach der **Theorie des Diskriminationslernens** (Brener 1977) stellt Biofeedback ein Wahrnehmungstraining für innere Prozesse und Signale dar. Hierdurch lernt der Proband, Klient oder Patient willkürlich und aktiv auf innere Prozesse einzuwirken. Ein Hinweis, dass die Diskriminationsfähigkeit für den Erfolg im Biofeedback nicht immer unbedingt notwendig ist, ist die Anwendung von Biofeedback in der Therapie solcher peripherer Lähmungen, bei denen z. B. die afferenten (sensiblen) Nervenbahnen durchtrennt und damit nicht mehr intakt und nur mehr die efferenten (motorischen) Nervenbahnen intakt geblieben sind. Durch Anwendung von externem Feedback können die gelähmten Patienten wieder lernen Bewegungen durchzuführen, ohne dass die Extremitäten selbst wahrgenommen werden können.

Gleichzeitig lässt sich aber durch Biofeedback die Wahrnehmung körpereigener Vorgänge verbessern und schulen. In der Schmerzbehandlung können so durch Biofeedback z. B. Muskelverspannungen wahrgenommen und bewusst gemacht und dann gezielt durch aktive Entspannung weggeübt werden, wodurch es zum Durchbrechen des Teufelskreises aus Stress-Spannung-Schmerz kommen kann (Diathese-Stress-Modell, siehe auch Kapitel „Schmerzsyndrome").

Feedforward und Biofeedback als efferenter Prozess: Laut Lacroix (1981) sind die afferenten Sensationen wie die Körperwahrnehmung für die willkürliche Kontrolle physiologischer Funktionen nicht unbedingt notwendig. Vielmehr würden hier bereits vorhandene Verhaltensweisen eingesetzt und auf ihre Nützlichkeit hin überprüft, was als „Feedforward" bezeichnet wird. Hierbei dient das Feedback der Kontrolle des Erfolges bzw. Misserfolges. Z. B. können beim Handtemperatur-Biofeedback Imaginationen über die Durchblutung der Hände oder Erinnerungen an angenehm warme oder „sommerliche Vorstellungen und Erlebnisse" als Strategien eingesetzt werden.

Feedback und Feedforward schließen einander übrigens nicht aus. Vielmehr können sie zu unterschiedlichen Zeitpunkten des Biofeedback-Trainings unterschiedliche Bedeutung haben, wenn z. B. auf afferente Prozesse, also Körperwahrnehmung, zurückgegriffen werden muss, wenn nämlich keine adäquaten Strategien im Verhaltensrepertoire enthalten sind.

Das durch die **kognitive Theorie** geprägte Modell kann vor allem die Wirkung von Biofeedback zur Reduktion von Beschwerden

(Kompetenzaufbau) erklären. Es bleibt letztlich aber eine Erklärung über den der Erwerb physiologischen Selbstkontrolle schuldig.

Die **anderen Modelle** wiederum erklären die Wirksamkeit der Biofeedback-Therapie über den Gewinn einer willkürlichen Kontrolle über physiologische Funktionen, wodurch sog. maladaptive Funktionen selbst beeinflusst werden können. Dennoch sind auch die Zusammenhänge zwischen durch Biofeedback bedingten physiologischen Veränderungen und der Beschwerdereduktion häufig nur recht gering.

Das durch die **kognitive Theorie** geprägte Modell betont die Rolle der kognitiven Verarbeitung. Holroyd et al. (1984) betonen z. B. für den Spannungskopfschmerz die Rolle der kognitiven Verarbeitung. Wenn sich der betroffene Patient selbst als erfolgreich im Biofeedback-Training wahrnimmt, so führt dies zur Steigerung seiner Kompetenzüberzeugung, Selbstwirksamkeitsüberzeugung bzw. „self-efficacy" nach Bandura (1977), wodurch wiederum die Beschwerden abnehmen. Grob vereinfacht kann Biofeedback hier als „aktives apparatives Placebo" angesehen werden, d. h. nicht ein „mächtiger Arzt", sondern die eigene Anstrengung und der selbst wahrgenomme und rückgemeldete Erfolg verstärken die Erwartung einer Symptombesserung. Es kommt also zur Stärkung der Selbstkompetenz- und Selbstwirksamkeitsüberzeugung und die kognitiven Veränderungen bewirken, dass neue und länger anhaltende Bewältigungsversuche bei Kopfschmerz induzierendem Stress eingesetzt werden, wodurch z. B. die Kopfschmerzen verursachenden neuropsychophysiologischen Stressreaktionen reduziert werden können.

Biofeedback führt weiters zu einer Verbesserung der Körperwahrnehmung, wodurch die Patienten aufmerksamer und sensibler gegenüber physiologischen Veränderungen werden, die z. B. am Beginn der Kopfschmerzen stehen. Somit können dann frühzeitig psychophysiologische Gegenmaßnahmen und Coping-Strategien aktiv eingesetzt werden.

Das Modell zur Selbstregulation psychophysiologischer (vegetativer) Prozesse nach Green und Green (1989) beinhaltet die wesentlichen wirksamen physiologischen und psychologischen Aspekte des Biofeedbacks.

Im Modell zur Selbstregulation psychophysiologischer (vegetativer) Prozesse wird davon ausgegangen, dass sich die interessierenden Ereignisse parallel psychologisch und neurologisch manifestieren sollen, wobei die psychologischen Parameter bewusst oder nicht bewusst sein können und die neurologischen Parameter willkürlich oder unwillkürlich sind.

Einerseits handelt es sich um bewusste, willkürliche Prozesse und andererseits um unwillkürliche Prozesse, die primär in subkortikalen Hirnarealen, im Rückenmark und im vegetativen Nervensystem lokalisiert sind. Für die bewussten, kognitiven Prozesse ist die Großhirnrinde zuständig, wogegen die anderen Hirnareale für normalerweise unwillkürliche, unbewusste Prozesse zuständig sind. Diese können allerdings durch Biofeedback ebenfalls bewusst gemacht werden.

Die Wahrnehmung äußerer Reize/Stimuli führt zu elektrischer Aktivität in bewussten und nicht bewussten Strukturen und die emotionalen und mentalen Reaktionen auf die Stimuli sind zum Teil unbewusst und zum Teil dem Bewusstsein zugänglich. Die Informationen werden u. a. im limbischen System in erster Linie autonom weiterverarbeitet, wobei aber auch Verbindungen zum Cortex vorhanden sind. Gleichzeitig weist das limbische System Verbindungen zum Hypothalamus auf, der als Kontrollzentrum für die vegetativen Funktionen fungiert und gemeinsam mit der Hypophyse, die als vom Hypothalamus gesteuerte Drüse Hormone ausschüttet, so den inneren Zustand (Homöostase) als Antwort auf afferente interne (Feedback-)Signale von Organen und Geweben reguliert. Besonders das limbische System reagiert auf Wahrnehmung und Imagination.

Wenn nun ein Proband, Klient oder Patient z. B. das Biofeedback seiner peripheren Temperatur (Handtemperatur) am Bildschirm beobachtet, so führt nicht die Veränderung der Kurve zur Selbstregulation des Blutflusses. Vielmehr sind es Prozesse der Imagination und Visualisierung, die durch das Biofeedback provoziert werden und so zu willkürlicher Kontrolle verhelfen können. Reize, die über die sensibel-sensorische Wahrnehmung zu Reaktionen des limbischen Systems, des Hypothalamus und der Hypophyse führen, regen laut diesem neuropsychophysiologischen Konzept letztendlich physiologische Veränderungen an.

Wenn physiologische Veränderungen, die normalerweise nicht bewusst sind, z. B. audiovisuell rückgemeldet werden, so entsteht eine neue mental-emotionale Antwort, die mit einer neuen Antwort des limbischen Systems verbunden ist, wodurch die ursprüngliche Antwort modifiziert oder ersetzt wird. Das veränderte Muster der neuronalen Aktivität und des Hypothalamus und der Hypophyse erzeugt wiederum eine Änderung der physiologischen Aktivierung, d.h. des sog. physiologischen Arousals. Biofeedback, also die Rückmeldung normalerweise nicht bewusster körperinnerer Prozesse, führt zur Ausbildung einer biokybernetischen Kontrollschleife. Diese befähigt zur Selbstregulation über (psycho-)physiologische Funktionen.

Laut Green und Green ist beim Biofeedback die Ausbildung von erhöhter Sensitivität gegenüber subtilen internen Ereignissen entscheidend. Wenn diese Sensitivität dann einmal ausgebildet ist, so ist das externe (Bio)Feedback nicht mehr notwendig, da willkürliche interne Kontrolle gelernt werden konnte.

Wesentliche Wirkprinzipien des Biofeedbacks

Als wesentliche Wirkprinzipien des Biofeedbacks können also letztlich die Bewusstmachung und (Selbst-)Wahrnehmung, die Selbstwirksamkeitsüberzeugung, das Neulernen und Umlernen, das Üben und/oder Trainieren sowie der Transfer in den Alltag und die Umsetzung in den täglichen Verrichtungen (ADLs) angesehen werden.

Die Wirkung von Biofeedback bezieht sich nicht ausschließlich auf die willkürliche Steuerung und Änderung maladaptiver physiologischer Prozesse. Nochmals: Ganz wesentlich ist beim Biofeedback auch die subjektive Erfahrung der Selbstregulationsfähigkeit, wodurch ein nachhaltiger Einfluss auf die Selbstbewertung des Individuums und die Kompetenz- und Selbstwirksamkeitsüberzeugung – „self-efficacy" – erreicht werden kann.

Wesentlich für die Effektivität von Biofeedback ist nach Holroyd (1984) zunächst die kontingente Verstärkung der physiologischen Reaktion, die einerseits über den Erwerb der Kontrolle über die physiologische Reaktion und angemessene Ausführung der Kontrolle zur Symptomverbesserung führt, und andererseits die Symptomverbesserung, die über die Wahrnehmung des Erfolgs zu einer Stärkung der Selbstwirksamkeitserwartung und zu einem besseren Bewältigungsverhalten führt.

Bei der operanten Konditionierung tritt dann eine physiologische Funktionsänderung häufiger oder stärker auf, wenn diese Veränderung kontingent zurückgemeldet wird, und wenn die Feedbacksignale die Funktion positiver Verstärker der erfolgreichen Kontrolle besitzen.

Kognitive Veränderungen treten ein, weil die Selbstwirksamkeit durch Erfahrung erfolgreicher Kontrolle über die eigenen Körperfunktionen verbessert wird. Dadurch steigt der Einsatz eigener Bewältigungsversuche (u. a. ganz besonders wesentlich für Compliance und Motivation!)

Die verbesserte Interozeption und eine erste oder verbesserte Selbstkontrolle autonomer sowie (psycho-)physiologischer Prozesse gelingt, wenn diese durch die instrumentell-apparative Biofeedback-Methodik erst der bewussten Wahrnehmung zugänglich gemacht werden (Stichworte: Bewusstmachung, Wahrnehmung!).

Der entsprechende Ablauf lässt sich wie folgt beschreiben:
Messen einer Körperfunktion, d. h. einer physiologischen Größe wie z. B. des Hautleitwerts > Belohnung bei entsprechender Änderung der physiologischen Größe > Verstärken des jeweiligen motorischen bzw. mentalen Verhaltens oder assoziative Verknüpfung zwischen situativem Reiz und unkonditioniertem Stimulus > Anpassung des motorischen bzw. mentalen Verhaltens oder direkte vegetative/motorische Veränderung > Veränderung der physiologischen Größe > Messen einer Körperfunktion, d. h. einer physiologischen Größe usw.

Für das kognitive Modell ist der Ablauf so: Messen einer Körperfunktion, d. h. einer physiologischen Größe wie z. B. des Hautleitwerts > Rückmelden, also „Feedback" der physiologischen Größe via Bildschirm > Wahrnehmen der Veränderung der physiologischen Größe > Erkennen eines Zusammenhangs zwischen der physiologischen Veränderung und dem motorischen/mentalen Verhalten > Veränderung des motorischen bzw. mentalen Verhaltens > Veränderung der physiologischen Größe > Messen einer Körperfunktion, d. h. einer physiologischen Größe usw.

Medizinische Trainingslehre und -therapie

Wesentliche Inhalte aus der Medizinischen Trainingslehre und -therapie finden beim Biofeedback-„Training" sinnvolle Anwendung.

Haber definiert „Training" nach der medizinischen Trainingslehre als regelmäßige körperliche Belastung, welche in der Lage ist, organische Veränderungen und Wachstumsprozesse auszulösen. Training wird hierbei zum Zweck der Erhaltung oder Verbesserung der funktionellen Kapazität von Organen, Organsystemen und Stoffwechselprozessen durchgeführt. Die resultierenden Veränderungen der Morphologie bzw. der Funktion dieser Organsysteme sind durch medizinische Untersuchungs- und Messmethoden erfass- und darstellbar.

Training kann zur Verbesserung der allgemeinen körperlichen Leistungsfähigkeit genutzt werden und findet seinen sinnvollen Einsatz zudem auch in der Behandlung von gestörten Organ- oder Stoffwechselfunktionen. Training muss hierbei von anderen wirksamen Möglichkeiten die körperliche Leistungsfähigkeit zu verbessern unterschieden werden.

Bedeutsam ist hier auch das Üben, mit dem die Verbesserung der so genannten neuromuskulären Koordination, das heißt das Erlernen und Optimieren von Bewegungsabläufen bezeichnet wird, und das ebenfalls methodisch auf regelmäßiger körperlicher Bewegung (v.a. Betonung der Häufigkeit der Wiederholungen) beruht. Medizinisch ist dies z. B. für das Wiedererlernen von zyklischen Bewegungsabläufen in der Rehabilitation von Bedeutung.

Beide – das Training und das Üben – sind typischerweise z. B. in der Reedukation der Beckenbodenmuskulatur bei weiblicher und männlicher Inkontinenz unter einer Beckenboden-Wahrnehmungsschulung mittels Biofeedback sinnvoll einsetzbar, aber auch beim Training der Nacken-, Schultergürtel und Rückenmuskulatur (siehe S. 119f.).

Das „Paradoxon des Biofeedbacks“

Die **Kontrolle über physiologische Funktionen durch Kontrollverzicht** wird als **„Paradoxon des Biofeedbacks“** bezeichnet.

Gerade das besondere (im wahrsten Sinne des Wortes „verkrampfte“) Bemühen, beim Biofeedback Erfolg zu haben, kann diesen nämlich blockieren. Parameter gehen dann z. B. in die andere als in die gewollte Richtung, der Hautleitwert steigt, die periphere Temperatur (Handtemperatur) fällt.

Wenn dann die Bemühungen vernachlässigt werden, wird losgelassen und nicht mehr krampfhaft versucht zu kontrollieren („da es sowieso keinen Sinn hat“) – gerade dann gelingt das Biofeedback plötzlich und die Parameter bewegen sich in die gewünschte Richtung, d. h. es kommt nun z. B. zum Sinken des Hautleitwertes und zur Steigerung der peripheren Temperatur.

Es wurde also losgelassen und alles geht nun auf einmal „wie von selbst“.

Dieses „passive Wollen" oder „passive volution" (Green & Green 1989) wird immer wieder beobachtet. Norman Schmid konnte zeigen, dass Personen, die sich kaum Sorgen um die Zukunft machen und nur wenig über sich und das Leben nachgrübeln (hohe Selbstvergessenheit), sondern eher im Hier und Jetzt leben und auch nicht versuchen, ihr Leben und ihr Verhalten übermäßig zu kontrollieren (geringe Verhaltenskontrolle), z. B. beim Handtemperatur-Biofeedback größere Temperatursteigerungen aufzuweisen scheinen.

Dies ist vor allem auch für die Therapiegestaltung und für die Vorbereitung der Probanden, Klienten und Patienten wichtig. Ihnen muss der Druck genommen werden, den sie sich häufig selbst auferlegen. Weiters sind sie zu instruieren, dass sie Veränderungen einfach passieren lassen sollen, ohne dabei irgendetwas erzwingen zu wollen.

Dauer der Behandlungssequenz

Die Anzahl der erforderlichen Sitzungen hängt von der Indikation ab. Aus eigener Erfahrung findet man in vielen Fällen bereits mit 8–15 Sitzungen meist das Auslangen. Bei Indikationen aus dem psychotherapeutisch-psychiatrischen Gebiet ist allerdings mit einer deutlich höheren Anzahl an Sitzungen zu rechnen.

Eine der wesentlichen Stärken ist in diesem Zusammenhang übrigens die Nachhaltigkeit der Methode. Wenn nämlich einmal eine Verbesserung der Interozeption und physiologischen Selbstkontrolle erreicht worden ist und – je nach Anforderung – entsprechend umgelernt, geübt oder trainiert wird, können die so in die positive Richtung veränderten Körperfunktionen, Fähigkeiten und Fertigkeiten auch im Alltag und den täglichen Verrichtungen erlangt und erhalten werden.

Wesentlich ist, dass alles, was am Schirm „umgelernt" wurde, auch im Alltag geübt wird. „Auffrischungs-Sitzungen" beim Biofeedback-Trainer oder Therapeuten helfen diese Therapieerfolge zu konsolidieren.

Nachhaltigkeit der Methode

Ein großer Vorteil des Biofeedbacks ist, wie gerade schon erwähnt, seine Nachhaltigkeit. Die Patienten erlernen und trainieren Formen der Selbstkontrolle über Körperfunktionen in eine positive Richtung, die nicht nur auf den Krankheitsbereich, sondern auch im Alltag und in den täglichen Verrichtungen wirksam sind. Wenn eine Verbesserung der Interozeption und physiologischen Selbstkontrolle erreicht worden ist, können die in die positive Richtung veränderten Körperfunktionen, die Fähigkeiten und Fertigkeiten im Alltag und in den täglichen Verrichtungen erhalten werden.

Biofeedback-Anbieter

Die Anbieter von Biofeedback nennen sich typischerweise Biofeedbacktherapeuten, wenn sie aus den entsprechenden Quellberufen Arzt, Psychotherapeut und (Klinischer) Psychologe stammen und eine einschlägige Biofeedbackausbildung aufweisen. Als „Biofeedbacktrainer" werden allgemein Biofeedbackanwender bezeichnet, die aus anderen Quellberufen stammen – eine einschlägige Biofeedbackausbildung ist allerdings ebenfalls obligat. Genau genommen sind die Bezeichnungen „Biofeedbacktherapeut" und „Biofeedbacktrainer" in Österreich keine gesetzlich geschützten Bezeichnungen, was zur Folge hat, dass sich leider auch viele „Biofeedbacktherapeuten" nennen, die weder über medizinische Kenntnisse verfügen noch eine entsprechende fundierte Biofeedbackausbildung sowie -supervision aufweisen – und dies mit allen (negativen) Konsequenzen, die man sich vorstellen kann.

◆ Wer Biofeedback-Therapeut oder -trainer werden und auch medizinische Indikationen behandeln möchte, sollte sich in jedem Fall folgende Fragen stellen:

◆ Handelt sich um einen Patienten? D. h., liegt eine in erster Linie mit schulmedizinischen Methoden zu diagnostizierende und zu therapierende Erkrankung vor?

◆ Benötigt der Patient also medizinische Hilfe?

◆ Könnte abgesehen davon auch Biofeedback indiziert sein?

◆ Bin ich in der Lage das mit Sicherheit zu beurteilen, d. h. kann ich diese drei Fragen kompetent beantworten?

Was darf ich als Biofeedback-Therapeut oder -trainer? Dies ist u. a. von der Beantwortung folgender Fragen abhängig:

◆ Wie ist meine berufliche Ausbildung und Ausrichtung?
◆ Wie sieht es mit meiner medizinischen Ausbildung bzw. Verantwortung aus?
◆ Wie weit reicht meine Biofeedbackausbildung, d. h. meine Biofeedback-Kenntnisse sowie Biofeedback-Fertigkeiten?
◆ Die ehrliche Beantwortung der oben genannten Fragen hat nicht nur einen ethisch-moralischen, sondern auch einen (potenziell) forensischen Aspekt!

Nebenwirkungen

Zunächst gibt es auch für diese primär nebenwirkungsarme Therapieform in seltenen Fällen Warnhinweise, welche doch berücksichtigt werden müssen. Wie alle Therapieverfahren, die auf die Psyche einwirken können, sollte Biofeedback bei schweren Persönlichkeitsstörungen und latenten Psychosen sowie akuter Schizophrenie oder bei paranoiden Störungen – wenn überhaupt – dann nur unter strenger ärztlicher (Psychiater!) Kontrolle und nach genauer Prüfung der Indikation angewendet werden.

Entsprechende Vorsicht ist auch bei Patienten mit besonders starker Selbstbeobachtungstendenz und einer erhöhten Fokussierung auf körperinterne Vorgänge geboten (zum Beispiel bei Patienten mit ausgeprägter „Hypochondrie").

Weiters wird Biofeedback häufig gerade von medizinisch nur halbgebildeten Laien nicht selten als absolut „nebenwirkungsfreies Allheilmittel" angepriesen. Diese unglückliche Herangehensweise führt dazu, dass Biofeedback in Teilen der Ärzteschaft nach wie vor leider eher kritisch bewertet wird. Natürlich kann jede wirksame Methode bei falscher Anwendung auch Nebenwirkungen haben. Bei allzu unkritischer Anwendung durch klinische Laien können durchaus klinische Nebenwirkungen durch Zeitverluste resultieren. Dann nämlich, wenn durch alleinigen Einsatz derselben auf eine gezielte schulmedizinische Diagnostik und „State of the Art-Therapie" bei Erkrankungen „vergessen" wird, wodurch diese zu spät oder gar nicht eingesetzt werden. In solchen Fällen kann nämlich bei unterliegenden schwerwiegenden Krankheitsbildern unter Umständen viel wichtige Zeit bis zur Einleitung adäquater Therapien verloren werden, sodass den betroffenen Patienten erhebliche Nachteile für die Prognose ihrer Erkrankung erwachsen können. Man stelle sich vor, dass z. B. für eine Erkrankung in deren Frühphase eine kurative (heilende) schulmedizinische Therapie bestünde, dass aber die Erkrankung an sich nicht diagnostiziert, also erkannt bzw. verkannt würde. Für die betroffenen Patienten könnten sich fatale Zeitverluste ergeben. Dieser Umstand unterstreicht einerseits die Wichtigkeit einer funktionierenden Zusammenarbeit zwischen Biofeedbacktherapeut und behandelndem Arzt und führt uns andererseits gleich zum nächsten Thema, den Kontraindikationen (Gegenanzeigen) für Biofeedback und verwandte Methoden.

Kontraindikationen

Als Kontraindikation für das Biofeedback sollte jede körperliche und/oder psychische Funktionsstörung angesehen werden, die zuvor nicht auch von einem einschlägig ausgebildeten (Fach-)Arzt gesehen und entsprechend schulmedizinisch diagnostiziert und im Bedarfsfall therapiert wurde. Ein solches Versäumnis könnte zu erheblichen Nachteilen für den betroffenen Patienten führen. Dennoch, nach entsprechender Diagnostik und Ausschluss von Kontraindikationen für Biofeedback kann dieses – gezielt und richtig eingesetzt (wie schon erwähnt) – bei Gesunden und auch bei bereits Erkrankten zu einer Verbesserung der Verarbeitung von physischem und psychischem Stress sowie zur Steigerung der Selbstkompetenz führen. In der Therapie von Schmerzsyndromen kann Biofeedback zur anhaltenden Schmerzreduktion, wie auch zur Einsparung von Medikamenten führen und hat somit nicht nur klinische, sondern auch volkswirtschaftlich gesehen durchaus auch ökonomische Relevanz. Weiters bei höchst einschränkenden Symptomen wie z. B. Inkontinenz. Gerade auch die Glaubwürdigkeit des therapeutischen Ansatzes führt zu hoher Akzeptanz bei Patienten und Therapeuten gleichsam und erleichtert die Förderung der (Therapie-)Motivation. Um Biofeedback klinisch sinnvoll einzusetzen, sind demnach eine suffiziente Ausbildung bezüglich der eigentlichen Methode sowie der entsprechende medizinische Hintergrund zu fordern, damit Kontraindikationen für eine alleinige Biofeedbackbehandlung nicht übersehen werden.

Wahl des richtigen Biofeedbacktherapeuten

Als für Ihre spezielle Fragestellung bzw. Indikation richtigen Biofeedbacktherapeuten sollten Sie (als potenziell Betroffener) jenen
wählen, der im Bedarfsfall über die notwendigen (bei medizinischen Fragestellungen) medizinischen Kenntnisse und Fertigkeiten verfügt sowie zusätzlich auch profunde Biofeedback-Kenntnisse und -Fertigkeiten nachweisen kann. Jene Person sollte
Biofeedback sinnvoll, effektiv und unter Vermeidung von Nebenwirkungen diagnostisch und therapeutisch einsetzen können.

Ausgewählte Literatur und wissenschaftliche Evidenz für die Wirksamkeit

Zur Vertiefung des Wissens seien dem geneigten Leser hier in erster Linie wesentliche englischsprachige sowie deutschsprachige
Werke zu den Themen Biofeedback und Psychophysiologie, aber
auch unbedingt zur Psychologie, Physiologie, Pathophysiologie,
Pathologie und Pharmakologie (besonders für Menschen ohne
medizinische Kenntnisse) empfohlen.
Folgende internationale Werke zu Biofeedback sowie zur Psychophysiologie möchte ich an dieser Stelle u. a. empfehlen:

Andreassi. Psychophysiology – Human Behavior & Physiological Response. Taylor & Francis e-Library 2009.

Basmajian. Biofeedback. Principles and Practice for Clinicians. Williams
& Wilkins 1989.

Baessler/Schüssler/Burgio/Moore/Norton/Stanton. Pelvic Floor Re-edu-
cation: Principles and Practice. Springer 2008.

Cram/Kasman/Holtz. Introduction to Surface Electromyography. Aspen
Publishers 1998.

Demos. Getting Started with Neurofeedback. Norton & CO 2005.

Haslam/Laycock. Therapeutic Management of Incontinence and Pelvic
Pain. Pelvic Organ Disorders. Springer 2010.

Schwartz/Andrasik. Biofeedback – A Practitioner's Guide. Guilford Press
2003.

Swingle. Biofeedback for the Brain: How Neurotherapy Effectively Treats
Depression, ADHD, Autism, and More. Rutgers Univ. Press 2010.

Trew/Everett. Human Movement. An Intraductory Text. Churchill Li-
vingstone 2001.

Als deutschsprachige Biofeedback-Bücher seien (neben der erforderlichen Aneignung basalen medizinischen Wissens) beispielhaft angeführt:

Barolin. Das Respiratorische Feedback nach Leuner. VWB Verlag 2001.

Martin/Rief. Wie wirksam ist Biofeedback? Eine therapeutische Methode. Huber 2008.

Pirker-Binder. Biofeedback in der Praxis. Band 1 Kinder, Springer 2006.

Pirker-Binder. Biofeedback in der Praxis. Band 2 Erwachsene, Springer 2008.

Rief/Birbaumer. Biofeedback-Grundlagen, Indikationen, Kommunikation, praktisches Vorgehen in der Therapie. Schattauer 2006.

Schandry. Lehrbuch der Psychophysiologie. Beltz 1998.

Zudem sind die vor allem die Biofeedback-Ausbildung und die entsprechenden Ausbildungsunterlagen der Österreichischen Gesellschaft für Biofeedback und Psychophysiologie, also der ÖBFP besonders zu empfehlen. Die ÖBFP, die Österreichische Gesellschaft für Biofeedback und Psychophysiologie (ZVR.-Nr. 884827737) bietet eine hochwertige Ausbildung zum Biofeedback-Therapeuten bzw. -Trainer an.

Auch weitere Biofeedback-Fortbildungsunterlagen wie jene der Biofeedback-Akademie können hilfreich sein und stellen wie jene der ÖBFP neben der angeführten internationalen und deutschsprachigen Literatur und wissenschaftlichen Publikationen („Papers") aus den Literaturdatenbanken ebenfalls eine Grundlage dieses Büchleins dar.

Ganz besonders sei Interessierten auch die regelmäßige Verfolgung neuer wissenschaftlicher (v.a. auch schulmedizinisch akzeptierter) Erkenntnisse in einschlägigen wissenschaftlichen Literaturdatenbanken (Medline, Pubmed, Embase etc.) empfohlen. Auf genau dieses Wissen und diese Erkenntnisse stützen sich wesentliche Aussagen im vorliegenden Buch.

Auf eine allzu ausführliche Referenzliste wird aus Platzgründen verzichtet – die weitere Literatur ist beim Verfasser. Wenn bei Ihnen der Wunsch z.B. nach aktueller wissenschaftlicher Literatur bestehen sollte, so wenden Sie sich bitte direkt an mich, damit ich Ihnen diese zukommen lassen kann.

Die „Association for Applied Psychophysiology and Biofeedback" (AAPB) arbeitet an einer laufenden Weiterentwicklung der wissenschaftlichen Belegung der Wirkungsnachweise von Biofeedbackverfahren.

2001 entwickelten eine „Task Force" der „Association for Applied Psychophysiology and Biofeedback" sowie die „Society for Neuronal Regulation" Richtlinien für die Evaluierung der klinischen Effektivität psychophysiologischer Verfahren (nach Moss und Gunkelman 2002). Sie teilten die wissenschaftlichen Belege für die Wirksamkeit von Biofeedback für einzelne Indikationen in 5 Ebenen (Levels) steigender wissenschaftlicher Evidenz ein. Die laufende praktisch-klinische und Forschungstätigeit führt zur ständigen Weiterentwicklung der Methode und zu laufendem Wissenszuwachs über deren Effektivität, was eine regelmäßige Revision dieser Einteilung erforderlich macht. Sie finden eine tabellarische Zusammenfassung für 2004 und 2008 (siehe Tabellen 1 und 2). Das wissenschaftliche Evidenzniveau wird nach dieser Einteilung in 5 Evidenz-Level eingeteilt (siehe Tabellen 1 und 2). Es bleibt schon hier festzuhalten, dass diese Grade der Wirksamkeit z. B. bei medizinischen Fragestellungen und Indikationen nicht eins zu eins unkritisch zu übernehmen sind, sondern dass die Methode „Biofeedback" jeweils sinnvoll in ein schulmedizinisches diagnostisches und therapeutisches Konzept einzubetten sein wird.

Weiters sind in der Evidenzbasierten Medizin (EBM) neben der richtigen Bewertung von Studiendesigns und -ergebnissen auch klinische Aspekte und Belange des Patienten miteinzubeziehen. Laut Dave Sackett muss hier Folgendes zutreffen: „Evidence-based medicine is the integration of best research evidence with clinical expertise and patient values." Von Seiten der rein wissenschaftlichen Evidenzniveaus werden in der wissenschaftlich orientierten klinischen Medizin meist die sog. Oxford-Kriterien, d. h. Evidence Levels (Evidenzniveau) sowie Grades of Recommendation (Empfehlungsgrade, Oxford Center for Evidence Based Medicine, 2009) herangezogen, welche der Vollständigkeit halber erwähnt werden und andernorts nachzulesen sind (auf der Homepage des Center of EBM).

Tabelle 1: Evidenzniveaus zur Wirksamkeit von Biofeedbackverfahren laut Association of Applied Psychophysiology and Biofeedback. Stand 2004.

Level 1: **Not Empirically Supported –** **„Effektivität empirisch nicht** **nachgewiesen"**	◆ Autism ◆ Eating Disorders ◆ Multiple Sclerosis ◆ Spinal Cord Injury
Level 2: **Possibly Efficacious – „mög-** **licherweise wirksam"**	◆ Asthma ◆ Cancer & HIV (Effects on Immune Function) ◆ Cerebral Palsy ◆ Chronic Obstructive Pulmonary Disease (COPD) ◆ Cystic Fibrosis ◆ Depressive Disorders ◆ Diabetes Mellitus ◆ Fibromyalgia/Chronic Fatigue Syndrome ◆ Foot ulcers ◆ Hand Dystonia ◆ Irritable Bowel Syndrome ◆ Myocardial Infarction ◆ Post-Traumatic Stress Disorder ◆ Raynaud's Disease ◆ Repetitive Strain Injury ◆ Respiratory Failure: Mechanical Ventilation ◆ Stroke (Cardiovascular Accident) ◆ Tinnitus ◆ Urinary Incontinence in Children
Level 3: **Probably Efficacious –** **„wahrscheinlich wirksam"**	◆ Alcoholism/Substance Abuse ◆ Arthritis ◆ Chronic Pain ◆ Epilepsy ◆ Fecal elimination disorders ◆ Headache – Pediatric Migraine ◆ Insomnia ◆ Traumatic Brain Injury (TBI) ◆ Vulvar Vestibulitis (Vulvodynia)

Level 4:
 Efficacious – „wirksam"
	◆ Anxiety
	 ◆ Attention Deficit Hyperactivity
	  Disorder (ADHD & ADD)
	 ◆ Headache – Adult
	 ◆ Hypertension
	 ◆ Temporomandibular Disorder
	  (TMD)
	 ◆ Urinary Incontinence in Males

Level 5: **Efficacious and Specific –** **„effektiv und spezifisch"**	◆ Urinary Incontinence in Females

Tabelle 2: Evidenzniveaus zur Wirksamkeit von Biofeedbackverfahren laut Association of Applied Psychophysiology and Biofeedback. Stand 2008.

Level 1: **Not Empirically Supported –** **„Effektivität empirisch nicht** **nachgewiesen"**	◆ Eating Disorders ◆ Immune Function ◆ Spinal Cord Injury ◆ Syncope (Neurocardiogenic) ◆ Emerging Applications
Level 2: **Possibly Efficacious – „mögli-** **cherweise wirksam"**	◆ Asthma ◆ Autism ◆ Bell's Palsy ◆ Cerebral Palsy ◆ Chronic Obstructive Pulmonary Disease (COPD) ◆ Coronary Artery Disease ◆ Cystic Fibrosis ◆ Depressive Disorders ◆ Erectile Dysfunction ◆ Fibromyalgia/Chronic Fatigue Syndrome ◆ Hand Dystonia ◆ Irritable Bowel Syndrome ◆ Post-Traumatic Stress Disorder ◆ Repetitive Strain Injury ◆ Respiratory Failure: Mechanical Ventilation ◆ Stroke (Cardiovascular Accident) ◆ Tinnitus ◆ Urinary Incontinence in Children
Level 3: **Probably Efficacious –** **„wahrscheinlich wirksam"**	◆ Alcoholism/Substance Abuse ◆ Arthritis ◆ Diabetes Mellitus ◆ Fecal Disorders in Children ◆ Fecal Incontinence: Adults ◆ Headache – Pediatric ◆ Insomnia ◆ Traumatic Brain Injury (TBI) ◆ Urinary Incontinence in Males ◆ Vulvar Vestibulitis (Vulvodynia)

Level 4:
Efficacious – „wirksam"
	◆ Anxiety
	◆ Attention Deficit Hyperactivity
	  Disorder (ADHD)
	◆ Chronic Pain
	◆ Epilepsy
	◆ Constipation: Adults
	◆ Headache – Adult
	◆ Hypertension
	◆ Motion Sickness
	◆ Raynaud's Disease
	◆ Temporomandibular Disorder
	  (TMD)

Level 5: **Efficacious and Specific –** **„effektiv und spezifisch"**	◆ Urinary Incontinence in Females

Anwendungsparameter

Einsetzbarkeit von Biofeedback

Demnach kann Biofeedback in vielen Einsatzbereichen als Modul innerhalb eines – bei medizinischen Indikationen stets schulmedizinisch – geplanten Behandlungsregimes sinnvoll eingesetzt werden.

Beispielhaft seien folgende Einsatzmöglichkeiten und Indikationen für Biofeedback angeführt:

◆ Prävention
◆ Stressdiagnostik und -behandlung, Stressmanagement
◆ Entspannungstraining und leichte essenzielle Hypertonie (im schulmedizinischen Gesamtkonzept)
◆ Rehabilitation
◆ chronische Schmerzsyndrome
  – Kopfschmerzsyndrome (Spannungskopfschmerz, Migräne)
  – Temporomandibuläre Dysfunktion (Kiefergelenksbeschwerden) und Bruxismus (Zähneknirschen)
  – Dorsalgien (Rückenschmerzen, Zervikalsyndrom, Lumbalsyndrom)
  – Tinnitus (Ohrgeräusch)
  – Pelvic pain (weiblicher Unterbauchschmerz)
  – Deafferenzierungsschmerz
◆ Raynaud-Syndrom (Syndrom der kalten Finger)
◆ Harn- und Stuhlinkontinenz und -entleerungsstörungen
◆ Abhängigkeit und Suchterkrankungen
◆ gerichtete und ungerichtete Angsterkrankungen, Panikattacken, Phobien, Flugangst, Spinnenangst, Höhenangst, Hyperventilationsyndrom
◆ Kinder und Jugendliche, Aufmerksamkeitsdefizit und Hyperaktivitätssyndrom/ADHD, „Lernschwäche", Autismus
◆ Sportlerbetreuung und Wettkampfvorbereitung
◆ Ergonomische (Um-)schulungen, Biofeedback unterstützte Haltungsschulung
◆ etc.

Typische Indikationen

Wie aus diesen gerade angeführten Anwendungsbereichen ersichtlich ist, gibt es vor allem in den Bereichen Stressdiagnostik und Stressmanagement, Prävention, Ergonomie und Rehabilitation viele sehr sinnvolle Indikationen für Biofeedback. Besonders hervorgehoben seien schon hier der Einsatz in der klinischen Medizin und Psychologie, in der Psychotherapie sowie in der Sportpsychologie. Gezielt und richtig eingesetzt kann Biofeedback zu einer Verbesserung der Verarbeitung von Stressoren, sowie zur Steigerung der Selbstkontrolle und Selbstkompetenz führen. In der Therapie von Schmerzsyndromen kann Biofeedback zur anhaltenden Schmerzreduktion sowie zur Einsparung von Medikamenten führen und hat somit sowohl klinische als auch ökonomische Relevanz, welche sich aus der Einsparung von Medikamenten ergibt.

In der additiven (also zusätzlich zur schulmedizinisch durchgeführten) Schmerzbehandlung liegt z. B. für die typischen Kopfschmerzsyndrome „Spannungskopfschmerz" und „Migräne" für die Wirksamkeit der Methode des Biofeedbacks ein hohes Evidenzniveau vor, d. h. die Wirksamkeit des Biofeedbackss ist bei diesen häufigen und für die Betroffenen sehr quälenden Kopfschmerzsyndrome wissenschaftlich gut belegt. Hierfür gibt es entsprechend zahlreiche hochwertige klinische Studien und Metaanalysen, die die Effektivität dieser nicht-medikamentösen Methode eindeutig untermauern. Bei beiden Kopfschmerzsyndromen führt Biofeedback zu einer

1) so genannten Frequenzreduktion, d. h. zu einer Verminderung der Häufigkeit der Kopfschmerzattacken und

2) zu einer deutlichen Reduktion der Schmerzintensität im Rahmen einer entsprechenden Schmerzepisode oder -attacke (es kommt zur sog. Kupierung der Attacken).

Auch für das sog. Neurofeedback, einem Teil-Aspekt der Biofeedback-Therapie gibt es durchaus sinnvolle Indikationen wie z. B. das Aufmerksamkeitsdefizits-Hyperaktivitäts-Syndrom (ADHD/ADHS). Bei vom Aufmerksamkeitsdefizitsyndrom betroffenen Kindern kann es hervorragende Erfolge geben. Auch in Fällen von Lern- und Teilleistungsschwächen, die von Aufmerksamkeitsstörungen begleitet werden, werden gute Erfolge beschrieben. Auch hier ist die (teilweise) mögliche Einsparung der in diesem Fall sehr belastenden Medikamente ein ganz besonders positiver Aspekt für die betroffenen Kinder und Eltern. Die schulmedizinische Sinnhaftigkeit vieler weiterer für das Neurofeedback kolportierter Indikationen muss allerdings erst bewiesen werden.

Deswegen ist bei allzu kritischer Betrachtung dessen, was auf diesem Gebiet derzeit häufig sehr unkritisch angeboten wird, Vorsicht geboten. Hier wird manchmal Schindluder getrieben, weil manchmal leider sehr viel mehr versprochen wird als – zumindest schulmedizinisch nachvollziehbar und wissenschaftlich belegbar – gehalten werden kann.

Ablauf von Biofeedback-Behandlungen und einzelner Sitzungen

Biofeedback ist eine aktive Methode, die auch die aktive Mitwirkung des Biofeedback-Patienten oder -Klienten erforderlich macht. Biofeedback stellt somit einen aktiven Lern-, Übungs- und Trainingsprozess dar: physiologische Funktionen wie Puls, Durchblutung, Hautleitwert, Muskeltonus oder Atmung werden als Signale durch Sensoren erfasst und auf dem Computerbildschirm sichtbar oder hörbar dargestellt. Der Patient kann so unter dem **Motto „Messen – Wahrnehmen – Verstehen – Ändern – Können"** die Reaktionen seines Körpers wahrnehmen und in einem nächsten Schritt gezielt auf diese reagieren und sie verändern. Biofeedback-Patienten erlangen somit ein gutes Gefühl und Wissen über die Vorgänge in ihrem Körper und können lernen, diese willentlich zu kontrollieren oder zu verändern. Beim Biofeedback nehmen also (mit dem Ziel der Rückkopplung/-meldung von Körperfunktionen) Sensoren zunächst physiologische Funktionen (Signale von Körperfunktionen wie Puls, Durchblutung, Hautleitwert, Muskeltonus, Atmung etc.) wahr und wandeln sie in darstellbare Signale um, welche dann mittels optischer und/ oder akustischer Rückmeldungen dargestellt werden. Durch die Wahrnehmung/Bewusstmachung dieser (unbewussten) physiologischen Funktionen wird in einem nächsten Schritt dann deren gezielte Veränderung erst möglich gemacht. Biofeedback ist also als ein aktiver Prozess zu sehen, mit dem durch Bewusstmachung physiologischer Zusammenhänge die (Wieder-)Erlangung einer willentlichen Kontrolle über (unbewusste) physiologische Funktionen ermöglicht werden kann. Ziel der Biofeedbackbehandlung ist es somit – je nach medizinischer Indikationsstellung – die Kontrolle über Körperfunktionen zu erlangen und diese Kontrolle in weiterer Folge ins Alltagsleben überzuführen (siehe Abbildung 4).

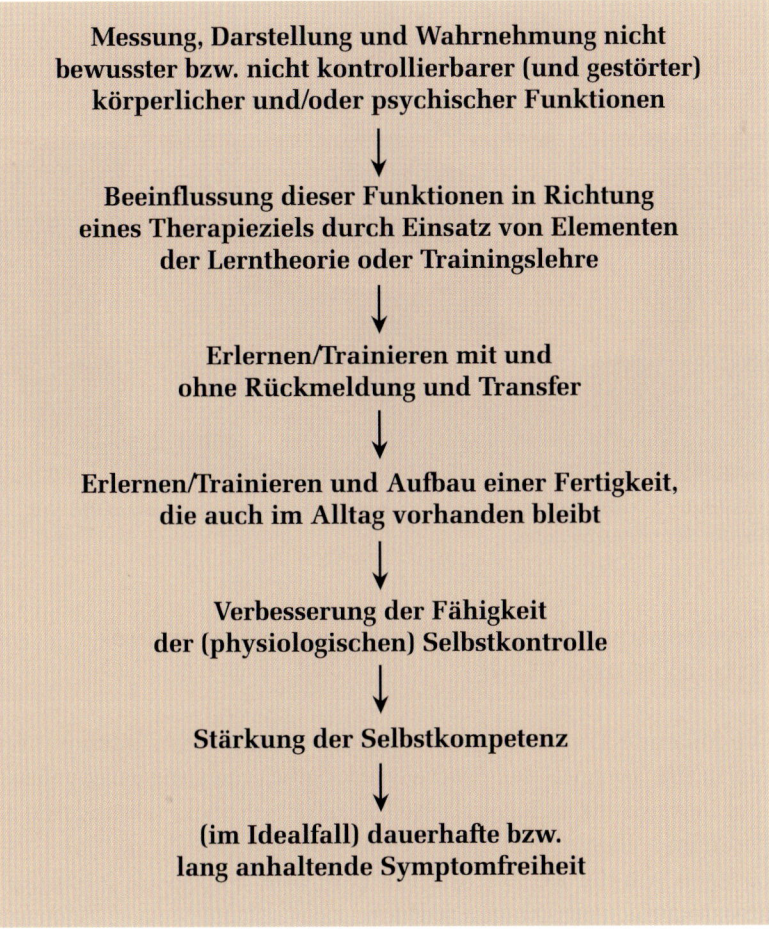

Messung, Darstellung und Wahrnehmung nicht
bewusster bzw. nicht kontrollierbarer (und gestörter)
körperlicher und/oder psychischer Funktionen

↓

Beeinflussung dieser Funktionen in Richtung
eines Therapieziels durch Einsatz von Elementen
der Lerntheorie oder Trainingslehre

↓

Erlernen/Trainieren mit und
ohne Rückmeldung und Transfer

↓

Erlernen/Trainieren und Aufbau einer Fertigkeit,
die auch im Alltag vorhanden bleibt

↓

Verbesserung der Fähigkeit
der (physiologischen) Selbstkontrolle

↓

Stärkung der Selbstkompetenz

↓

(im Idealfall) dauerhafte bzw.
lang anhaltende Symptomfreiheit

Abbildung 4: Ablauf des Biofeedbacks unter dem Motto „Messen – Wahrnehmen – Verstehen – Ändern".

Zur Ermöglichung der apparativen Bewusstmachung physiologischer Zusammenhänge mit dem Ziel der Erlangung einer willentlichen Kontrolle über (unbewusste) physiologische Funktionen
muss dem Patienten bei Beginn der ersten Sitzung die Methode, der Sitzungsablauf etc. verständlich erklärt werden (Abbildung 5). Am Ende der Sitzung gibt es jeweils ein Review, d. h.
eine Übersicht über die Sitzung und eine entsprechende Nachbesprechung mit Interpretationen und Erklärungen. Schließlich
wird ein Hausübungsprogramm vereinbart.

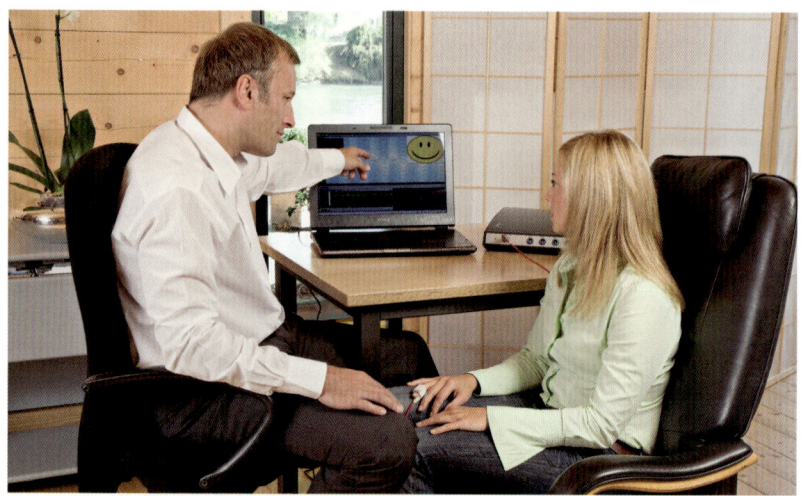

Abbildung 5: verständliche Erklärung von Methode, Sitzungsablauf etc. vor Beginn der ersten Sitzung.

Psychophysiologische Funktionen, Parameter, Artefakte und Modi

Die folgende Einführung in die Methodik und wohl auch ein wenig in die Technik des Biofeedbacks gibt eine ganz kurz gefasste und bewusst einfach gehaltene Übersicht über die wichtigsten als Parameter abgeleiteten psychophysiologischen Funktionen. Sozusagen von der Körperfunktion zum (Bio-)Feedback soll auf die Messtechnik eingegangen werden.

Bei der sogenannten Ableitung, also der Messung am menschlichen Körper, werden Körperfunktionen als Biosignale, also direkt am Körper gemessene Größen, wie z. B. der Brustumfang gemessen und als Parameter dargestellt. Als „Parameter" werden abgeleitete Funktionsmaße wie z. B. die Atemfrequenz bezeichnet.

Sensoren sind Messfühler, die die Umwandlung der Körperfunktion respektive des körperlichen Signals in eine elektrische Größe bewerkstelligen (zum Beispiel der sog. Multisensor, siehe Abbildung 6). Wenn das Biosignal bereits als elektrische Größe vorliegt, so wird diese als „Elektrode" bezeichnet. Beim Biofeedback werden meist Oberflächenelektroden (Elektromyographie, EMG) und Rektal- oder Vaginalelektroden (zum Einführen in den Mastdarm oder in die Scheide, siehe Abbildungen 7 und 8) verwendet.

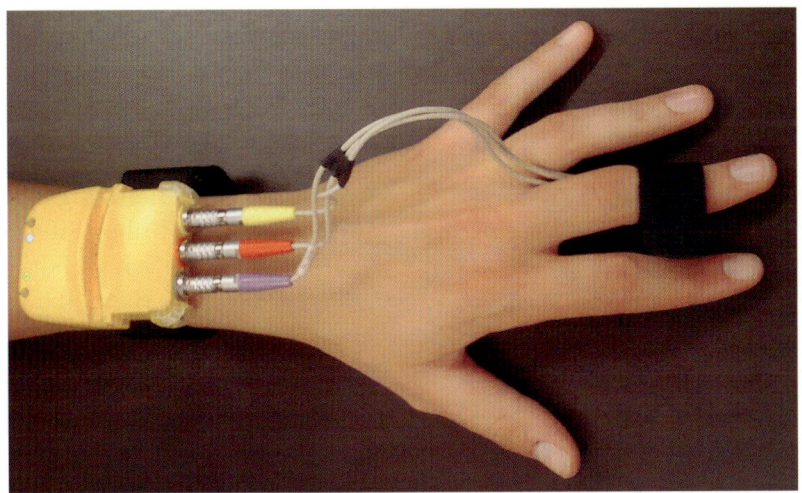

Abbildung 6: Sog. Multisensor

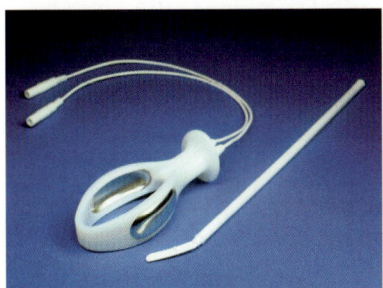

Abbildung 7: Sog. Vaginalelektrode
zum Einführen in die Scheide zwecks
„Abnahme" der Muskel(an)spannung
der Beckenbodenmuskulatur

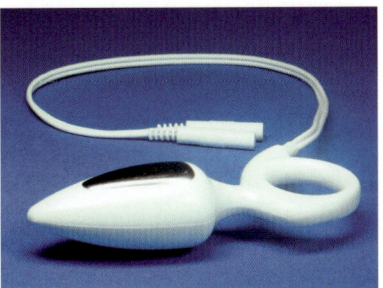

Abbildung 8: Sog. Rektalelektrode
zum Einführen in den Mastdarm

Die Übertragung erfolgt mittels Bluetooth oder durch Kabel. Zur Signalaufbereitung werden Verstärker und Filter benötigt, zur Signalaufzeichnung eine Registriereinheit sowie ein Protokoll der Ereignisse. Die Darstellung und Rückmeldung (Feedback) erfolgt letztlich optisch, akustisch sowie sensibel.

Elektrodermale Aktivität (EDA)

Die elektrodermale Aktivität (EDA) ist ein wichtiger Indikator für die sympathische Aktivierung. Die Schweißdrüsenaktivität ist sympathisch angeregt und erfolgt vor allem über ekkrine Drüsen, die z. B. an den Handflächen lokalisiert sind.

Als besonders guter Aktivierungsindikator reagiert die elektrodermale Aktivität sehr sensibel auf psychische Reize. Dies macht man sich u. a. beim sog. Lügendetektor zu Nutze.

Zur Messung der elektrodermalen Aktivität wird eine elektrische Spannung an das „biologische System" angelegt. Die dabei gemessene Stromstärke variiert dabei mit der Hautleitfähigkeit. Üblicherweise erfolgt eine bipolare Ableitung mit Silber/Silberchlorid-(Ag/AgCl)-Elektroden an zwei aktiven mit Schweißdrüsen ausgestatteten Arealen der nicht dominanten Hand (beim Rechtshänder also auf der linken Seite). Die Ableitung ist bei den meisten Geräten gemeinsam mit weiteren Sensoren im sog. Multisensor integriert. Die Maßeinheit für die elektrodermale Aktivität ist das Microsiemens (µS bzw. µmho). Für die elektrodermale Aktivität gibt es keine Normwerte. Vielmehr besteht für die elektrodermale Aktivität eine große interindividuelle Variabilität. Wesentliche Kennwerte der elektrodermalen Aktivität sind die Amplitude, die Anzahl der Spontanfluktuationen, die Latenz sowie die Anstiegs- und Erholungszeit.

Bei Messung der elektrodermalen Aktivität gibt es zahlreiche Artefaktquellen, die die Messung verfälschen können. Hierzu zählen u. a. die Umgebungstemperatur und die Atmung. Besonders tiefe Atemzüge, das Anhalten des Atems sowie Sprechen während der Messung können auf die Messergebnisse und damit auf das (Bio-)Feedback Einfluss nehmen.

Auch Bewegungungsartefakte, z. B. durch motorische Unruhe, können vorkommen.

(Periphere) Durchblutung

Die Erfassung der peripheren Durchblutung erfolgt mittels Photoplethysmographie, die bei den meisten Gerätschaften ebenfalls im sog. Multisensor integriert ist.

Als Basis der Messung dient hierbei die unterschiedliche Durchlässigkeit von durchblutetem und schlecht bzw. nicht durchblutetem Gewebe für rotes Licht. Das Messprinzip beruht auf einer Lichtquelle (rot strahlende Leuchtdioden) und einem Detektor für durchtretendes bzw. reflektiertes Licht, welches letztlich in ein elektrisches Signal transduziert wird.

Die Veränderungen des peripheren Blutvolumens werden durch die periphere Gefäßmotorik gesteuert, wobei eine sympathische Erregung oder Aktivierung zu peripherer Vasokonstriktion, also zur Gefäßverengung, führt. Die Pulsvolumenamplitude ist die Differenz zwischen dem maximalen und dem minimalen Blutvolumen innerhalb eines Herzzyklus, wobei dieses Blutvolumen bei erweiterten, d.h. dilatierten Gefäßen größer als bei verengten, d.h. kontrahierten Gefäßen ist. Mögliche Artefaktquellen sind hier wiederum Bewegungsartefakte durch eine motorische Unruhe sowie Veränderungen der Lage des Körperteils. Dieser sollte möglichst auf Herzhöhe sein und die Lage sollte konstant beibehalten werden. Die Umgebungstemperatur kann die Messung ebenfalls beeinflussen. Auch die Atmung kann zu Artefakten führen. So kann die Einatmung eine Vasokonstriktion bewirken. Weiters spielt natürlich auch die sogenannte respiratorische Sinusarrythmie eine Rolle (RSA, siehe S. 151, 156).

Hauttemperatur

Die Messung der Hauttemperatur erfolgt mittels „Thermistoren" am Finger. Diese sind auch im bereits erwähnten Multisensor integriert.

Die periphere Temperatur zeigt naturgemäß eine besonders hohe Abhängigkeit von der Umgebungstemperatur! Deswegen ist jeweils eine Adaptation an die Umgebungstemperatur erforderlich, d.h. eine Adaptationsphase ist zu Beginn der Messung einzuplanen. Die an der Körperoberfläche gemessene Hauttemperatur unterliegt, abgesehen von der Außentemperatur, wiederum der peripheren Durchblutung, d.h. es spielt u.a. die Gefäßverengung oder Vasokonstriktion eine Rolle. Je besser die Durchblutung des jeweiligen Hautareals, desto höher ist die dort vorherrschende Hauttemperatur. Die periphere Durchblutung wird über den Sympathikus vermittelt (führt zur Vasokonstriktion).

Als Artefaktquelle kommt, wie erwähnt, die Umgebungstemperatur (cave keine oder zu kurze Adaptation) in Frage. Während der Sitzung ist für eine konstante Umgebungstemperatur zu sorgen. Wesentlich ist es auch, einen Wärmestau unter dem Sensor bzw. Thermistor zu vermeiden.

Klassische Anwendungsgebiete die mit dem Multisensor diagnostiziert und behandelt werden können, sind u.a. das (primäre) Raynaud-Syndrom, leichte Formen der essenziellen Hypertonie (in jedem Fall additiv zu weiteren Lebensstilmodifikationen wie Training und Diät sowie zur schulmedizinischen medikamentösen Therapie), die sog. „Weißkittel-Hypertonie", durch Stress bedingte leichte Herzrhythmusstörungen, die Migräne, aber auch Angststörungen, sog. somatoforme und psychosomatische Störungen, (nicht organisch bedingte) Schlafstörungen (z. B. Insomnie) und das Hyperventilationssyndrom.

Muskelspannung/Muskeltonus

Die **Muskelspannung,** d. h. der Tonus **(Muskeltonus)** und die elektrische Aktivität der Skelettmuskulatur sind weitere ganz wichtige Parameter. Die Skelettmuskulatur wird vom somatischen Nervensystem willkürlich innerviert, d. h. sie unterliegt dementsprechend der willkürlichen Steuerung. Gleichzeitig können auch unwillkürliche und unkontrollierbare Reaktionen, wie sie z. B. bei psychischer Be- und Überlastung vorkommen und Tonusveränderungen der Skelettmuskulatur nach sich ziehen. Es kommt dann zur Zunahme des Muskeltonus, die sich einerseits in einer Änderung (Zunahme!) der elektrischen Aktivität zeigt und andererseits klinisch meist recht schmerzhafte „Verspannungen" nach sich zieht. Die erhöhte Muskelspannung ist tastbar (palpabel), kann aber auch apparativ durch die sog. Elektromyographie, d. h. durch eine spezielle apparative Registrierung der elektrischen Muskelaktivität gemessen und dargestellt werden. Das Elektromyogramm ist die bei der Elektromyographie erfasste Registrierkurve nach Ableitung der elektrischen Aktivität bzw. der Muskelaktionspotenziale. Die Ableitung kann bei der Elektromyographie nicht-invasiv als sog. Oberflächen-EMG (sEMG) oder invasiv als Nadel-EMG erfolgen. Beim Biofeedback wird zumeist ein Oberflächen-EMG durchgeführt, es kann aber auch eine, wenn man so will, „kavitäre" Ableitung mittels Rektal- oder Vaginalsonde erfolgen.

Ins EMG gehen natürlich willkürlich gesteuerte Bewegungen sowie auch unwillkürliche Reaktionen wie z. B. bei psychischer Belastung und Aktivierung als Änderungen ein (also Bewegung, Anspannung und Verspannung). Ein EMG dient immer der Erfassung der Muskelaktionspotenziale vieler, d. h. einer Summe von Muskelzellen. Man spricht deswegen auch von Summenpotenzialen. Das Oberflächen-EMG (sEMG) ist die nicht-invasive Ableitung der elektrischen Aktivität der darunterliegenden Muskulatur mittels Oberflächenelektroden (Ag/AgCl-Elektroden). Je näher die Elektroden hierbei beieinander liegen, desto spezifischer ist die Quelle des EMG-Signals auszumachen.

Für die Platzierung der Oberflächenelektroden gibt es übrigens publizierte Standardisierungsvorschläge und „Normwerte" (Cram, J. R., 1990. Clinical EMG for surface recordings: Volume 2. Nevada City: Clinical Resources bzw. siehe auch Lehrbücher der Elektroneurographie und Beispiele in der Biofeedback-Fortbildungsliteratur).

Klassischerweise werden aktive Elektroden parallel zur Muskelfaser platziert (eine Ausnahme ist z. B. der M. frontalis-EMG beim Spannungskopfschmerz). Die Erdung oder Referenzelektrode soll an einer möglichst elektrisch inaktiven Stelle oder zwischen den beiden aktiven Elektroden platziert werden. Klassisch ist hier die sog. Vertebra prominens, d. h. der meist vorstehende, siebente Halswirbel „C7" (typisch z. B. bei Ableitung des M. trapezius-EMG).

Bei den EMG-Filtern wird ein sog. enger Filter oder Narrow bandpass (100–200 Hz) vom weiten Filter oder Wide bandpass (25–1000 Hz) unterschieden. Der enge Filter oder Narrow bandpass (100–200 Hz) dient zur Erfassung der Aktivität von schnellen oder „fast twitch"-Fasern, d. h. hier wird die phasische Muskulatur, die für schnelle Bewegungen und die phasische Aktivität, u. a. die „fight or flight"-Reaktion (Kampf- oder Fluchtreaktion) zuständig ist, erfasst. Der Nachteil dieses Filters ist die Reduktion von rund 80 % des EMG-Signals, da nur 20 % damit erfasst werden, was durchaus klinische Relevanz hat. Der weite Filter oder Wide bandpass (25–1000 Hz) dient der Erfassung des gesamten Spektrums, d. h. auch der sog. langsamen oder „slow twitch"-Fasern. Dies betrifft die Tätigkeit der tonischen Muskulatur, die für die tonische Haltung und für Ausdauerleistungen verantwortlich ist. Sie kann auch als Indikator für anhaltenden Stress herangezogen werden. Hier besteht der Nachteil einer höheren Artefaktanfälligkeit, z. B. durch ungewollt einstreuende EKG-Signale.

Bei der kritischen Bewertung von Studienergebnissen müssen also unbedingt immer die in den Studien verwendeten Filter berücksichtigt werden. Das heißt der Methodik-Teil ist genau zu studieren!

Die klinische Relevanz ist, dass bei Erschöpfung der sog. phasischen „fast twitch"-Fasern, die tonischen „slow twitch"-Fasern die Arbeit übernehmen.

Bei chronischen Kopf- und Rückenschmerzen wird z. B. ein Funktionswechsel von gemischten Fasern zu den tonischen „slow twitch"-Fasern postuliert, was sich auch in der Aktivität, Morphologie und Struktur der Muskulatur niederschlägt. Beispielhafte Indikationen für die Ermittlung des Muskeltonus mittels EMG, d.h. Diagnose und Therapie im motorischen System sind u.a. somatoforme und psychosomatische Störungen und chronische Schmerzsyndrome mit Beteiligung muskulärer Anspannung (übrigens auch Therapieversuche bei beginnenden Arthrosen!), der Spannungskopfschmerz, das Zervikalsyndrom, Kiefergelenksbeschwerden (die sog. Temporomandibuläre Dysfunktion) und der Bruxismus (Zähneknirschen), Ohrgeräusche (Tinnitus), Dorsalgien also Rückenschmerzen wie die Lumbalgie und (Lumbo-)Ischialgie sowie die Haltungsinsuffizienz, also Fehlhaltungen des Bewegungsapparates. Weiters sind die neuromuskuläre Rehabilitation, die Beckenbodenreeduktion bei Harn- und Stuhlinkontinenz sowie der sog. Pelvic pain (Schmerzsyndrom des Unterbauches), Dyspareunie (Schmerzen beim Geschlechtsverkehr) etc. wichtige und gerade in der Rehabilitation bewährte Einsatzbereiche.

Atmung

Die Körperfunktion **Atmung,** also die Atemtätigkeit erfolgt sinnvollerweise unwillkürlich, unterliegt teilweise aber auch der willentlichen Steuerung (z.B. kann man bewusst tief durchatmen oder auch hyperventilieren).

Wesentliche Parameter und Kennwerte sind hier die Atemfrequenz von in Ruhe 8–12 Atemzügen pro Minute. Bei Aktivierung erhöht sich die Atemfrequenz entsprechend. Weiters sind das Verhältnis zwischen Inspirations- und Expirationsdauer und die Atemtiefe sowie das Verhältnis der sog. Schulter-Brust-Atmung zur Bauchatmung, das Atemmuster und der Atemrhythmus bestimmende Größen.

Die Messung und Registrierung der Atmung respektive die Atemtätigkeit erfolgt z.B. mittels sog. Atemgürtel (siehe Abbildung 9). Dies ermöglicht eine „dehnungssensible" Erfassung von Umfangveränderungen der Brust bzw. des Abdomens/Bauches. Auch die Infrarotmessung der Atmung stellt eine durchaus gangbare Möglichkeit dar.

Die Erfassung mittels Thermistoren, die Temperaturschwankungen bei der Ein- bzw. Ausatmung registrieren sowie die sog. Kapnographie mit einer Registrierung des CO_2-Partialdrucks sind weitere Möglichkeiten.

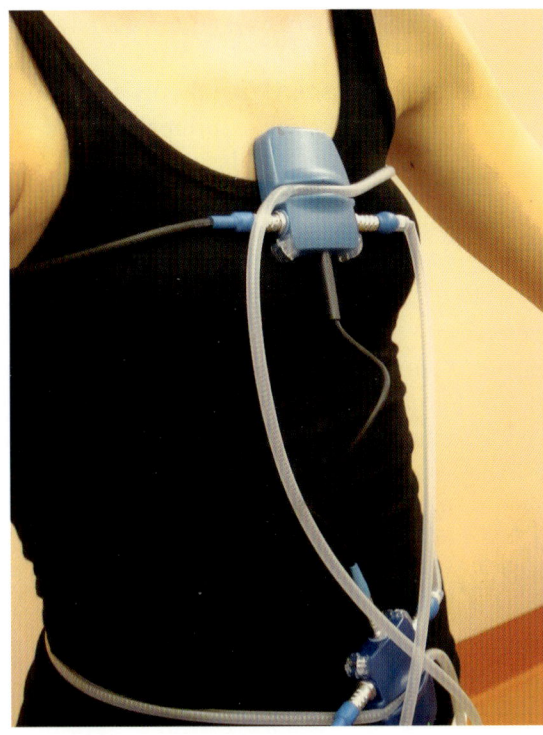

Abbildung 9: Atemgurt zur dehnungssensiblen Erfassung von Umfangveränderungen der Brust bzw. des Abdomens/Bauches.

Die Erfassung und Registrierung der Atmung ist neben der Beschreibung dieser spezifischen Körperfunktion zusätzlich auch zur Artefakterkennung in anderen Biosignalen sinn- und wertvoll.

Typische Einsatzgebiete für das Atemfeedback sind u. a. somatoforme und psychosomatische Störungen, dann die Migräne, das Raynaud-Syndrom, die essenzielle Hypertonie (s.o., additiv!) und die sog. „Weißkittel-Hypertonie" sowie auch Angststörungen und das Hyperventilationssyndrom. Weiters zählen (nicht-organische) Schlafstörungen wie z. B. die Insomnie und stressbedingte Herzrhythmusstörungen dazu.

Kortikale Aktivität

Der Parameter **„kortikale Tätigkeit"** („Gehirnwellen", Elektroenzephalogramm/EEG, Hämenzephalogramm) wird später extra als Neurofeedback dargestellt. Als typische medizinische Indikationen können hier das Aufmerksamkeitsdefizitsyndrom/ADD und das Aufmersamkeitsdefizit-Hyperaktivitätssyndrom/ADHD sowie

Abhängigkeitserkrankungen und Schlafstörungen bezeichnet werden.

Wenngleich eine Effektivität bei gewissen Formen von Anfallserkrankungen besteht, so sollte die Indikation „Epilepsie" **NUR** in Zusammenarbeit mit einem Epileptologen, also einem auf Anfallserkrankungen spezialisierten Neurologen angegangen werden – und „die Epilepsie" ist somit keine primäre Indikation für Neurofeedback.

Biofeedback innerer Organe – wie z.B. der pH-Wert
Beim Biofeedback innerer Organe werden mit Hilfe spezifischer Sensoren unterschiedliche Vorgänge innerer Organe wie z.B. der pH-Wert im Magen, der Speichelfluss, die Darmmotilität etc. gemessen und rückgemeldet, was hier nur der Vollständigkeit halber angeführt allerdings nicht näher behandelt werden soll.

Körperfunktionen und Biofeedback-Parameter

Egal welche Körperfunktion es betrifft und welcher Parameter zurückgemeldet und in der Therapie eingesetzt wird, Biofeedback ist als aktive Methode, die die Mitarbeit des Patienten erfordert, zu betrachten. Wichtig ist auch, dass Menschen in den verschiedenen Systemen ganz unterschiedlich reagieren können. Dies ist jedenfalls zu beachten. Dennoch gibt es typische Biofeedbackparameter für typische Störungen.

Die Hautleitfähigkeit oder elektrodermale Aktivität (EDA) gilt als allgemeines Maß für Entspannung bzw. auch für die Aktivierung bei Stress.

Der Parameter „Hauttemperatur" wird z.B. beim primären Raynaud Syndrom, also Morbus Raynaud oder auch bei der Migränebehandlung (sog. Handerwärmungstraining, siehe S. 135ff.) eingesetzt.

Der Gefäßdurchmesser (Arteriendurchmesser) der oberflächlichen Schläfenarterie oder Arteria temporalis superficialis findet ebenfalls und ganz typischerweise in der Migränebehandlung Anwendung.

Die Herzfrequenz (Pulsfrequenz) und der Blutdruck können in der Behandlung leichter Formen essenzieller Hypertonie eingesetzt werden, dies aber jedenfalls nur in Zusammenarbeit mit einem darauf spezialisierten Arzt, dem Facharzt für Innere Medizin.

Die Herzfrequenz (Pulsfrequenz, Herzrate) ist u. a. wichtig bei der Behandlung von Stress, Tachykardien und Panikstörungen. Ganz besonders interessant ist hier auch die sog. Herzratenvariabilität/ HRV (siehe Kapitel „HRV").

Die Muskelaktivität (Muskeltonus, Muskelspannung) wird u. a. bei Spannungskopfschmerz, Rückenschmerzen, Zervikalsyndromen und Kiefergelenksbeschwerden sowie auch an der Beckenbodenmuskulatur (bei Pelvic pain, Inkontinenz, Obstipation etc.) eingesetzt.

Für die Atmung werden Atemmuster, Atmungsfrequenz und Atmungstiefe u. a. beim Hyperventilationssyndrom (siehe auch Kapitel „Hyperventilationsversuch") und bei Panikattacken verwendet.

Neurofeedback, also EEG-Parameter sowie die sog. HEG werden zur Verbesserung der Funktion „Aufmerksamkeit" z. B. beim ADHD, aber auch zur Entspannungsinduktion, Sportlerbetreuung etc. eingesetzt.

Biofeedback-Diagnostik und -Therapie

Nach Martin und Rief steht am Anfang immer die Diagnostik: „Schauen Sie sich Ihren Patienten, Klienten, Kunden an!" Wichtig ist hier natürlich die Erfassung der Symptomatik. Hierzu helfen die Anamnese sowie weiters Tagebuchprotokolle aber auch der Einsatz von Fragebogen- und Testinstrumenten.

Dann erfolgt die apparative psychophysiologische Diagnostik.

Nach der Diagnostik werden dann die Trainingssitzungen geplant. Deren Anzahl schwankt, wie schon erwähnt, von eher wenigen bis zu sehr vielen (meist indikationsabhängig).

Häufig ist natürlich die Kombination mit anderen psychotherapeutischen Interventionen sinnvoll. Bei medizinischen Fragestellungen versteht sich die Intergation in ein schulmedizinisches Konzept von selbst!

Die Biofeedback-Trainingssitzungen sollen unter optimalen Lernbedingungen und unter alltagsnahen Bedingungen erfolgen und müssen auch den Transfer, d. h. die Übertragung in den Alltag ohne externales Feedback, umfassen.

Bei der **diagnostischen Biofeedback-Sitzung** werden die Zeitvorgaben entsprechend den individuellen Bedingungen angepasst. Es erfolgt eine sog. Multikanal-Messung, d. h. die Messung, Registrierung und Rückmeldung, also Darstellung der (psycho)physiologischen Parameter. Die Messphasen teilen sich in eine Adaptationsphase von rund 5–10 Minuten, worauf dann die Baseline (zur sog. psychophysiologischen „Ruheaktivität") von 3–5 Minuten folgt. Hierauf kommt dann eine Selbstkontroll-Phase ohne Feedback von 5 Minuten. Auf eine ganz kurze Ankündigungsphase erfolgt dann die Stimulation, d. h. eine Belastungs-oder Stressphase von 2–5 Minuten. Danach erfolgen die Rückbildungsphase von ca. 5 Minuten und dann die abschließende Baseline mit der Rückkehr zur Ruheaktivität. Am Schluss der Sitzung erfolgen dann die Auswertung in einem sog. Review und daraus die Zielableitung und die Formulierung von „Hausaufgaben".

Typische psychophysiologische Aktivierungszeichen sind z. B. ein erhöhter Grundtonus, eine erhöhte Reaktivität (auf Reize), eine verringerte Habituation (bei Reizwiederholung) sowie verzögerte Erholungsphasen nach Aktivierung.

Eine **Therapiesitzung** erfolgt ebenfalls mit Messung relevanter psychophysiologischer Parameter, wobei meist 1–2, bis zu x verwendet werden. Die Messphasen umfassen auch hier zunächst wieder die Adaptation, Baseline und Selbstkontrolle (ohne Feedback).

Die Feedback-Phase besteht meist aus mehreren Sequenzen von 2–5 Minuten, mit jeweils steigendem Schwierigkeitsgrad, wobei die Schwellen das Zielkriterium markieren. Es folgt auch eine **Generalisierungsübung** ohne Feedback, d. h. ohne Schirm.

Danach erfolgen die Rückbildungsphase von ca. 5 Minuten und dann die abschließende Baseline mit Rückkehr zur Ruheaktivität. Am Schluss der Sitzung erfolgen die Auswertung im Review und eine Nachbesprechung des Übungserfolges. Hieraus erfolgt dann eine Ableitung von Transferaufgaben, d. h. der „Hausaufgaben" mit einem Üben im Alltag und bei den täglichen Verrichtungen (ADLs).

Der **Transfer** hat die Selbst-Kontrolle ohne externe Rückmeldung als Ziel. Es erfolgt ein Üben und Training ohne (Bio-) Feedback bzw. externales Feedback, z. B. auch ein Training mit tragbaren Geräten. Wesentlich ist die Dokumentation sowie das Notieren bzw. Führen sog. Symptom-Tagebücher.

Verhaltensänderungen im Alltag und bei den täglichen Verrichtungen betreffen z. B. ergonomische Aspekte wie die Körperhaltung beim Sitzen, Stehen, Arbeiten, aber auch beim Schlafen. Auch die psychische „Haltung", Stressbewältigung und Entspannung, die Fähigkeit zur Selbstkontrolle sowie auch die körperliche Aktivierung zählen dazu.

Der **Transfer in die ADLs mit „Hausübungen"** bedeutet eine Anleitung des Patienten und einen Auftrag an den Patienten. Und zwar soll er die erfolgreiche Strategie einsetzen, die in den Therapiesitzungen am besten funktionierte. Der Transfer soll zu Hause, im Beruf, unterwegs (im Auto, in der U-Bahn, am Flughafen, im Flugzeug) sowie in anderen in Alltagssituationen (wie Arbeit, Supermarkt, Kino, Oper) erfolgen.

Der Beginn des Transfers erfolgt dann, wenn der Patient im therapeutischen Setting die gewünschte Reaktion (z. B. psychische Entspannung, Entspannung des Nackens, Kontraktion des Beckenbodens) erzielen kann. Hier ist die Formulierung realistischer und konkreter Ziele ganz besonders wichtig, also das „Was?", „Wann?", „Wo?" und das „Wie oft?" müssen geklärt und gemeinsam vereinbart werden. Z. B. sollte so mehrmals am Tag für ca. 10 Minuten eine Atem-Entspannung zu Hause durchgeführt werden (etwa nach dem Frühstück, zu Mittag, am Abend). Aber auch die Übung oder das Training einer Muskelentspannung oder -anspannung (Kontraktion) könnte für 10–50 Mal täglich (je nach Therapieziel) vereinbart werden.

Die genannten psychophysiologischen Parameter werden beim Biofeedback oder medizinischen Untersuchungen apparativ abgeleitet, dargestellt und beim Biofeedback gut wahrnehmbar rückgemeldet und bewusst gemacht. Manche physiologischen Reaktionen und Phänomene sind natürlich auch direkt klinisch beobachtbar – einerseits für den Betroffenen selbst (subjektiv), der zum Beispiel in einer unangenehmen Situation errötet und das (teilweise den Prozess verstärkend) spüren kann sowie auch andererseits für den außen stehenden Beobachter bzw. Untersucher, dem die Errötung seines Gegenübers im wahrsten Sinne des Wortes augenscheinlich wird. Hierzu gehören weiters auch Veränderungen z. B. der Atmung im Sinne einer sich abflachenden hochfrequenteren Atmung bei Angst, Änderungen der Durchblutung wie das Erröten z. B. in peinlichen Situationen oder das Erblassen der Haut bei Angst v.a. in Schrecksituationen sowie der

Muskelspannung (wie das Verspannen der Nacken-Schultergürtelmuskulatur z. B. in beruflichen Stresssituationen und das Zittern bei Kälte oder bei Angst).

Die direkte Messung der meisten Körperfunktionen und der psychophysiologischen Parameter wie der Schweißdrüsenaktivität, der Muskelspannung, der peripheren Durchblutung etc. ist nicht möglich. Vielmehr können aber Korrelate dieser Körperfunktionen und der unterliegenden physiologischen Prozesse gemessen werden, wobei die engen Korrelationen zwischen der Körperfunktion und dem Gemessenen letztendlich durchaus Interpretationen dieser nicht direkt messbaren Parameter gestatten. Die Messtechnik kann durch eine Messanordnung, die aus einem Messwandler zur Ableitung des Biosignals, weiters aus einer Verstärkungseinheit (bestehend aus Vorverstärker und Verstärker) zur Anpassung und Verstärkung des abgeleiteten Signals und aus einer Registriereinheit zur Aufzeichnung des Signals besteht, gewährleistet werden.

Das Prinzip der Messtechnik ist genau dann ausschlaggebend, wenn es um das Verstehen, Objektivieren und Interpretieren der gemessenen psychophysiologischen Daten also der erhobenen Parameter geht sowie dann, wenn Messfehler, d. h. Artefakte, zu interpretieren sind. Zusätzlich werden Probleme beim direkten Vergleich von interindividuell sich unterscheidenden Daten unterschiedlicher Personen (Probanden, Klienten, Patienten) oder einer Person zu verschiedenen Messzeitpunkten dadurch einleuchtend und verständlich. Biofeedback ist in diesem Sinne eine höchst individuelle Methode, insbesondere was das Messobjekt und den Messzeitpunkt betrifft. Die Signale der Körperfunktionen werden auch als „Biosignale" bezeichnet. Diese sind z. B. Änderungen des Hautwiderstandes, (periphere) Temperaturänderungen etc., also unterschiedliche physikalische Messgrößen, die letztendlich in vielen Fällen mit Hilfe von sog. Messwandlern erst in elektrische Signale umgewandelt werden müssen. Anders ist dies bei Biosignalen, die bereits elektrische Größen sind wie z. B. der Muskeltonus, die Herzfrequenz oder „Hirnwellen" (EEG), bei denen eine entsprechende Umwandlung dann natürlich nicht erforderlich ist und es naturgemäß genügt, die Signale mit Elektroden „abzunehmen", also zu messen und dann entsprechend zu verstärken. Diese elektrischen Potenziale entstehen durch Ionenwanderungen in Muskel- oder Nervenzellen und werden hier mit Oberflächen-Elektroden, also von der Körperoberfläche (Muskulatur über die Haut via Klebeelektroden) gemessen und abgeleitet.

Laut Kröner-Herwig & Sachse ist „… ein Biofeedbacktherapeut, der nicht genau weiß, was er misst und wie das Gerät misst, nicht in der Lage, Fehler zu erkennen und zu beheben, was letztlich zu Lasten des Klienten geht …“.

So können Artefakte, die einen anderen Ursprung oder Auslöser haben als das tatsächlich zu messende Biosignal, durchaus zu Verwirrung führen. Die Detektion von Artefakten ist daher für eine fehlerfreie Messung und Interpretation der physiologischen Signale essenziell. Biofeedbacktherapeuten und -trainer müssen sich daher zunächst genau mit den psychophysiologischen Grundlagen und den physikalischen und messtechnischen Grundlagen der Methode Biofeedback befassen, damit sinnvolle Messungen und Interpretationen der Messergebnisse gewährleistet werden. Substanzen wie Coffein, Nikotin, Alkohol, Drogen und Medikamente (Betablocker wirken z. B. unter anderem negativ chronotrop und senken somit die Puls- oder Herzfrequenz) können in physiologische Funktionen signifikant beeinflussen und dementsprechend auf die Messergebnisse enormen Einfluss haben. Weitere Artefakte physiologischer Herkunft wie z. B. die Einstreuung anderer Biosignale, wie die Herzfrequenz bei Muskeltonus-(EMG-)Messungen, können „rausgefiltert“ werden.

Weitere physiologische Reaktionen, die zu Artefakten führen können, sind z. B. Veränderungen des gemessenen Zielparameters durch „modulierende Einflüsse“ anderer (meist ebenfalls interessierender) Körperfunktionen. Als respiratorische Sinusarrhythmie (RSA) werden Schwankungen der Herzfrequenz in Abhängigkeit von Ein- und Ausatmung bezeichnet. Ebenfalls steigt z. B. der Hautleitwert beim tiefen Einatmen. Weiters gibt es Tagesschwankungen für viele physiologische Funktionen und Parameter, was u. a. bei der Planung von Terminen (Messzeitpunkte!), z. B. im Rahmen einer intraindividuellen Verlaufsdiagnostik, natürlich sehr genau zu beachten ist.

Wichtig ist auch die Erhebung, ob der Klient oder Patient aktivierungsverändernde (also dämpfende oder aktivierende) Substanzen zu sich genommen hat sowie die Aufklärung und Instruktion, dass vor Biofeedback-Sitzungen (bis auf lebensnotwendige Medikamente, die immer einzunehmen sind!) nach Möglichkeit keine Medikamente oder Drogen zusätzlich einzunehmen bzw. zu konsumieren sind.

Weiters kann durch sinnvolle Planung der Untersuchungszeiten bzw. der Messzeitpunkte (hier sollte eine intraindividuelle Konstanz nach Möglichkeit gewährleistet, d. h. nach Kräften zur gleichen Tages- oder Uhrzeit gearbeitet werden) und gleichzeitiges (Mit-)Messen von möglichen Störeinflüssen (wie der Atmung, RSA) die Fehlinterpretation von Artefakten vermieden werden. Umgebungsinduzierte Artefakte können unter anderem z. B. durch Licht, Temperatur, Luftfeuchtigkeit, Lautstärke- und Geräuschpegel, die Raumgestaltung etc. die Messungen beeinflussen.

Wichtig ist es darum zu wissen, dass sich Klienten und Patienten an die Umgebungsbedingungen gewöhnen, und es genau dadurch zu einer Verminderung der allgemeinen Aktivierung kommt. Diese Gewöhnung hat also noch gar nichts mit einem „therapeutischen Effekt" zu tun.

Zur Vermeidung von umgebungsinduzierten Artefakten ist in jedem Fall eine weitgehende Konstanthaltung der Umgebungsbedingungen anzustreben!

Weiters ist für einen bequemen Stuhl und eine gute Sitzposition zu sorgen. Die Durchführung einer ausreichend langen Ruhemessung oder Baseline vor der eigentlichen Messung ist essenziell. Die Beleuchtung darf auf keinen Fall zu hell gewählt sein und Reflexionen und Blendungen am Bildschirm müssen unbedingt vermieden werden. Bezüglich des Raumklimas sollten sich die Raumtemperatur bei 22–24 °C und die Luftfeuchtigkeit bei rund 60 % bewegen. Lärm muss unbedingt vermieden werden, ein konstanter Geräuschpegel sollte 40–55 Dezibel nicht überschreiten. Weiters ist natürlich auch für eine ausreichende Raumbelüftung (allerdings keine Zugluft!) zu sorgen.

Die Motorik des Untersuchten kann zu bewegungsinduzierten motorischen Artefakten führen, wenn z. B. der Kontakt zwischen Sensor oder Messfühler wie z. B. der Elektrode und der Haut nicht ausreichend ist und/oder (nicht gewollte) Bewegungen des Sensors erfolgen. Dann kommt es zu Spannungsschwankungen am Verstärkereingang (mit konsekutiven Artefakten). So kann z. B. Räuspern, Husten oder Schlucken zu Artefakten führen. Grobmotorische Bewegungsartefakte weisen typischerweise eine sehr hohe Amplitude auf, weswegen sie auch sehr gut erkannt und somit als Artefakt leicht interpretiert werden können, was sich allerdings bei Artefakten durch eher geringe Bewegungen schon viel schwieriger gestalten kann.

Zur Vermeidung von Bewegungsartefakten muss der Untersuchte (Proband, Klient, Patient) über die Vermeidungsmöglichkeit (sich möglichst ruhig zu verhalten) dieser bewegungsinduzierten motorischen Artefakte unbedingt aufgeklärt werden.

Weiters sollte dem Probanden, Klienten oder Patienten auch die Möglichkeit eingeräumt werden, sich vor der Sitzung noch zu bewegen und es sich dann möglichst bequem zu machen.

Für eine gute Hauthaftung der Elektroden ist zu sorgen. Vorab hat daher eine gründliche Reinigung der Haut zu erfolgen. Außerdem ermöglichen Biofeedback-Geräte eine Überprüfung des Elektrodenwiderstandes, wodurch durch Artefakte gestörte Messungen weitgehend vermieden werden können. Wenn im Rahmen einer „Diagnostik-Sitzung" auch Bewegungen verlangt werden, wenn also z. B. der Proband aufgefordert wird am Computer etwas Stressiges oder Belastendes zu tippen, so werden die Elektroden in Körperregionen platziert, die von dieser intendierten Bewegung möglichst nicht miterfasst werden.

Externe elektrische Störquellen können auch zu Störsignalen, also Artefakten, führen. Solche elektrischen Artefaktquellen umfassen u. a. Handys, elektrische Geräte und Leitungen. Üblicherweise weisen diese Störsignale Frequenzen von 50 Hz auf – dies wird auch als „Netzbrummen" bezeichnet. Die elektrische Abschirmung des Raumes ist allerdings aufgrund zeitgemäßer moderner Verstärkertechnologien gar nicht mehr erforderlich (und auch nicht machbar, weil zu aufwändig). Als Maßnahmen an potenziellen Störquellen können z. B. Entstörmaßnahmen an elektrischen Geräten und die Abschirmung elektrischer Leitungen (z. B. durch einen Mantel aus Drahtgeflecht) durchgeführt werden. An den Elektroden kann weiters durch eine gründliche Reinigung der Übergangswiderstand reduziert werden. Weiters sind Filter, die 50 Hz Frequenzen herausfiltern, sowie Differenzverstärker bei bipolarer Ableitung einsetzbar.

Nach der **Signalverarbeitung** wird analog, binär und digital unterschieden. Die **analoge Signalverarbeitung** umfasst die Amplituden-Modulation und die Frequenz-Modulation. Bei der **Amplituden-Modulation** werden die Amplitude, Lautstärke oder Helligkeit des Feedbacksignals gemäß dem physiologischen Signal variiert. Bei der **Frequenz-Modulation** wird die Tonhöhe oder die Zahl der Klicks/Impulse variiert.

Bei der **binären Signalverarbeitung** tritt ein Ereignis genau dann ein, wenn eine bestimmte Schwelle über- oder unterschritten wird, d.h. wenn also ein bestimmter (Ziel-)Wert erreicht wurde. Als Ereignis kann u.a. ein Applaus einsetzen oder auch ein „Smiley" erscheinen.

Die **digitale Signalverarbeitung** bedeutet die Transformation des Biosignals in eine Zahl wie beim Darstellen der Pulsfrequenz (z.B. Herzschläge/Minute).

Die **Darstellung rückgemeldeter Biosignale beim Biofeedback** kann visuell, akustisch, taktil, aber auch z.B. durch Schmerzreize erfolgen.

Die visuelle Darstellung umfasst vor allem jene am Laptop oder PC-Bildschirm in Form von Linien, Kreisen, Balken, aber auch animiert als Spiele, Smileys, Stimmungen (Sonnenauf- und Untergang) – weiters auch via Lichtbrille, LED-Lämpchen, etc.

Die akustische Darstellung erfolgt z.B. über den PC, also via Soundcards (verschiedene Instrumente und Sounds, Tonhöhe, Lautstärke, Rhythmus, etc.), Applaus oder Sprache.

Die taktile Darstellung mittels Vibrationsgebern z.B. im Rahmen von Biofeedback-Schuheinlagen bei Polyneuropathie-Patienten (die ihre Füße nicht richtig spüren können) stellt eine seltene aber elegante und medizinisch sinnvolle Form des Biofeedbacks dar. Schmerzreize als elektrische Hautreizung in der Aversionstherapie und die elektrische Reizung im ZNS, die vor allem in Tierexperimenten eingesetzt wurde, sind seltene Anwendungsmöglichkeiten, die hier nur der Vollständigkeit halber angeführt werden.

Bei der Auswahl der Feedback-Modi ist sowohl die Indikation als auch die individuelle Vorliebe des Patienten oder Klienten zu beachten, besonders bezüglich des akustischen (Bio-)Feedbacks. Eine Überladung mit zuviel Information sollte unbedingt vermieden werden (kognitive und emotionale Irritationen!) und die Einstellung sollte vor allem zu Beginn erste Erfolgserlebnisse gestatten (wichtig für die Therapiemotivation!).

Sinnvoll ist es, die Therapiemodi und die „Polung" so zu wählen, dass fortschreitende Entspannung z.B. mit einer entsprechend angenehmer werdenden Rückmeldung verbunden ist. So sollte z.B. Muskelentspannung (Parameter sinkt ab) mit einem tiefer, ruhiger werdenden Ton einhergehen, Handerwärmung aber (Parameter steigt an) ebenfalls mit einem tiefer werdenden Ton. Da zu laute Reize der Entspannung abträglich sind, sollte bei akustischer Rückmeldung eine entsprechende (ruhigere oder leisere) Einstellung gewählt werden.

Bezüglich der Feedback-Modi unterscheidet man aktives und passives Biofeedback. Beim klassischen, aktiven (Bio-)Feedback wird der Proband (Klient, Patient) vom Biofeedback-Therapeuten oder -Trainer dazu aufgefordert, dass er seine Körperfunktionen in Richtung eines bestimmten Therapieziels aktiv verändern soll. Bei der passiven Stimulation dagegen soll das (Bio-)Feedback nicht aktiv geändert werden. Vielmehr soll hier das Feedback nur passiv perzepiert werden. Diese passive Simulation wird vor allem für passive Atemmeditationsverfahren wie z. B. beim Atemfeedback nach Leuner (siehe auch Barolin) eingesetzt.

Beim **respiratorischen Feedback nach Leuner** (erforderlich sind auch hier eine apparative Anordnung mit einer entsprechenden Hardware und Software, Signalkappe, Kopfhörer, Liege etc.) werden Atemexkursionen über ein einfaches Sensorsystem in Licht- und Geräuschsignale umgesetzt, sodass der Proband, Klient oder Patient seinen eigenen Atemrythmus als auf- und abschwellenden Lichtreiz mit gleichzeitig auf- und abschwellendem Tonreiz (wählbar zwischen Orgelklang und Meeresrauschen) sehen und hören kann. Im Gegensatz zu anderen Biofeedbackmethoden zielt das respiratorische Feedback nach Leuner nicht darauf ab, mittels sensorischer Wahrnehmbarkeit die vegetative Funktion „Atmung" willkürlich zu ändern (also aktiv darauf einzuwirken und umzulernen). Vielmehr wird beim respiratorischen Feedback nach Leuner das sog. „Frei-Fließenlassen" angestrebt, wodurch der Organismus in eine psychophysische Entspannungssituation kommen kann, die laut Barolin in den sog. dritten menschlichen Grundzustand des Hypnoids einmünden soll. Das Hypnoid wird hier als dritter menschlicher Grundzustand neben Wachen und Schlafen angenommen. Es kann durch Fremdhypnose (unterschiedliche Induktionstechniken), Autogenes Training (über muskuläre Entspannung), über diverse Meditationstechniken und eben das respiratorische Feedback nach Leuner und das sog. „Frei-Fließenlassen" erreicht werden.

Typische Biofeedbackparameter und -funktionen

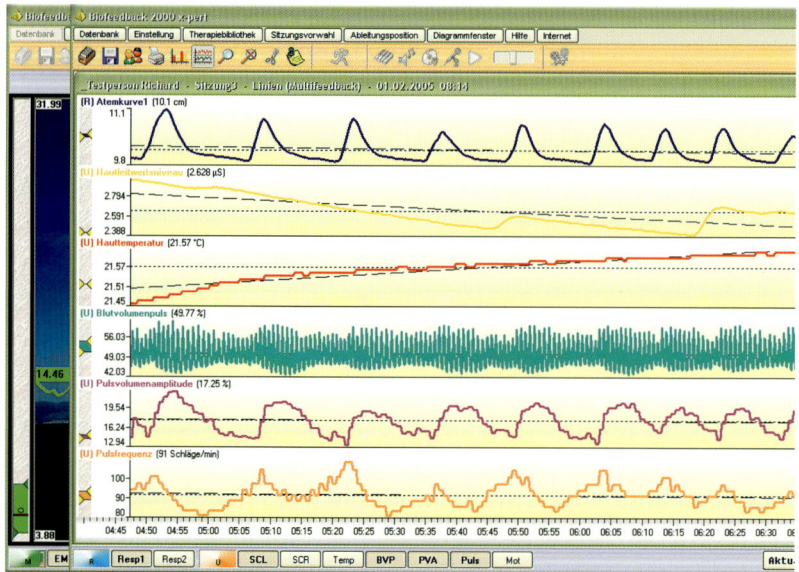

Abbildung 10: Am Display sind die typischen Biofeedback-Parameter „Atem-kurve", „Hautleitwert(-niveau)", „Handtemperatur", „Blutvolumenpuls", „Pulsvolumenamplitude" und „Pulsfrequenz" im Rahmen einer Entspannungs-situation (von links nach rechts) dargestellt.

Parameter „Hautleitwert", „periphere Temperatur" und „Blutvolumenpuls"

Mit Hilfe von **Multisensoren** (siehe Abbildung 6) wird zum Beispiel die Messung und Darstellung bzw. Rückmeldung der Messparameter (entprechend den Körperfunktionen) „Hautleit-wert", „Pulsamplitude", „Pulsfrequenz", „Pulskurve" und (peri-phere) „Temperatur" mit Erfolg zur Wahrnehmungsschulung, zum Entspannungstraining, Gefäßtraining sowie für viele weitere Indi-kationen eingesetzt (siehe Abbildung 10). Mögliche Einsatzgebiete für diese Messparameter sind beispielsweise der Morbus Raynaud (eine meist funktionelle Regulationsstörung der peripheren Gefä-ße), milde Formen des Bluthochdrucks (Frühformen der essenzi-ellen Hypertonie in Kombination mit weiteren Maßnahmen), Pa-nikattacken (anfallsartige Angstzustände), weiters das so genannte Handerwärmungs- und Vasokonstriktionstraining bei Migräne, Stressdiagnostik/-behandlung, Entspannungstraining und einiges mehr. Gerade für die typischen Kopfschmerzsyndrome „Spannungskopfschmerz" und „Migräne" liegt ja für die Wirksamkeit der Methode des Biofeedbacks ein hohes Evidenzniveau vor (siehe S. 136ff.).

Parameter „Muskeltonus" – Myofeedback

Die Messung und Darstellung des Parameters „Muskeltonus" (Muskelspannung – Messung und Erfassung der Muskelsignale mittels Oberflächen-Elektromyographie) wird zur Wahrnehmungsschulung, zur Muskelreedukation und -training, sowie zum Entspannungstraining etc. erfolgreich eingesetzt. Erfolgreich zu behandelnde Indikationen sind hierbei beispielsweise Formen der weiblichen und männlichen Inkontinenz (unwillkürlicher Harn- und/oder Stuhlverlust), (inkomplette) Lähmungen, chronische Schmerzsyndrome wie Spannungskopfschmerz, Zervikalsyndrome (Nackenschmerzen), Dorsolumbalgien (Rücken- und Kreuzschmerzen), Tinnitus (Ohrgeräusche), Bruxismus (Zähneknirschen), Tortikollis oder Schiefhals (hierfür ist heute allerdings die neurologische Behandlung mit Botulinum-Toxin zeitgemäßer) sowie weitere. Gleichzeitig kann die Bewusstmachung dieses Parameters auch zur Entspannungsinduktion genutzt werden. Eine Domäne ist natürlich der Einsatz in der konservativen Behandlung der Inkontinenz (Harn- und Stuhlinkontinenz) durch Wahrnehmungsschulung, Muskelreedukation und -training, wobei als Sensoren entsprechende Vaginal- bzw. Rektal- aber auch Perinealelektroden eingesetzt werden können.

Parameter „Atmung" – Atemfeedback

Die Rückmeldung der Körperfunktion „Atmung" durch Messung, Darstellung und Bewusstmachung von Atemfrequenz, Atemtiefe und Atemkurve dient ebenfalls der Bewusstmachung und Wahrnehmungsschulung, der Analyse des Atemmusters, dem Vergleich von Brust- und Bauchatmung sowie dem gezielten Atemtraining, wobei hierbei entsprechend eine relative Bevorzugung der Bauchatmung angestrebt wird. Auch für die Rückmeldung des Parameters „Atmung" gibt es interessante Indikationen im Rahmen des Biofeedbacks, wie zum Beispiel die Induktion einer allgemeinen Tiefenentspannung, das Hyperventilationssyndrom, Panikattacken, Phobien (gerichtete Angsterkrankungen), die Stressdiagnostik und Stressbehandlung (siehe S. 252).

Hyperventilationsversuch

Bei Panikattacken und besonders beim Hyperventilationssyndrom treten durch eine Änderung der Kalziumbindungsverhältnisse im Blut Symptome auf, die mit einer besonders gesteigerten Erregbarkeit (wie bei starkem Stress oder bei Angst) einhergehen. Dies lässt sich in einem so genannten Hyperventilationsversuch bei Gesunden aber auch Betroffenen gut reproduzierbar und im Rahmen einer Biofeedbacksitzung gut nachvollziehbar darstellen. Die Symptome können so gut in einer Veränderung der abgeleiteten und im Biofeedback rückgemeldeten (Feedback) und dargestellten physiologischen Parameter abgebildet werden und natürlich auch von den Betroffenen wahrgenommen und bewusst nachvollzogen werden.

Durch die augenscheinliche Fähigkeit zur aktiven Beeinflussung der Symptome kann hierbei die Selbstwirksamkeitsüberzeugung ideal verbessert werden.

Parameter „Herzratenvariabilität" – Herzratenvariabilitäts-Feedback

Das Herzratenvariabilitäts-Feedback (HRV-Feedback) hat z. B. in der Ergonomie und im Bereich Work Life Balance und Burnout-Prävention und -Behandlung mittlerweile einen ganz besonders hohen Stellenwert und soll in der Therapie u. a. auch die kardiovaskuläre Morbidität und Mortalität senken helfen können. Weiters scheint mittels HRV-Feedback die (einseitige) Kommunikation mit Bewusstlosen bzw. sterbenden Menschen hinsichtlich ihnen widerfahrendem Stress möglich zu sein (z. B. Schmerzen, die sie verbal nicht artikulieren können) und damit die Beschreibung und Interpretation ebensolcher, schwierig zugänglicher Phasen. Auf das Thema Herzratenvariabilitäts-Feedback und Kohärenztraining wird später noch näher eingegangen (siehe Kapitel „Herzratenvariabilität").

Parameter „Elektroenzephalographie" und „Hämenzephalographie"

Hier wird das EEG (Elektroenzephalographie)-Neurofeedback vom einfacheren HEG (Hämenzephalographie)-Feedback unterschieden, auf die gleich nachfolgend etwas näher eingegangen werden soll.

Neurofeedback

Für das sog. Neurofeedback, einem Teil-Aspekt der Biofeedback-Therapie, gibt es, wie erwähnt, durchaus sinnvolle Indikationen (z. B. ADHD). Bei Kindern gibt es hervorragende Erfolge beim Aufmerksamkeitsdefizit-Hyperaktivitätssyndrom (ADHD), sowie in Fällen von Lern- und Teilleistungsschwächen. Auch hier ist die (teilweise) mögliche Einsparung der in diesem Fall sehr belastenden Medikamente ein ganz besonders positiver Aspekt für Kinder und Eltern.

Dennoch muss die schulmedizinische Sinnhaftigkeit vieler der für das Neurofeedback kolportierten Indikationen erst bewiesen werden. Deswegen ist bei allzu unkritischer Betrachtung dessen, was derzeit von manchen Herstellern und einschlägigen „Therapeuten" angeboten wird, Vorsicht geboten. Hier wird leider manchmal Schindluder getrieben, weil viel mehr versprochen wird als – zumindest schulmedizinisch nachvollziehbar und derzeit wissenschaftlich belegbar – gehalten werden kann.

Die Sportpsychologische Betreuung von Spitzensportlern kann etwa durch den Einsatz von Neurofeedback optimal ergänzt werden (siehe S. 169).

EEG-Neurofeedback

Hier werden – grob vereinfacht dargestellt – das Elektroenzephalogramm, also EEG-Wellen (aus elektrischen Potenzialen des Gehirns, den Hirnströmen) vom Computer (in Echtzeit) analysiert, nach ihren Frequenzanteilen zerlegt und auf einem Computerbildschirm dargestellt. Dargestellt wird jene auf diese Weise ermittelte Frequenzverteilung, die vom Aufmerksamkeits- bzw. Bewusstseinszustand abhängig ist.

Beim EEG-Neurofeedback ist die Ableitung der EEG-Potenziale vom Kopf des Klienten oder Patienten mittels entsprechender EEG-Elektroden erforderlich. Dies ist nicht schmerzhaft, erfordert aber ein vorbereitendes Präparieren der Ableitstelle.

Die Applikation der Elektroden oder Sensoren sowie die Handhabung der Systeme wurden von den Herstellern mittlerweile optimiert und diese werden somit auch für die Anwender immer einfacher.

Das Feedback des Spontan-EEGs wird vor allem zur Behandlung der „Epilepsie" und des ADHD eingesetzt.

Das Feedback der langsamen kortikalen Potenziale (Slow Cortical Potenzials) kann hingegen beim sog. Locked-In-Syndrom Anwendung finden. Das Locked-In-Syndrom entsteht z. B. bei besonders schwerwiegenden Schädigungen im Hirnstamm (die betroffenen Patienten sind bei vollem Bewusstsein, können aber aufgrund von Lähmungen nur mehr mittels Lidschlag mit ihrer Umgebung kommunizieren). Neurofeedback soll hier – mittels Brain-Computer-Interface – den Patienten in manchen Fällen einen Kontakt mit seiner Außenwelt ermöglichen können.

Das EEG-Neurofeedback kann zu diagnostischen und auch zu Trainingszwecken genutzt werden. Dem Klienten oder Patienten wird es dabei möglich gemacht, durch Selbstregulation unter gleichzeitiger Überprüfung des eigenen Hirnstrommusters eine sog. „Downregulation" zu erreichen. Die Selbstregulation erfolgt großteils auf intuitivem respektive unbewusstem Weg und weniger mittels rational-kognitiver Leistung.

Bei diesem Neurofeedback wird die elektrische Aktivität des Gehirns gemessen, dargestellt und somit rückgemeldet. Dieses Feedback erfolgt akustisch oder visuell. Es wird dann ein positives akustisches oder optisches Feedback (wie Musik, Videos, Animationen) vom Computer gegeben, wenn EEG-Wellen des Gehirns eine als günstig angenommene Zusammensetzung aufweisen. Das Gehirn und das Bewusstsein werden genau dann belohnt, also positiv konditioniert, wenn „vorteilhafte" EEG-Wellen oder Frequenzbänder (Bereiche) generiert werden können. Zum Beispiel soll eine Rakete, welche sich auf dem Bildschirm sichtbar synchron mit der EEG Linie bewegt, durch die Bemühungen des Patienten in eine vorgegebene Richtung bewegt werden.

Die therapeutische Vorgehensweise beim Neurofeedback ist meist das operante Konditionieren, d. h. EEG-Wellenanteile bzw. -Frequenzbereiche, die als vorteilhaft bekannt sind, werden bei Auftreten belohnt. Bei verstärkten Anteilen von Signalen, die als weniger vorteilhaft bekannt sind (wie z. B. sog. „high Beta", welche für Stress und hektische Gedankenablauf stehen) bleibt die Belohnung aus. Beim so genannten Frequenzband-Training werden also jene Frequenzband-Amplituden, die als weniger vorteilhaft bekannt sind (wie z. B. „niedrige Theta", welche z. B. ganz typisch für Konzentrationsmangel sind sowie auch „high Beta", welche wiederum ganz typisch für Stress und hektischen Gedankenabläufe sind) nicht belohnt und unterdrückt. Es wird also „belohnt", wenn sich die Amplitude dieser Frequenzbänder verringert. Umgekehrt werden beim Frequenzbandtraining jene Frequenzanteile, die als vorteilhaft bekannt sind, bei deren verstärktem Auftreten belohnt (hier die sog. „SMR/12–15 Hz" und „Beta").

Beim EEG-Neurofeedback spielen Fragestellungen der Ableitung und Artefakte der EEG-Signale z.B. durch Augenbewegungen, Schlucken, Stirnrunzeln etc. nach wie vor eine sehr große und aus der Sicht des Verfassers und relevanter medizinischer Experten doch ziemlich einschränkende Rolle.

Hämoenzephalographie-(HEG-)Neurofeedback

Das HEG-Neurofeedback folgt ebenfalls den Prinzipien des Biofeedbacks, d. h. der Rückmeldung von Körpersignalen und ist eine Art Neurofeedback, welche die bewusste Kontrolle der Durchblutung und des Stoffwechsels im Gehirn zu ermöglichen hilft. Es zeichnet sich durch seine besonders einfache Anwendung aus. So werden als Sensoren optische Infrarot-Biosensoren, die an einem Stirnband befestigt sind, eingesetzt. Im Gegensatz zum EEG-Neurofeedback (s.o.) sind beim HEG-Neurofeedback keine EEG-Elektroden erforderlich, auch kein Präparieren der Ableitstelle. Weiters spielen Artefakte, wie sie beim EEG-Signal nicht selten vorkommen, kaum eine Rolle.

Das Prinzip: Eine regionale Hirnaktivierung führt zu einem lokalen Sauerstoffverbrauch und nach wenigen Sekunden führt dies zu einer regionalen Zunahme des Blutflusses. Dies wiederum ist verbunden mit einem Anstieg von Oxyhämoglobin (mit Sauerstoff beladener Blutfarbstoff) und einem Abfall von Deoxyhämoglobin (mit Kohlendioxid beladener Blutfarbstoff nach Sauerstoffverbrauch). Mittels bildgebender medizinischer Verfahren, wie zum Beispiel der modernen funktionellen Magnetresonanztomographie (fMRT oder fMRI), lässt sich dies ebenfalls mitdarstellen. Bei der Nahinfrarotspektroskopie (NIRS) oder Hämoenzephalographie (HEG) werden diese Änderungen von Oxyhämoglobin- und Deoxyhämoglobin mittels Licht definierter Wellenlängen aus dem Nahinfrarotspektrum gemessen (siehe auch Lambert-Beersches Gesetz). Hierbei werden also überwiegend sehr oberflächliche, frontale, kortikale Strukturen erfasst.

Ein typisches Anwendungsgebiet sind z.B. Kinder mit ADHD/ ADD. Diese weisen bei kognitiven Aufgaben (z.B. sog. response inhibition) eine geringere Aktivierung des frontalen Kortex auf. HEG-Neurofeedback-Training soll Kindern mit ADHD ihre frontale Aktivierung zu steigern lernen helfen. Letztendlich kann es dadurch zu einer Reduktion der Aufmerksamkeitsstörung kommen. Das HEG-Neurofeedback steht dennoch auch noch relativ am Anfang seiner Entwicklung und es besteht immer noch Forschungsbedarf. Seine Vorteile sind vor allem die einfache Art der Anwendung.

Einsatzbereiche fürs EEG-Neurofeedback und HEG-Feedback sind Störungen der Selbstregulation bzw. Selbstregulationsfähigkeit des Gehirns. Diese sollen durch Neurofeedback verbessert werden. Neuronale Fehlregulationen, d. h. Dysfunktionen von Hirnarealen zeichnen also für die meisten Neurofeedbackindikationen (Einsatzgebiete für Neurofeedback) verantwortlich.

Drei Ursachenklassen werden für neuronale Fehlregulation definiert: Überstimulation, Unterstimulation und Instabilität. Diesen wird ein medizinischer Symptomenkatalog entsprechend zugeordnet – Untererregbarkeit bei ADHD und Depression, Übererregbarkeit z.B bei gerichteten und ungerichteten Angststörungen (Panikattacken und dergleichen) und Instabilität bei Anfallserkrankungen, Migräne, bipolaren Störungen etc.

Neurofeedback soll bei folgenden Indikationen helfen können: ADHD/ADD, „Lernschwäche", Teilleistungsschwächen, Abhängigkeit und Sucht, Sportlerbetreuung, Angststörungen, Schlafstörungen und Autismus. Weiters wird der versuchte Einsatz nach Schädelhirntrauma, nach Schlaganfall, bei chronischen Schmerzsyndromen und beim Fibromyalgie-Syndrom, bei Migräne, bipolaren Erkrankungen (wie Depression) und bei Anfallserkrankungen (früher Epilepsie) beschrieben.

Beim ADHD/ADD wird z. B. von einer Hypoaktivierung (verminderter Aktivität) bestimmter Teile der Hirnrinde ausgegangen. Bei ADHD-Patienten werden therapeutisch deswegen gezielt Aktivierungen in Form von Negativierungen langsamer kortikaler Potenziale hervorgerufen, was letztendlich zur kortikalen Selbstregulation und zu einer anhaltenden (bis 6 Monate) Verbesserung der Aufmerksamkeit, mit Verbesserung von Denkleistungen sowie einer besseren Bewältigung von Alltagssituationen führen kann. Wesentliche Therapieziele des Neurofeedbacks sind eine möglichst vollständige und anhaltende Symptomkontrolle. Allerdings ist in vielen Fällen (z. B. bei Autismus) nur eine vorübergehende Symptomminderung möglich.

Neurofeedback soll Patienten u. a. auch für die schulmedizinische, medikamentöse Standardtherapie „empfänglicher" machen können.

Die Dauer der Neurofeedbackbehandlung ist je nach Indikation und Einsatzgebiet unterschiedlich. Typischerweise werden zwei bis drei Sitzungen pro Woche mit einer Sitzungsdauer von 15–35 Minuten durchgeführt. Eine sofortige Symptomkontrolle kann nur in seltenen Fällen erreicht werden. Meist erfolgt ein Anstieg der Selbstregulationsfähigkeit erst nach 25–50 Sitzungen – bei manchen Indikationen sind sogar bis zu 100–250 Sitzungen (dies z. B. beim Autismus) erforderlich.

Auf dem Gebiet des Neurofeedbacks müssen aus Sicht des Verfassers viele der versprochenen Möglichkeiten und Einsatzgebiete noch viel genauer wissenschaftlich untersucht und weiterentwickelt werden, bevor sie als Standardtherapie angesehen werden könnten. Wirklich gute wissenschaftliche Evidenz liegt hier nur für die ADHD-Behandlung und für den Einsatz bei Sportlern vor. Im Zweifelsfall ist vor dem Einsatz von Neurofeedback bitte immer medizinische Hilfe bzw. ärztlicher Rat in Anspruch zu nehmen! Gerade auf dem Gebiet des Neurofeedback erfolgen allerdings laufend weitere technische und wissenschaftliche Entwicklungen, wodurch für die Zukunft erweiterte und verbesserte medizinische Einsatzmöglichkeiten – natürlich immer auch in einem schulmedizinischen Kontext – zu erwarten sind.

Beispiele aus der Praxis

Stress

Autonome Stressreaktion

Zweck der autonomen Stressreaktion ist die Aufrechterhaltung eines relativ konstanten inneren Milieus im Körper, der sogenannten Homöostase, die für das „Funktionieren" der Körperfunktionen und damit für ein Leben als Gesunder erforderlich ist. Stress bezeichnet Reaktionen des Organismus auf all jene Einflüsse und Stressoren (Stress auslösende Reize), die andernfalls die Homöostase gefährden und aus dem Gleichgewicht bringen würden.

Eine Reaktion auf Belastungen zeigt sich z. B. in einem schnellen und „laut" spürbaren Herzschlag, weiters in einer Verkrampfung der Muskulatur (v.a. der Stirn, des Nacken, des Schultergürtels und der paravertebralen Muskulatur), in einer veränderten Atmung (Erhöhung der Atemfrequenz, d. h. der Anzahl der Atemzüge pro Minute mit begleitender Abflachung der Atmung), Schwitzen an den Händen (Handinnenflächen) und in einer Abkühlung der Hände. Diese sogenannte autonome unspezifische Stressreaktion zeigt sich funktionell und physiologisch in einer Erhöhung der Herzrate, d. h. der Herz- oder Pulsfrequenz, einer Erhöhung des Muskeltonus, einer Zunahme der Atemfrequenz und Atemverflachung, in einer Erhöhung des Hautleitwertes sowie einer Vasokonstriktion der peripheren Gefäße mit konsekutiver Abnahme der peripheren Temperatur.

Die autonome „Stressreaktion" läuft derart ab, dass Stressoren die Stressreaktion auslösen. Der gesunde Organismus schaltet sozusagen vom „Modus Normalzustand" auf den „Modus Ausnahmezustand" und das „Reflex- oder Reptiliengehirn" (entspricht entwicklungsgeschichtlich sehr alten Gehirnteilen) übernimmt sozusagen die Führung. Dieses bewertet die jeweilige Situation als gefährlich (oder ungefährlich) und muss unmittelbar die Entscheidung zwischen Flucht oder Kampf (Cannon'sche Notfallreaktion) treffen. Dieser Mechanismus sicherte u. a. das Überleben unserer Vorfahren (und ist auch bis heute noch in recht vielen Situationen sinnvoll). Laut Hans Selye ist Stress, d. h. genauer gesagt der sog. Eustress „die Würze des Lebens". Chronischer Stress kann allerdings hemmend wirken und letztendlich ausbrennen und antriebslos machen. Langfristige übermäßige (und meist inadäquate) Aktivierung führt bei gleichzeitigem Fehlen von Erholungsphasen zu diesem psychisch und physisch sich sehr negativ auswirkenden Phänomen, dem Disstress. Der dauernde Alarmzustand im Sinne einer andauernden über das Maß erhöhten Widerstandsbereitschaft kann dazu führen, dass die Selbstregulationsfähigkeit des Organismus sinkt und der chronische Disstress letztendlich krankmachend wirken kann.

Ablauf von Stressphasen

Der optimale Ablauf einer Stressphase ist durch schnelle Erholung und Regeneration gekennzeichnet. Weniger optimale Abläufe sind durch fehlende Erholungsphasen und das Fehlen der notwendigen Regeneration charakterisiert, was zu Krankheiten (sog. „Stresskrankheiten"), die alle Organsysteme betreffen können sowie zum sog. Burnout-Syndrom (siehe S. 235ff.) führen kann.

Jene so wichtigen physiologischen Funktionen, die das innere Milieu des Körpers an die externen und internen Belastungen anpassen müssen, werden von vegetativen und neuroendokrinen Systemen kontrolliert und koordiniert, also im Bedarfsfall automatisch angesteuert, und sind also primär nicht dem Willen bzw. Bewusstsein untergeordnet und damit primär auch aktiv nicht kontrollierbar. Stressreaktionen laufen demnach also autonom ab. Stark vereinfacht dargestellt erfolgt im Rahmen der autonomen Stressreaktion die Aktivierung über zwei Arten von Stresshormonen, nämlich einerseits über die sog. Nebennierenmarkhormone (Katecholamine wie Adrenalin, Noradrenalin), die nach 3–4 Minuten eine massive sympatikotone Aktivierung hervorrufen, und andererseits über die Nebennierenrindenhormone (Glukokortikosteroide wie Kortisol, Kortison) mit einer zeitlich verzögerten und länger wirksamen Aktivierung.

Es kommt zu einer Erregung der glatten Muskulatur der Blutgefäße mit Erhöhung der Herzfrequenz (Puls) sowie zu einer Vasokonstriktion peripherer Gefäße, was insgesamt zu einer Erhöhung des Blutdrucks nach sich zieht. Weiters steigt die Atemfrequenz und es kommt zur „Atemverflachung". Die sympathische Erregung der Schweißdrüsen führt zum Schwitzen und dadurch zu einer Erhöhung der Hautleitfähigkeit. Über eine Aktivierung der quergestreiften Muskulatur kommt es zu einer Erhöhung der Muskelspannung in der tonischen und phasischen Muskulatur. Weiters sind eine Hemmung der glatten Muskulatur der Eingeweide und Verdauungsdrüsen, eine Hemmung der Sexualorgane sowie eine eingeschränkte Funktion des Immunsystems Folge dieser Aktivierung.

Mittels Biofeedback können unbewusst ablaufende physiologische Aktivitäten über eine apparativ gestützte Feedbackschleife dem Bewusstsein zugänglich und für den Betreffenden wahrnehmbar und kontrollierbar gemacht werden. Eine Stärkung der Selbstkompetenz ist die Folge. Zunächst erfolgt die Ableitung und Messung sowie die Darstellung vegetativer, primär nicht bewusster und damit nicht kontrollierbarer Körperfunktionen. Die Darstellung eben dieser primär nicht bewussten und damit nicht kontrollierbaren Körperfunktionen durch optische oder akustische Signale ermöglicht deren Bewusstmachung und Wahrnehmung durch den Patienten bzw. Klienten, der dadurch eben diese Körperfunktionen in Richtung eines Therapieziels aktiv beeinflussen kann. Biofeedback ermöglicht somit eine Verbesserung der Fähigkeit der physiologischen Selbstkontrolle und Interozeption. Wichtig ist auch beim Stress das sinnvolle Erlernen und der Aufbau von Fertigkeiten („Stressmanagement"), die dann auch im Alltag vorhanden bleiben. Dies gelingt durch Transfer der primär am Schirm erlernten Fähigkeiten in die Alltagssituation.

Stresstest

Der Ablauf eines Stresstests gliedert sich in:
◆ Adaptation
◆ Baseline, als Phase der Ausgangslage
◆ Entspannungsphase
◆ Stressankündigung
◆ Stressphase
◆ Entspannungsphase
◆ Review

Prinzipiell können dabei natürlich alle Biofeedback-Parameter abgeleitet und dargestellt werden. Ganz besonders interessierende Parameter sind allerdings der Hautleitwert, die Pulsfrequenz, der Muskeltonus, die Durchblutung und periphere Hauttemperatur sowie auch die Herzfrequenzvariabilität (welche sich, wie aus praktisch klinischen Erfahrungen bekannt ist, z.B. zur Beurteilung des Stressniveaus bei Bewusstlosen auf Intensivstationen oder bei sterbenden Patienten in Agonie, die anders nicht mehr kommunizieren können, besonders zur Identifikation von schmerzbedingten Stressphasen zu eignen scheint).

Psychophysiologische Systeme reagieren mit unterschiedlichen Latenzen auf Stressoren und Reize. Zunächst beschleunigt sich hierbei der Puls, es kommt zu einem Anstieg der Herzfrequenz. Später setzt die Bewegung, also motorische Aktivität ein. Dann steigt die elektrodermale Aktivität, d. h. die Hautleitfähigkeit mit einer Latenzzeit von etwa 2 Sekunden. Diese Latenzzeit von ein bis zwei Sekunden zwischen dem Auftreten des auslösenden Stressereignisses und der psychophysiologischen Reaktion (hier Anstieg der EDA) ist z. B. ganz typisch für das Reagieren des elektrodermalen Systems.

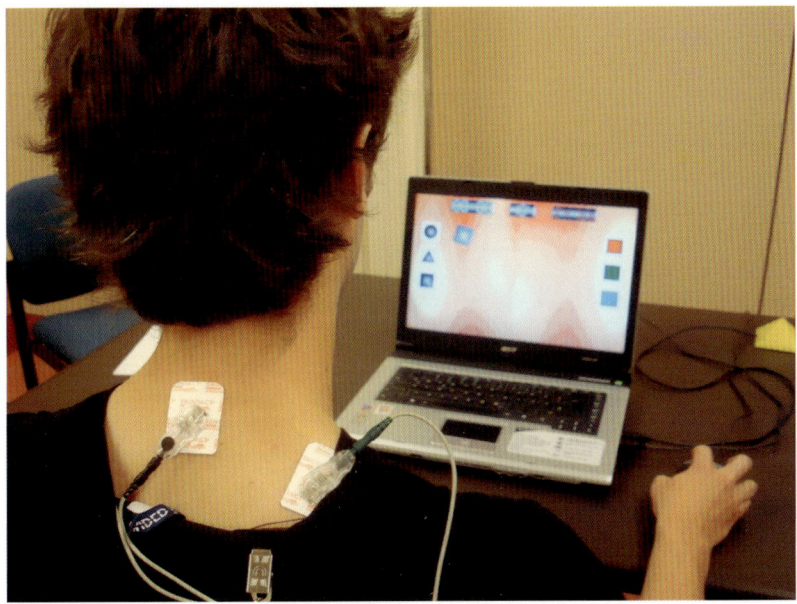

Abbildung 11: Erledigung einer Aufgabe unter „Stress" durch einen gesunden Probanden.

Stressprofil

Stressbelastungen führen zu einer Änderung des Aktivierungsniveaus. Diese stressbedingte sympathische Aktivierung wird auch als sympathikotone Reaktion bezeichnet (siehe Abbildung 11). Die sympathische Erregung der Schweißdrüsen führt zum Schwitzen mit einer konsekutiven Verminderung des Haut(leit)widerstandes respektive Erhöhung der Hautleitfähigkeit. Es kommt weiters zu einer Erregung der glatten Muskulatur der Blutgefäße mit peripherer Vasokonstriktion, also zur Verengung peripherer Gefäße. Dies führt gemeinsam mit der ebenfalls sympathisch bedingten Erhöhung der Herzfrequenz zur Steigerung des Blutdrucks. Weiters kommt es zu einer Erhöhung des Muskeltonus und zu einer Hemmung der glatten Muskulatur der Eingeweide und Verdauungsdrüsen mit Obstipation. Für ein sog. ungünstiges Stressprofil sprechen u. a. ein unruhiger und steigender Baseline-Wert, weiters ein stark steigender Wert in der sog. Ankündigungsphase sowie ein Wertsprung von mehr als 20 % bei Darbietung des Stressors, sprich bei Stressbelastung. Weiters ist eine fehlende Erholung typisch, die durch gleichbleibend hohe oder gar steigende Werte in der Erholungsphase charakterisiert ist (siehe Abbildung 12).

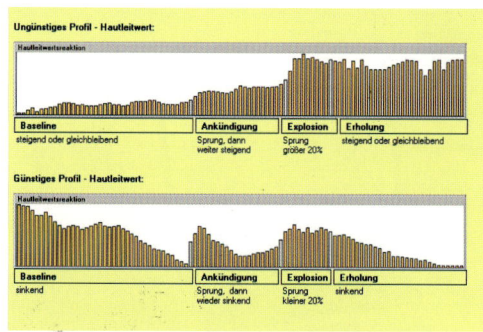

Abbildung 12: Günstiges und ungünstiges Stressprofil am Beispiel des Hautleitwertes

Mentaltraining

Durch Mentaltraining wird versucht, gezielt auf eigene mentale Prozesse Einfluss zu nehmen. Psychische und mentale Änderungen führen zu (psycho)physiologischen Änderungen von Körperfunktionen, welche wiederum als Biofeedbackparameter abgeleitet, analysiert und dargestellt werden können. Durch den Einsatz von Biofeedback können diese Veränderungen also sichtbar und damit wahrnehmbar und bewusst gemacht werden, wobei Biofeedback hierbei sozusagen als „Übersetzungshilfe" eingesetzt werden kann.

Mentale Fähigkeiten gehören zur menschlichen „Grundausstattung" und sind ganz maßgeblich für die Lebensqualität und Leistungsfähigkeit des Menschen.

Die „rechtshirnigen Fähigkeiten" umfassen u. a. das assoziative Denken, das visuelle Denken, die Kreativität, weiters Rhythmus,

Gefühle, Tagträume, Gesamtbilderfassung und andere mehr. Die linke Gehirnhälfte dagegen zeichnet u. a. für das Planen und Organisieren, für die Detailwahrnehmung, die Zeitempfindung, die Konzentration, das Gedächtnis sowie für das sogenannte rationale oder „Wenn–dann-Denken" verantwortlich.

Mentaltraining findet, vereinfacht dargestellt, auf drei Ebenen statt. Man spricht hier vom kognitiven, emotionalen und strukturell-energetischen Bereich.

Der **kognitive Bereich,** das rationale Denken umfasst z. B. Planungen, Entscheidungen, Konzentration, Gedächtnis, Wortschatz etc.

Der **emotionale Bereich,** d. h. Gefühle und Affekte steht z. B. für Motivation, Wünsche, Ziele, persönliche Sichtweisen und Einstellungen, Selbstbewusstsein etc.

Der **strukturell-energetische Bereich,** das sog. „Körperliche", beinhaltet z. B. Bewegungslust, Körperkontakt, Umgang mit Stress, Entspannung etc.

Wissenschaftliche Erkenntnisse aus der Psychiatrie und Neurologie, der Psychologie und der Psychotherapieforschung sowie der Psychoneuroimmunologie stellen die Basis des Mentaltrainings dar.

Wesentlich ist die Suggestibilität, d. h. also die Beeinflussbarkeit des Menschen, welche über alle Sinne stattfinden kann.

Das Gehirn sowie der ganze restliche Körper, unter anderem vor allem auch die Muskulatur, reagieren auch auf das sog. „Kino im Kopf". Es kommt zum Auslösen von ideodynamischen Prozessen. Man spricht hier auch vom **Carpenter-Effekt** (körperliche und emotionale, gefühlsmäßige Reaktionen).

Imagination: nach Meichenbaum beruht die Wirksamkeit imaginativer Verfahren auf drei Faktoren. Erstens erwirbt der Patient die Fähigkeit, Kontrolle (Inhalte, Dauer und Häufigkeit) über die eigenen Imaginationen zu erlangen. Zweitens verändert sich sein sog. „innerer Dialog" und drittens übt er mental neue Verhaltensweisen, die zur Entwicklung von Bewältigungsstrategien beitragen können.

Im Stressmanagement sind ganz wichtige **Mentaltraining-Themen** unter anderem die Vermittlung realistischer Ziele und Werte als Grundvoraussetzung für Entscheidungen und das so wichtige Setzen von Prioritäten sowie der Umgang mit Zeit, wobei u. a. die Zeit-Planung und die Organisation und das Zeitmanagement erlernt und im Alltag optimal umgesetzt werden sollen. Weiters soll das Körperbewusstsein mit Verbesserung der Interozeption, und der Ermöglichung und Erleichterung von Körperkontakt sowie die Wichtigkeit einer Pauseneinhaltung und des weiteren von Bewegungsabläufen, Ergonomie und Haltung etc. vermittelt werden. Wichtig sind auch die Ich-Stärkung mit Ressourcen-Aktivierung, Zentrierung, und die Bestärkung der Selbstwirksamkeitserwartung. Das Halten einer Balance zwischen Aktivierung und Regenerieren, d.h. Pausen und Erholung (siehe Kapitel „Burnout", S. 235ff.) ist ebenfalls ein essenzielles und besonders zeitgemäßes Thema. Das so genannte „Sorgenmanagement" – Stress verschärfende Gedanken sollen identifiziert und Kraft raubende Denkschleifen müssen durchbrochen werden – muss unbedingt vermittelt werden. Es wird letztendlich gelernt, mit belastenden Themen und Sorgen abschließen zu können.

Entspannung

Entspannung ist ein Zustand, der den ganzen Menschen betrifft. Entspannung bewirkt Stressreduktion und ein sinnvolles Abschalten vom Alltag. Es kommt zu einer Lockerung verspannter, d.h. hypertoner Muskulatur, zur Verbesserung der Konzentrations- und auch der Leistungsfähigkeit, zu einer Förderung von Ruhe und Gelassenheit. Dies alles bedingt eine Verbesserung des physischen und psychischen Wohlbefindens.

Interessant ist, dass man nicht gleichzeitig seelisch angespannt und körperlich entspannt sein kann (auch umgekehrt nicht). Das Erleben von Stress ist daher stets z.B. mit einer Anspannung von Muskulatur (Erhöhung des Muskeltonus z.B. der Stirn- und Nackenmuskulatur) verbunden.

Wird Stress zum beinahe ständigen Begleiter, kann es in der Folge zu chronischen Muskelverspannungen kommen, die zu unterschiedlichen Beschwerden z.B einem Zervikalsyndrom oder Spannungskopfschmerzen oder Problemen mit der Kiefergelenksmuskulatur führen können.

Durch entsprechende Entspannungstechniken kann die Muskelspannung beeinflusst werden. Dabei wird dann neben einer körperlichen Entspannung auch eine psychische Ausgeglichenheit bewirkt (und umgekehrt).

Beim zusätzlichen Einsatz von Biofeedback gelten auch hier wieder die üblichen Schritte:

◆ Messen
◆ Bewusstmachung, Wahrnehmung und Erkennen
◆ Verstehen
◆ Neu-Lernen
◆ Umlernen
◆ Üben
◆ Trainieren
◆ Können
◆ Transfer
◆ Umsetzen in den ADLs (Verrichtungen des täglichen Lebens)

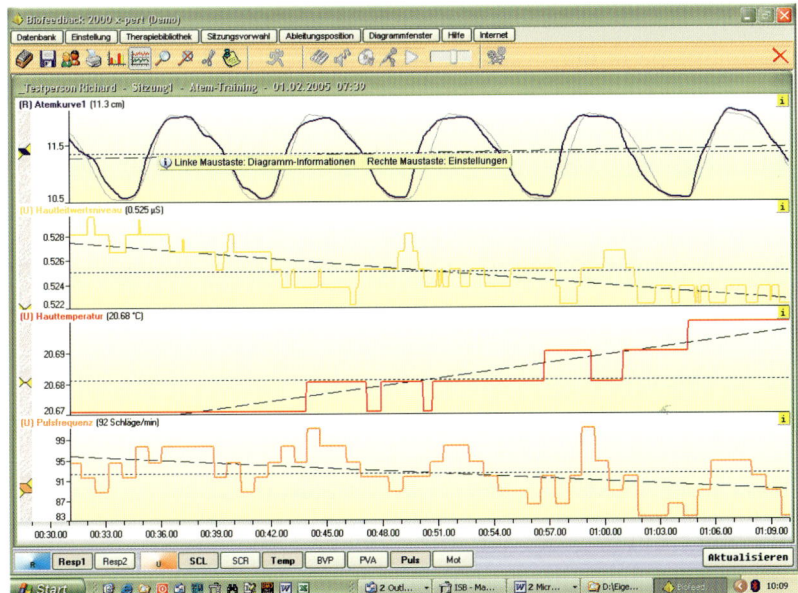

Abbildung 13: Am Display ist das (Bio-)Feedback einer Sitzung „Atemtraining" in der Übersicht (Review) dargestellt. Die physiologischen Funktionen (Atmung, Schwitzen der Hände, Gefäßweite bzw. –enge/ periphere Temperatur, und Herzfrequenz sind als Parameter „Atemkurve", „Hautleitwert(-niveau)", „Handtemperatur" und „Pulsfrequenz" dargestellt. Zu sehen ist eine Entspannungsphase mit Sinken der Herzfrequenz und des Hautleitwertes (weniger Schweißsekretion) und einem Anstieg der Handtemperatur (Weiterstellung der Gefäße).

Typische Entspannungstechniken

◆ Progressive Muskelrelaxation (PMR) nach Jacobson
◆ Entspannung durch Konzentration oder auch „Konzentrative Entspannung"
◆ Autogenes Training
◆ Fantasiereisen
◆ Entspannung mit Musik
◆ Asiatische Entspannungstechniken (z. B. Qi Gong, Tai Chi, Yoga)

Bei der **Progressiven Muskelrelaxation nach Jacobson** macht man sich zunutze, dass die Muskulatur nach jeder besonders starken Anspannung die Eigentendenz zur Entspannung aufweist, wodurch therapeutisch eine gezielte Entspannung der Skelettmuskulatur erreicht werden kann. Durch bewusstes und systematisches Anspannen (bis zu 10-x Sekunden) und anschließende gezielte, geführte Entspannung einzelner Muskelgruppen (wie z. B. der Arme, Beine, Nackenmuskulatur) und gleichzeitige Konzentration auf die dabei auftretenden Gefühle der Spannung und Entspannung (diese länger) können Muskelverspannungen im Körper aktiv beseitigt werden. Gleichzeitig kann ein Gefühl tiefer Entspannung, das den ganzen Organismus ergreift, als Ziel der Übung erreicht werden.

Das **Autogene Training nach Schultz** ist ebenfalls eine Methode sich zu entspannen und zu erholen. Man spricht auch von sog. konzentrativer Selbstentspannung. Es erfolgt eine Eigensuggestion mittels spezieller sprachlicher Formeln – ein systematisches Üben eines Gefühls der Schwere und Wärme und der tiefen Ruhigstellung, wodurch letztlich eine Entspannung und Erholung des gesamten Organismus erreicht werden kann. Das Autogene Training nach Schultz kann breit angeboten erlernt werden, setzt allerdings einen größeren Aufwand und zeitintensiveres Üben voraus als z. B. die beschriebene Progressive Muskelrelaxation.

Bei der sog. **Reise durch den Körper** wird ein Gefühl der muskulären Entspannung durch bewusstes, konzentratives Hinwenden auf einzelne Bereiche des Körpers – eben im Sinne einer Reise durch den Körper – erzeugt. Ziel ist es hier die ganze Aufmerksamkeit auf Lage, Gewicht und Spannungszustand einzelner Körperbereiche wie z. B. auf die Muskulatur oder die Wirbelsäule zu richten und durch diese intensive Konzentration auf die einzelnen Körperregionen in diesen Bereichen die Durchblutung zu fördern und muskuläre Verspannungen abzubauen.

Sog. **Fantasiereisen** sind Geschichten zum Entspannen, wobei Entspannung hier durch das konzentrierte Zuhören bei mit langsamer und ruhiger Stimme vorgelesenen (Fantasie-)geschichten und Märchen erreicht werden kann. Die typischerweise besonders poetische Sprache dieser Fantasie- und Märchenreisen fördert gleichsam die bildhafte Vorstellung des Gehörten und kann so angenehme Erinnerungen hervorrufen, wodurch dann ein Entspannungs- und Erholungszustand erreicht werden kann, dessen Wirkung auch über die Fantasiereise also die Vorlesezeit hinaus anhalten kann.

Bei all diesen hier nur ganz kurz skizzierten (es besteht kein Anspruch auf Vollständigkeit) Entspannungstechniken ist zu beachten, dass sie in einem ungestörten, eventuell auch abgedunkelten, wohltemperierten Raum durchgeführt werden und stattfinden sollen. Wichtig ist es, den geeigneten Zeitpunkt dafür zu bestimmen und für eine bequeme Kleidung wie z. B. nicht einengende Kleidungsstücke, zu sorgen. Weiters ist eine möglichst angenehme und entspannte Körperposition einzunehmen.

Ganz wichtig ist auch das Wissen, dass am Ende jeder Entspannungssitzung unbedingt ein Aktivieren des Organismus in Form von „Rekel"- und Streckübungen, eventuell auch von Lockerungsübungen durchzuführen ist, was dann als **aktives Zurücknehmen** bezeichnet wird.

Beim Biofeedback gestützten Mentaltraining können mentale Vorgänge und deren physiologische Korrelate apparativ unterstützt und einfach nachvollziehbar sichtbar und damit für den Betroffenen wahrnehmbar gemacht werden. Nach Abklärung der klinisch-diagnostischen Problemstellung und Zieldefinition in einer gezielten Anamnese wird dann das individuelle Reaktionsprofil erhoben. Es folgt darauf die Erarbeitung eines individuell angepassten Übungs- und Trainingsplans, der auf Basis der erhobenen Anamnese und des Reaktionsprofils zu erstellen ist.

In der ersten, der so genannten Diagnosesitzung, erfolgt – wie schon kurz beschrieben – die Anamnese mit ehrlicher Ressourcen- und realistischer Zielformulierung. Dann folgt die notwendige Information über die apparative Methode des Biofeedbacks sowie das erforderliche Anlegen der Sensoren etc. Hierauf erfolgt eine kurze Demonstration der Methode (hierfür besonders gut geeignet sind der Hautleitwert/EDA und der Muskeltonus) sowie die Aufklärung über den Profilverlauf. In der Diagnosesitzung wird weiters über die einzelnen Phasen angeleitet. Neben der notwendigen Beobachtung und Aufzeichnung des Verhaltens erfolgt die Phasenkennzeichnung durch das Setzen der Marker. Die Reflexion der Sitzung in einem Review und die anschließende Interpretation (diese dann schon ohne Patient oder Klient) schließen die Sitzung ab.

Ein beispielhaftes Reaktionsprofil beginnt mit einer Baseline (ca. 3 Minuten), gefolgt von einer kognitiven Belastung (ca. 1 Minute), worauf dann eine Entspannungsphase folgt (ca. 2 Minuten). Hierauf soll dann eine emotional besetzte Erinnerung imaginiert werden (ca. 1 Minute), worauf wiederum eine Entspannungsphase (ca. 2 Minuten) folgt. Auf diese Phase soll dann eine emotional besetzte Erinnerung verbalisiert werden (ca. 1 Minute), wonach das gesamte Reaktionsprofil mit einer Endbaseline (ca. 3 Minuten) abgeschlossen wird. Bei der Interpretation des Reaktionsprofils spielen das Herausarbeiten der Zusammenhänge zwischen verschiedenen Formen der Belastung und Körperreaktionen eine ganz wichtige Rolle (Psychophysiologie!).

Biofeedback erleichtert hier die Diagnostik von Erregungs- und Entspannungsreaktionen sowie die Identifizierung besonders belasteter Systeme. Weiters wird ein Vergleich zwischen einer objektiven und der subjektiven Bewertung ermöglicht. Diagnostisch und therapeutisch interessant ist vor allem die Ausprägung der einzelnen Stressoren (kognitiv, imaginativ, verbalisiert).

Weitere interessierende Fragestellungen betreffen die Baseline-Werte aller Parameter, wobei hier u. a. der Vergleich zwischen dem Anfang und dem Ende wichtig ist. Die Stärke der Stressreaktion, d. h. deren Niveau und Ausprägung sowie der Vergleich typischer kognitiver (Hautleitwert), kardiovaskulärer (Pulsfrequenz, Pulsamplitude, Temperatur), respiratorischer (Atemfrequenz, Atemamplitude, Atemmuster) und muskulärer Parameter (Muskeltonus) sind ebenfalls für die Diagnose und Therapieplanung relevant. Die Korrelation zwischen dem subjektivem Stressempfinden einerseits und den abgeleiteten und dargestellten, objektiven physiologischen Daten andererseits ist übrigens wegweisend (und nicht selten auch ein überraschendes Aha-Erlebnis für die Patienten).

Chronischer Stress

Permanente Stressoren, nur mangelhafte bzw. überhaupt keine Pausen und Erholung dazwischen, d. h. insuffiziente Regeneration, resultiert in permanenter sympathikotoner Aktivierung.

Das Reaktionsmuster auf Stressoren ist heute meist ohne unmittelbaren Anpassungswert – und es besteht, wenn man so will, kein motorisches Lösungspotenzial (sog. „Abreagieren") für psychosoziale Konflikte. Somit können mobilisierte Energien dann auch nicht motorisch „abgebaut" werden, womit das Energie- und Erregungspotenzial auf hohem Level bestehen bleibt. Letztendlich erhält das Gehirn so auch auf Dauer keine „Entwarnungsimpulse". Der Stress wird also zum Dauerzustand und somit zum chronischen psychisch und physisch krankmachenden Disstress. Auf körperlicher Ebene kann chronischer Stress Krankheit als sog. „Stresskrankheiten" zur Folge haben. Es können hier z. B. chronische Müdigkeit, Kopfschmerzen, Schlafstörungen, schmerzhafte Muskelverspannungen sowie Herz-Kreislaufbeschwerden, gastrointestinale Beschwerden und eine geschwächte Immunabwehr resultieren.

Auf kognitiver Ebene hat chronischer Stress Konsequenzen wie z. B. Denk- und Lernblockaden, eine Einschränkung der Konzentrationsfähigkeit, den Verlust von Entscheidungskompetenzen bis zur Hilflosigkeit. Weiters sind ein negativer „Innerer Dialog" und Versagensängste etc. möglich. Konsequenzen daraus sind u. a. natürlich entsprechend negative Auswirkungen auf der Verhaltensebene.

Normale oder optimale Stressphase

Diese ist durch eine rasche Erholung und suffiziente Regeneration nach dem Stress charakterisiert und gliedert sich in (normale) Anspannung – Vorphase – Alarmphase – Handlungsphase und schließlich Erholungsphase.

Sympathikotoniker repräsentieren den „Kampf-Flucht-Typ" und zeichnen sich durch innere Unruhe mit einem permanenten „Auf-dem-Sprung-Sein" sowie besonders leichte Gereiztheit bis zu Aggressivität sowie durch teils hektische Bewegungen und überschnelle Kampf- und Leistungsbereitschaft mit ständiger Überaktivität ohne Entspannung oder Erholung aus. Der Sympathotoniker neigt also unter Stress zu sympathischer Überaktivierung mit Anstieg des Hautleitwerts (mit Spontanfluktuationen) sowie einem Anstieg der Herz- respektive Pulsfrequenz, die von einem Anstieg der Muskelspannung und vermehrter Atemtätigkeit flankiert werden, aus. Die Stressphase des Sympathotonikers ist charakterisiert durch das Fehlen der Vorphase und durch eine hohe und lange Alarmphase. Die Erholungsphase ist dabei vermindert bzw. durch neue Stressoren überhaupt verhindert. Der charakteristische Kurvenverlauf ist besonders aus dem elektrodermalen System (Hautleitwert, siehe auch Abbildung 9) erkennbar.

Der **Vagotoniker** („Schreck-Typ") wirkt aufs erste betont ruhig und beherrscht. Er hegt den Wunsch nach Dämpfung. Häufig besteht ein Gefühl der Hilflosigkeit, es entwickelt sich keine aktive Auseinandersetzung mit dem Stressor, bis zur Handlungsunfähigkeit („Lähmung"), welche einerseits als Folge von Schreckbereitschaft bzw. Schockreaktion bzw. andererseits aus Erschöpfung nach übermäßiger Anspannung resultieren kann. Der Vagotoniker neigt also unter Stress zur parasympathischen Überaktivierung mit einem konsekutiven Abfall der Pulsfrequenz und Blutdruckabfall. Ein Nachlassen der Muskelspannung – „ich bekomme weiche Knie" – die Abnahme der Atemtätigkeit hinsichtlich Frequenz und Tiefe sowie weitere Symptome wie Schwindel, Benommenheit und Ohnmachtsneigung sind typische physiologische Auffälligkeiten. Die Stressphase des Vagotonikers ist charakterisiert durch eine übersteigerte Vorphase und durch eine verzögerte oder ausbleibende Alarmphase. Der charakteristische Kurvenverlauf ist wiederum besonders gut und einfach aus dem elektrodermalen System erkennbar.

Therapieplanung beim Biofeedback-gestützten Mentaltraining

Im Rahmen der Erhebung der Anamnese und der Erstellung des Reaktionsprofils erfolgt die genaue Abklärung der klinisch-diagnostischen Problemstellung und darauf ausgerichtet eine klare individuelle Zieldefinition. Die Erarbeitung des individuellen Trainingsplans geschieht also auf Basis der Anamnese und des Reaktionsprofils.

Das Biofeedback gestützte Mentaltraining beinhaltet zunächst die Vermittlung und das Erlernen der jeweiligen Technik (aus dem Bereich des Mentaltrainings zum Beispiel die Progressive Muskelrelaxation nach Jacobson, weiters die Technik der Methode des Biofeedbacks) im Trainingssetting. Dann erfolgt das regelmäßige Üben der Techniken anhand von gestellten Hausaufgaben. Es erfolgen vermehrte Voluntary-Control-Sitzungen und der Transfer, d. h. der Alltagstransfer der erlernten Techniken, damit sie auch genau dort, wo sie letztlich gebraucht werden, zum Einsatz kommen können.

Beim Sympathikotoniker liegt hier der Schwerpunkt auf Entspannung. Eingesetzt werden gezieltes Atemtraining, Muskelentspannung (Progressive Muskelrelaxation), die Arbeit über das elektrodermale System (Hautleitwert), das sog. RSA (Respiratorische Sinusarrythmie)-Training, Imaginationen, etc. Ziel ist es, einen Zustand der Ruhe und Gelassenheit zu erreichen – einfach „runter zu kommen", d. h. Abstand zu gewinnen.

Beim Vagotoniker hingegen ist Entspannung kontraindiziert. Hier kann vielmehr eine Aktivierung über den Parameter „Muskeltonus", z. B. das sog. EMG-Diskriminationstraining, Muskelaufbau (-training) oder Stretch- und Dehnungsübungen für die tonische Muskulatur sehr sinnvoll sein. Imaginationen von Kraft, Licht und dergleichen können hier hilfreich sein.

Imagination und Imaginationstraining

Metaphern und Symbole dienen als Überträger von Fähigkeiten und Stimmungen und können effektiv zur Ressourcenaktivierung eingesetzt werden. Es geht hier – durch Kontakt mit „inneren Quellen" – um ein bewusstes Herbeiführen von Reaktionen. Nach dem Modell der „emotionalen Zentralressourcen" werden vor allem auch Ruhe, Kraft, Licht imaginiert. Man unterscheidet „geführte" oder „passive" von sog. „dialogischen" Imaginationen. Beim Imaginationstraining wird die Bildersprache in unterschiedlichen Formen eingesetzt. Man unterscheidet hier eine rezeptive und aktive Bildersprache, eine konkrete und symbolische Bildersprache, eine prozessorientierte Bildersprache, eine am Endzustand orientierte Bildersprache sowie eine allgemein „heilende" Bildersprache.

Imaginiert werden z. B. Licht (weißes oder farbiges), Tiere, die „innere Stimme" und Ähnliches.

Der Ablauf des Imaginationstrainings beginnt mit der klaren Bestimmung des Zwecks und Festlegung eines Rahmens. Nach der dann folgenden Induktion – kommt dann der Imaginationsteil (Ansprechen und Einbeziehung aller Sinne – VAKOG, d. h. visueller, audiologischer, kinästhetischer, olfaktorischer und gustatorischer Bereich), dann die sog. Eduktion und schließlich wie bei allen Methoden wieder das „aktive Zurücknehmen".

Die erste Trainingssitzung beginnt mit allgemeinen Erklärungen zur Methode des Biofeedbacks und zu den Zielen, die – hier in Kombination mit Mentaltraining – erreicht werden sollen. Dann werden die Sensoren angelegt und eine Baseline erhoben (zunächst meist nur 1 Parameter, z.B. der Hautleitwert/EDA) für die Dauer von zumindest 3 Minuten. Dann erfolgt die Erklärung des Modells anhand der erhobenen Messwerte. Mittels praktischem Versuch, also „trial and error" soll nun das Erkennen des Zusammenhanges zwischen dem Verhalten und den resultierenden physiologischen und abgeleiteten Messwert-Veränderungen gut nachvollziehbar ermöglicht werden. Weiters ist hier auch die Demonstration des Vergleichs von Belastungs-Imaginationen mit Ressourcen-Imaginationen besonders wichtig. Die Besprechung und Vermittlung der Wirkungen unterschiedlicher – positiver wie negativer – Gedanken auf psychophysiologische Messwerte (letztlich also auf den Körper) kann apparativ unterstützt und erleichtert werden. Am Schluss dieser ersten Sitzung erfolgt dann wiederum die Erhebung der sog. Endbaseline und im Anschluss wird ein „Review" über die gesamte Sitzung und alle Messwerte und Reaktionen gegeben. Wesentlich sind hier die Besprechung des Reaktionsprofils und die Formulierung des Therapieziels.

Die nächste, also die zweite Trainingssitzung beginnt mit einer Nachbesprechung der ersten Sitzung. Hier ist auch die Klärung offener oder neu aufgetauchter Fragen besonders wichtig. Dann werden wiederum Sensoren angelegt und die Baseline erhoben (rund 3 Minuten). Danach wird ein bewusstes Verändern der Messwerte mit Hilfe des Einsatzes von Metaphern und Symbolen versucht. Hierauf folgen eine Pause und eine Zwischenbesprechung, die dann von einer Phase gefolgt wird, in der das bewusste Verändern der Messwerte in die gewünschte Richtung versucht und geübt wird. Es erfolgt die sog. Ressourcen-Imagination.

Nach der Erhebung der Endbaseline werden im Anschluss wiederum in einem Review die gesamte Sitzung, die Messwerte sowie die Reaktionen reflektiert – es erfolgen also eine Besprechung und eine Reflexion des Reaktionsprofils und das Mitgeben von sog. „Hausübungen" im Sinne des Therapieziels.

Die dritte Trainingssitzung beginnt mit einer Nachbesprechung der zweiten Sitzung und der Hausübungen. Auch hier ist die Klärung neu aufgetretener Fragen wichtig. Es werden Rituale für die Rollentrennung (z. B. hinsichtlich Beruf und Freizeit) vermittelt und besprochen. Dann erfolgen wiederum das Anlegen der Sensoren und die Erhebung der Baseline (3 Minuten). Dann erfolgt ein bewusstes Verändern der Messwerte in die gewünschte Richtung. Hierauf erfolgen Übungen zur Entspannungs-Imagination und schließlich wiederum die Erhebung der Endbaseline sowie ein Review, eine Reflexion und das Mitgeben von Hausübungen. Auch die vierte Trainingssitzung beginnt mit einer Nachbesprechung der dritten Sitzung und der Hausübungen. Auch hier ist wieder die Klärung neu aufgetretener Fragen wichtig. Diesmal erfolgen wiederum das Anlegen der Sensoren und die Erhebung der Baseline. Dann steht eine Visualisierung der aktuellen Problemsituation unter Biofeedback-Bedingungen am Programm. In weiterer Folge wird ein sog. „Wunschfilm" kreiert. Auf die schriftliche Sammlung von Ideen – ohne Biofeedback-Bedingungen – erfolgt dann die Imagination (VAKOG) unter Biofeedback-Bedingungen. Hierauf erfolgt ein kurzes Review und eine Besprechung der Veränderungen und Reaktionen, danach wiederum der Versuch eines bewussten Veränderns der Messwerte in die gewünschte Richtung. Am Schluss stehen wie immer die Erhebung der Endbaseline und das Review sowie die Reflexion und die weiteren (neuen) Hausübungen.

In den folgenden beiden Trainingssitzungen wird wieder mit der Nachbesprechung der jeweils letzten Sitzung und der Hausübungen begonnen und mit der Klärung aufgetretener Fragen fortgesetzt, worauf das Anlegen der Sensoren und die Erhebung der Baseline am Programm stehen.

Dann erfolgt ein bewusstes Verändern der Messwerte in die gewünschte Richtung mit Feedback abwechselnd mit kürzeren Phasen unter sog. „Voluntary-Control-Bedingungen". Es folgen „Imaginationsreisen" einerseits zur Ressourcen-Aktivierung und andererseits zum speziellen individuellen Problembereich. Nach der Erhebung der Endbaseline werden auch hier in einem Review die gesamte Sitzung, die Messwerte sowie die Reaktionen reflektiert und Hausübungen im Sinne des Therapieziels mitgegeben.

Die siebente Trainingssitzung beginnt ebenfalls mit einer Nachbesprechung der Hausübungen. Auch hier werden wiederum die neu aufgetretenen Fragen geklärt, dann werden die Sensoren angelegt und die Baseline erhoben. Danach erfolgt ein bewusstes

Verändern der Messwerte in die gewünschte Richtung mit Feedback abwechselnd mit langen Phasen unter „Voluntary-Control-Bedingungen".

Jetzt werden zunehmend Stressoren in die Biofeedback-Sitzung einplant und eingebracht. Dann wird auch die Imagination des Wunschfilms wiederholt. Schließlich gibt es wieder ein Review, eine Reflexion und eine weitere Hausübung.

Die letzte Trainingssitzung beginnt mit einer Besprechung der Hausübungen und der Beantwortung letzter Fragen sowie dem Anlegen der Sensoren, wonach wiederum die Baseline erhoben wird. Es erfolgt hier ein wiederholtes Erheben eines Reaktions-profils und dann die Besprechung und der Vergleich mit dem Diagnostik-Profil. Weiters wird ein Rückblick auf die erlernten mentalen Techniken gegeben. Zum Ende erfolgen Endbaseline, Review, Reflexion und Hausübungen im Sinne des Therapieziels. Schließlich ist eine Vereinbarung für eventuelle „Auffrischungssitzungen" (z. B. nach zwei bis drei Monaten) zu treffen.

Wichtige Hintergrundinformationen für die Biofeedbacksitzung

Die Einstellung der Skalierung soll die Reaktionen natürlich für den Patienten so erkennbar machen (d. h. visuell und/oder akustisch), dass er vom Feedback auch optimal im Sinne des Therapieziels profitieren kann. Dabei ist eine Verstärkung bei positiver Veränderung der Messwerte anzustreben, was bedeutet, dass eine feinere Skalierung bei Veränderungen in die gewünschte Richtung und umgekehrt eine viel gröbere Skalierung bei Veränderungen in die unerwünschte Richtung zu wählen ist, was im Fachjargon auch als **„Sensibilisierung der Messwerte"** bezeichnet wird. Durch gezieltes Nachfragen soll weiters das Bewusstsein für die Zusammenhänge von Geist und Körper geschärft werden. Wichtig ist ferner das Einplanen von Pausen, d. h. abwechselnd werden Entspannungs- und Übungsphasen durchgeführt. Imaginationsanleitungen können mit zunehmender Übung dann auch reduziert werden.

Die wesentlichen Wirkprinzipien des Biofeedbacks sind (nach dem Motto Erkennen – Verstehen – Ändern) auch hier:

◆ Bewusstmachung und (Selbst-)Wahrnehmung
◆ Neulernen und Umlernen
◆ Selbstwirksamkeitsüberzeugung
◆ Üben und/oder Trainieren

◆ Transfer in den Alltag und Umsetzung in den täglichen Verrichtungen (ADLs)

Die erlernten mentalen Techniken und Biofeedbackübungen aus den Sitzungen müssen letztlich in den Alltag transferiert werden. Beispiele sind die sog. „Highlight-Technik" zur Fokuslenkung (z. B. „Wo bin ich heute zur Ruhe gekommen?", „Was hat mir heute am meisten Energie gespendet?"), weiters bestimmte Metaphern, das Schulen der Sinne zur Fokuslenkung sowie das Sammeln und die Bewusstmachung von (eigenen) Stärken.

Relevant ist das beschriebene Stressmanagement und Mentaltraining u. a. auch für die Themengebiete „Kinder und Jugendliche", „Sport", „Arbeit und Beruf", „Burnout" etc. (siehe S. 82ff.).

Angststörungen

Biofeedback stellt in der Angsttherapie natürlich ebenfalls nur einen additiven, d. h. ergänzenden Aspekt zur schulmedizinischen Behandlung dar. Es kann aber gerade hier medizinisch durchaus sinnvoll (im Rahmen der psychiatrischen Angsttherapie) in Kombination mit psychotherapeutischen und psychologischen Verfahren angeboten werden.

Panikattacken z. B. sind ganz plötzliche und intensive Angstanfälle, ohne dass dafür ein akuter Kausalbezug hergestellt werden kann. Panikattacken binden sich häufig an bestimmte Situationen oder Objekte, in denen oder in deren Präsenz die jeweilige Panikattacke stattgefunden hat. Einer Panikattacke folgt daher meist die ständige quälende Furcht vor einem erneuten Panikanfall, was wiederum ein erneutes Auftreten der Panikattacken begünstigen kann.

Typischerweise werden drei charakteristische Typen von Panikattacken geschildert, nämlich erstens die unerwartete (nicht ausgelöste) Panikattacke, die auch aus dem Schlaf heraus auftreten kann.

Weiters die Panikstörung mit situationsgebundener (also ausgelöster) Panikattacke, z. B. auf großen Plätzen, beim Anblick einer Spinne oder Schlange, die typisch für Phobien, auch die soziale Phobie, ist.

Und schließlich die situationsbegünstigte Panikattacke, die z.B beim Autofahren auftreten kann, wobei die Betonung auf dem

„KANN" liegt, da diese Attacken einmal auftreten und dann wieder nicht. Sie sind bei Panikstörungen häufig, aber auch bei spezifischen oder sozialen Phobien.

Eine Panikattacke, z. B. im Rahmen einer Panikstörung mit Agoraphobie („Platzangst") ist eine klar abgrenzbare Episode intensiver Angst und Unbehagens, die in diesem Fall in der Öffentlichkeit bzw. im Rahmen von größeren Menschenansammlungen (Marktplatz, voller Autobus etc.) anfallsartig auftreten kann, und bei der mindestens vier der nachfolgend genannten Symptome abrupt auftreten und innerhalb von wenigen Minuten einen Höhepunkt erreichen:

◆ Schwitzen, Hitzewallungen oder Kälteschauer
◆ Zittern oder Beben
◆ Schwindel, Unsicherheit, Benommenheit oder der Ohnmacht nahe sein
◆ Parästhesien, d. h. Taubheit oder Kribbelgefühle z. B. im Bereich der Mundregion, manchmal auch Hyperventilation mit Pfötchenstellung der Hände
◆ Schmerzen oder Beklemmungsgefühle in der Brust, Herzstolpern, Herzklopfen oder beschleunigter Herzschlag
◆ Gefühl der Kurzatmigkeit oder Atemnot bis zu Erstickungsgefühlen
◆ Übelkeit oder Magen-Darm-Beschwerden
◆ Derealisationsgefühl, d. h. ein Gefühl der Unwirklichkeit oder Depersonalisationsgefühl, d. h. sich von sich selbst losgelöst fühlen
◆ Angst, die Kontrolle zu verlieren oder verrückt zu werden
◆ bis zur Angst zu sterben.

Panikattacken im Rahmen von Panikstörungen sind also Episoden ganz besonders starker Angst, die anfallsartig und ohne ersichtlichen Grund (und manchmal kombiniert mit Platzangst, also z. B. Angst vor Menschenansammlungen oder beim Gehen über öffentliche Plätze) auftreten und in deren Folge es nicht selten zu ganz erheblichen Einschränkungen in beruflichen, familiären und sozialen Bereichen kommen kann.

Biofeedbackverfahren werden in der Angsttherapie, wie schon erwähnt, sinnvollerweise in Kombination angeboten und können lediglich einen ergänzenden Aspekt in der Angsttherapie darstellen, dessen muss man sich sowohl als Patient als auch als Therapeut gewahr sein.

Die psychiatrisch fachärztliche Expertise sollte (nach Überweisung z. B. durch den Hausarzt, Kardiologen, Notfallmediziner) in der Behandlung einer Panikstörung medizinisch sinnvollerweise an erster Stelle stehen. Unterstützung sollte durch psychotherapeutische Interventionen und psychologische Verfahren sowie z. b. durch eine Darlegung, dass die subjektiv als unangenehm wahrgenommenen Symptome ganz normale physiologische Reaktionen sind, unterstützt werden. Dies gelingt z. b. im Rahmen eines durch Biofeedback apparativ unterstützten Hyperventilationsversuchs.

Biofeedback kann also im Rahmen der Therapie dieser Störungen die Bewusstmachung und Neuinterpretation der subjektiv wahrgenommenen somatischen Symptome sowie die Auflösung des Teufelskreises zwischen Angst und Körperreaktionen und wiederum Angst besonders gut ermöglichen helfen. Dies z. B. im Rahmen einer Expositionsbehandlung. Ganz wesentlich sind hier die Verhinderung von Vermeidungsverhalten bzw. der Habituation im Sinne einer Gewöhnung an Angst auslösende Reize.

Bei objektgebundener Angst wie z. B. bei der Arachnophobie („Spinnenangst"), Höhenangst oder Flugangst sollte ebenfalls die psychiatrisch fachärztliche Expertise mit Diagnose und Therapieplanung die Basis darstellen. Psychotherapeutische Interventionen und der Einsatz psychologischer Verfahren inklusive Biofeedback z. B. im Rahmen des Konfrontationstrainings und einer Expositionsbehandlung scheinen hier besonders effektiv zu sein (siehe auch Kapitel „Flugangst als Karrierebremse").

Bei „Sozialer Phobie" kann der Einsatz von Biofeedback ebenfalls die Neuinterpretation der somatischen Symptome ermöglichen helfen und ebenfalls zur Auflösung des Teufelskreises zwischen Angst und Körperreaktionen führen. Auch hier ist die Biofeedback unterstützte Expositionsbehandlung sinnvoll einsetzbar. Weiters ist hier das Training sozialer Kompetenzen sinnvoll. Die psychiatrisch fachärztliche Expertise (Diagnose und Therapie) sollte wiederum auch hier ergänzt durch psychotherapeutische Interventionen und psychologische Verfahren an erster Stelle stehen.

Eine sogenannte „Generalisierte Angststörung" ist durch Ängste und Sorgen vor einer Vielzahl von Situationen und Ereignissen charakterisiert. Es handelt sich hierbei um eine ungerichtete Angst, welche sich psychophysiologisch durch motorische Spannungen und eine chronische Erhöhung des Aktivierungsniveaus zeigt. Hierfür sind eine Hautleitwerterhöhung, häufige Spontan-fluktuationen, eine Erhöhung der Atem- und Pulsfrequenz, eine Verminderung der Pulsamplitude sowie eine verminderte periphere Temperatur mit kalten Händen ganz typisch. Auch hier sind zunächst die psychiatrisch fachärztliche sowie die psychothe-rapeutische und psychologische Expertise in der Behandlungs-planung wichtig. Biofeedback unterstützt sollen eine Reduktion des allgemeinen Aktivierungsniveaus (z. B. über die Parameter „Hautleitwert", „Atmung", „HRV") und des Spannungszustandes sowie eine maximale muskuläre Entspannung (via Muskeltonus/EMG) erreicht werden.

Eine Sorgenexposition (Hierarchie) soll eingebaut werden.

Gerne wird über die Atmung respektive die respiratorische Si-nusarrhythmie, d. h. ein RSA-Training begonnen (Parameter „At-mung", „HRV").

Wichtig: Angstpatienten zeigen typischerweise häufig eine deut-lich verzögerte oder keine Habituation!

Biofeedback erfolgt bei Angstpatienten unter Verwendung all-gemeiner Parameter, die die physiologische Angstreaktion wi-derspiegeln. Psychophysiologisch zeigen sich z. B. Anstiege der Pulsfrequenz und des Hautleitwertes sowie des Muskeltonus (der Muskelspannung) und eine begleitende Vasokonstriktion der pe-ripheren Gefäße mit Absinken der peripheren Temperatur. Klas-sisch sind hier häufige Spontanfluktuationen in der Baseline, eine Erhöhung des tonischen Erregungsniveaus, sowie eine ver-zögerte Habituation bei Stressreizen.

Eingesetzt werden die „Systematische Sensibilisierung", das „Habituationstraining" und das sog. „Flooding" (Überflutung).

Diese können in der Vorstellung („in sensu") oder in der Realität („in vivo") erfolgen.

Bei der In-sensu-Exposition nimmt man beim Biofeedback un-terstützten Arbeiten eine Baseline besonders stark reagierender Parameter. Dann wird eine Imagination von Angst auslösenden Situationen durchgeführt. Hier erfolgt eine genaue Exploration externer oder körperinterner Signale mit einer genauen Heraus-arbeitung externer oder körperinterner Signale. Eventuell kann auch ein lautes Schildern dieser auslösenden Situationen not-wendig sein – dies zur Verhinderung einer sog. Vermeidung. Therapeutisch sinnvoll ist dann ein Verweilen in der Situation solange bis die Angst ohne Vermeidungsstrategien merklich abgesunken ist. Am Schluss erfolgt eine gezielte Entspannung und Endbaseline.

Auch bei der In-vivo-Exposition nimmt man eine Baseline stark reagierender Parameter. Dann wird eine Imagination von Angst auslösenden Situationen durchgeführt. Es erfolgt ebenfalls eine genaue Exploration externer oder körperinterner Signale. Therapeutisch sinnvoll ist ein Verweilen in der Situation solange, bis Angst ohne Vermeidungsstrategien reduziert werden konnte. Am Schluss erfolgt eine gezielte Entspannung und Endbaseline. Danach in einem Review die Interpretation mit einer ausführlichen Besprechung der Exposition und der physiologischen Reaktionen sowie Hausübungen.

Um das Aktivierungsniveau zu senken, erweist sich eine Kombination von Biofeedback mit verschiedenen Entspannungstechniken als am effektivsten. Hier bewähren sich zum Beispiel die Kombinationen von Biofeedback mit autogenem Training (schwieriger und langwieriger zu erlernen) oder von Biofeedback mit der progressiven Muskelrelaxation nach Jacobson (leichter und in einem kürzeren Zeitrahmen zu erlernen).

Biofeedback stellt also einen ergänzenden Aspekt in der Angsttherapie dar und kann medizinisch sinnvoll (in Kombination mit der psychiatrischen Angsttherapie) angeboten und eingesetzt werden.

Parameter „Atmung" und „Hyperventilation"

Die Messung und Darstellung von Atemfrequenz, Atemtiefe, Atemkurve und Atemmuster sowie die Analyse des Verhältnisses zwischen Schulter-, Brust- und Bauchatmung kann zum gezielten Atemtraining, das u. a. die relative Bevorzugung der Bauchatmung zum Ziel hat, eingesetzt werden. Typische Indikationen für Atemfeedback sind z. B. Stress und Stressmanagement mittels Entspannungsübungen und mentaler Techniken, die Induktion einer allgemeinen Tiefenentspannung, Phobien, das Hyperventilationsyndrom, Panikattacken etc. (siehe auch Kapitel „Parameter").

Bei Panikattacken und besonders beim Hyperventilationssyndrom treten durch eine Änderung der Kalziumbindungsverhältnisse im Blut Symptome auf, die durch CO_2-Abatmung zustande kommen und die mit einer besonders gesteigerten Erregbarkeit – wie bei starkem Stress oder bei Angst – einhergehen. Die Symptome können unter Anwendung von Biofeedback gut in einer Veränderung der abgeleiteten und im Biofeedback apparativ rückgemeldeten Parameter abgebildet vom Panik- respektive Hyperventilationspatienten nachvollzogen und aktiv beeinflusst werden, wodurch sich die Selbstwirksamkeitsüberzeugung verbessert.

Patientenbeispiel: Angstpatient
Beispiel: Herr A., ein 25-jähriger Medizinstudent kommt in die Ordination. Er berichtet darüber, dass er seit gut einem Jahr kaum mehr Lehrveranstaltungen besuchen könne, da er immer wieder von Angstanfällen „überfallen" werde, wenn er den Hörsaal oder Praktikumsräume betritt. Diese gingen mit Herzklopfen, schweißigen Händen und dem Gefühl, jeden Moment umzufallen bzw. dass jeden Moment der Boden unter den Beinen schwinden würde sowie einer Kurzatmigkeit und eigenartigen Gefühlen in Händen und im Gesicht einher. Auch in seinem Studentenjob, einer abendlichen Berufstätigkeit als Kellner, komme er gar nicht mehr zu Rande, denn auch im Lokal, wo er arbeitet, würden neuerdings die beschriebenen Symptome wie aus dem Nichts auftreten. Durch die Angstanfälle käme er einerseits im Studium nicht mehr weiter und andererseits könne er sich auch sein Leben bald nicht mehr leisten, da ihm der Geschäftsführer seinen Nebenjob kündigen wird, wenn er noch einmal kurzfristig absagen sollte. Mit dem Herzen sei wahrscheinlich nichts, da er schon viermal die Notfallaufnahme wegen der Befürchtung einer akuten und lebensbedrohlichen Herzerkrankung aufgesucht habe. Sowohl auf der Notaufnahme als auch beim niedergelassenen Kardiologen konnten keine Hinweise auf eine Herz- oder irgendeine andere Erkrankung gefunden werden. Das alles könne ja wohl nichts Psychisches sein, denn er sei ja ein intelligenter junger Mann mit lauter guten Noten, der außerdem noch Medizin studiere. Zu einem Psychiater oder Psychologen würde er sowieso nicht gehen. Mit Herrn A. wird im Erstgespräch vereinbart, dass man mit der apparativen Methode des Biofeedbacks einen Behandlungsversuch machen werde, also diese gut nachvollziehbare „technische" Rückmeldung von Körperfunktionen in das Behandlungsregime mit einbeziehen wird. Er stimmt zu, da ihm nach Aufklärung über die Methode diese sehr naturwissenschaftlich und nur wenig „psychologisch" erscheint.

Für ihn als Angstpatient ist neben dem Fehlen einer Habituation auch eine Hautleitwerterhöhung, häufige Spontanfluktuationen, eine Erhöhung der Atem- und Pulsfrequenz, eine Verminderung der Pulsamplitude sowie eine verminderte periphere Temperatur mit eiskalten Händen ganz typisch.

Das Ganze und seine Symptomatik wird ihm mittels Biofeedback in einem Hyperventilationsversuch praktisch gut nachvollziehbar dargestellt, und Herr A. kann erkennen, dass die ihn so quälenden Symptome auf diese Weise klinisch und am Schirm einfach reproduzierbar sind. Gleichzeitig erkennt er, dass er in diese „außer Rand und Band" gelaufenen Körperfunktionen (die ja seine Symptome ausmachen) ebenfalls gut nachvollziehbar selbst aktiv erfolgreich eingreifen kann.

Insgesamt wird im Laufe der Sitzungen nach einer „Sorgenexposition" und einer Regelung des Freizeit-, Beziehungs- und Berufslebens (Studium und Nebenjob) eine Reduktion des allgemeinen Aktivierungsniveaus von Herrn A. angestrebt. Dies wird über die Parameter „Hautleitwert", „Atmung" sowie „muskuläre Entspannung" (Muskeltonus/EMG) versucht, wobei eine Kombination von Biofeedback mit der progressiven Muskelrelaxation nach Jacobson, die Herr A. rasch erlernt, durchgeführt wird. Schon bald gelingt es Herrn A., am Schirm mit seinen Symptomen klar zu kommen. Seinen Nebenjob hat er zwar leider verloren – allerdings schafft er es nach der 20. Sitzung wieder am Studentenleben teilzunehmen, d. h. Hörsäle und Praktikumsräume ohne Angst aufzusuchen. Dies gelingt noch besser, seit er eine Vorlesung in Begleitung (und unter Aufzeichnung und nachträglicher Erklärung und Diskussion seiner Körperfunktionen) besucht hat. Auch die unglückliche Beziehung zu seinen Eltern, über die er eigentlich mit niemandem sprechen wollte, hat sich mittlerweile wieder gebessert. Er bekommt jetzt sogar wieder finanzielle Unterstützung von daheim und möchte sein Studium erfolgreich beenden.

Der Weg für Betroffene und Patienten:
- (Fach-)Arzt: **Hausarzt, Facharzt für Psychiatrie**
- BFB-Therapeut/-Trainer
- Psychotherapeut
- Psychologe
- Coach
- Vertrauensperson

Der Weg für Therapeuten und Trainer:
- (Fach-)Arzt: **Hausarzt, Facharzt für Psychiatrie**
- Psychotherapeut
- Psychologe
- Coach
- BFB-Therapeut/-Trainer

Typische Biofeedback-Parameter:
- Hautleitwert und periphere Temperatur
- Muskelspannung
- Atmung
- Herzratenvariabilität etc.

Therapien:
- Psychiatrische Expertise inkl. Diagnose und Therapie (-leitung)
- Biofeedback (Hautleitwert und periphere Temperatur, Muskelspannung, Atmung, Herzratenvariabilität etc.)
- aktives Stress-Management
- Psychophysiologische Entspannungsmethoden (Progressive Muskelrelaxation nach Jacobson, Autogenes Training)
- Medikamentöse stimmungsaufhellende Maßnahmen
- Medikamentöse beruhigende Maßnahmen

Abhängigkeiten und Sucht

Entspannungsverfahren, und so auch Biofeedback, sind auch in der Suchttherapie sinnvoll einsetzbar. Hier spielen Entspannungsverfahren als eine Teilkomponente sogar in fast allen Therapieansätzen eine besonders wichtige Rolle. Dies nicht zuletzt, da eine sehr häufige Wirkungserwartung z. B. bei Konsum von Alkohol bei Alkoholabhängigen eben die Entspannung ist. Dies gilt übrigens nicht nur für offensichtlich Alkoholkranke sondern auch für sog. „soziale Trinker" und Konsumenten von sedierenden Medikamenten (wie Benzodiazepinen).

Die Theoriebildung der Entstehung (und des Verlaufs) der Alkoholabhängigkeit ist – wie in der von Conger aufgestellten „Tension-Reduction-Hypothese" – durch diese Alkoholwirkungserwartung beeinflusst. Danach führt Alkohol zu einer Verminderung von Anspannung. Er wirkt also durch den Wegfall eines negativen Reizes (der Anspannung) als negativer Verstärker für weiteren Konsum und begünstigt diesen. Die Ergebnisse der Forschung im Hinblick auf die Bestätigung dieser zunächst plausibel scheinenden Hypothese blieben letztlich uneindeutig.

Dennoch ist ein ganz wichtiges zusätzliches Therapieziel bei der Behandlung Alkoholabhängiger und von Medikamenten abhängigen Patienten eine Entspannung systematisch auf einem anderen Weg als durch Substanzabusus erreichen zu können. Dies wegen der primär starken Wirkungserwartung dieser Patienten, dass sie Entspannung vor allem und in erster Linie durch Substanz(en) konsum, d. h. den Abusus von Alkohol oder z. B. von Benzodiazepinen etc. erreichen können.

Entspannungsverfahren sind aus diesen genannten Gründen als unterstützender Teil in der Suchttherapie einsetzbar.

Nach Stetter können autonom durchgeführte Entspannungsübungen die Selbstwirksamkeitserwartungen und das Selbstwertgefühl bei Abhängigen verbessern helfen und dadurch auch zu wirksamen Copingstrategien werden.

Die Progressive Muskelrelaxation nach Jacobson, autogenes Training, hypnotherapeutische Verfahren und das Biofeedback als apparative Maßnahme sind effektiv einsetzbare Entspannungsverfahren und werden im Rahmen von Therapieplänen in der Behandlung Alkoholkranker effektiv eingesetzt. Im deutschen Sprachraum ist laut Stetter und Mann zumindest im stationären

Setting in der Behandlung Alkohol- und Medikamentenabhängiger vor allem das autogene Training am weitesten verbreitet, wobei hier Übergänge zu Techniken der sog. Körpertherapie fließend sein sollen. Deren Techniken in der Suchttherapie werden als nonverbales Verfahren zur Verbesserung der Körperwahrnehmung und Erleichterung eines Zugangs zu bislang kaum wahrgenommenen Gefühlen und Affekten eingesetzt.

Für junge Alkoholabhängige konnte z. B. wissenschaftlich nachgewiesen werden, dass eine durch die Methode des Biofeedbacks apparativ unterstützte, autogene Entspannung, internale Kontrollüberzeugungen signifikant zu aktivieren vermag, was für die Suchttherapie von großer Bedeutung ist.

Laut Sharp scheinen sog. externale Kontrollüberzeugungen mit einer starken Abhängigkeit der Person von Außenbedingungen einen Substanzrückfall zu begünstigen, wogegen sog. internale Kontrollüberzeugungen mit ausgeprägteren Erwartungen an die eigenen Fähigkeiten zur Problembewältigung abstinenzfördernd wirken sollen.

Entspannungsverfahren können im Rahmen der Abhängigkeits- und Suchttherapie als Teilkomponente in vielen Therapieansätzen effektiv eingesetzt werden. Auch hier spielen laut Scheibenbogen letztlich Faktoren wie internale Kontrollüberzeugungen sowie die Selbstwirksamkeit eine wesentliche Rolle.

In jedem Fall ist bei Sucht oder Abhängigkeit zunächst und rechtzeitig der Weg zum – auf Abhängigkeit spezialisierten – Facharzt (Facharzt für Psychiatrie) bzw. in ein einschlägig spezialisiertes Zentrum („Suchtzentrum") zu wählen, wo das weitere diagnostische und therapeutische Procedere interdisziplinär, auf die individuellen Bedürfnisse des Patienten abgestimmt, geplant wird.

Wege für Betroffene und Therapeuten – Parameter und Therapien

Der Weg für Betroffene und Patienten:

- (Fach-)Arzt: **Hausarzt, Facharzt für Psychiatrie, „Suchtzentrum"**
- Psychotherapeut
- Klinischer Psychologe

◆ BFB-Therapeut (sollte hier in jedem Fall Arzt, Psychotherapeut oder Klinischer Psychologe sein)

Der Weg für Therapeuten und Trainer:
◆ (Fach-)Arzt: **Facharzt für Psychiatrie, „Suchtzentrum"**

Typische Biofeedback-Parameter:
◆ Hautleitwert und periphere Temperatur
◆ Muskelspannung, Atmung
◆ Neurofeedback
◆ Herzratenvariabilität

Therapien:
◆ Psychiatrische Expertise inkl. Diagnose und Therapie-
(-leitung)
◆ Medikamentöse Maßnahmen
◆ Biofeedback (Hautleitwert und periphere Temperatur,
Muskelspannung, Atmung, Herzratenvariabilität etc.)
◆ Weitere psychophysiologische Entspannungsmethoden
(Progressive Muskelrelaxation nach Jacobson, Autogenes
Training)

Schmerzsyndrome

Schmerzen führen die Patienten früher oder später zum Arzt.
Was tut „der Arzt" nun bei Schmerzen?
Vor Einleitung einer interdisziplinären Schmerztherapie erfolgt
eine genaue Anamnese, wofür medizinisches Wissen (also eine
entsprechende Ausbildung), Empathie aber auch erlernbare
„Skills" erforderlich sind. Dann folgen die klinische Untersuchung mit Inspektion (also das Anschauen des Patienten) und
Palpation (also das Angreifen und Abtasten des Patienten) sowie
weiter führende Untersuchungen.
Was kann in weiterer Folge nun alles passieren? Meist hängt dies
vom Patienten ab. Nichts tun und abwarten kann bedeuten, dass
die Schmerzen von selbst aufhören, also selbst limitierend sind
– oder dass im schlimmsten Fall der Tod (z. B. bei einer schwerwiegenden und fortschreitenden Erkrankung) eintritt. Empathie
ist ganz besonders wichtig. Doch Zuwendung allein, nach dem

Motto „geteiltes Leid ist halbes Leid" wird auch nicht immer der einzig und allein richtige Weg sein. Wesentlich ist im Idealfall daher – falls möglich – eine kausale Therapie, die die schmerzauslösende Ursache sozusagen an der Wurzel packt. Zusätzlich gibt es die symptomatische Therapie, also eine Therapie, die gegen das Symptom „Schmerz" an sich gerichtet ist.

Die Schmerztherapie hat also zusammengefasst folgende Ziele:

◆ Kausal: Ausschaltung der Ursache
◆ Symptomatisch: Ausschaltung bzw. Linderung des Symptoms „Schmerz"

Die interdisziplinäre Schmerztherapie hat im Sinne eines modernen interdisziplinären und multiprofessionellen schulmedizinischen Konzeptes medikamentöse, physikalische, interventionelle, operative sowie psychotherapeutische Verfahren zu umfassen.

Einteilung der Schmerztherapie:

◆ Medikamentöse Schmerztherapie
◆ Physikalische Verfahren
    – passive
    – aktive
◆ Reflextherapien
◆ Psychotherapeutische Verfahren
◆ Interventionen, Epiduroskopie, Operationen etc.

Die konservative (also nicht-operative) Schmerztherapie umfasst demnach die medikamentöse Schmerztherapie, aktive und passive physikalische Verfahren, Reflextherapien (Manuelle Medizin/ Chiropraxis, Akupunktur) und psychologische und psychotherapeutische Verfahren und Ansätze sowie Schmerzbewältigungsstrategien.

Bei aktiven und passiven physikalischen Verfahren beruhen die therapeutischen Wirksamkeiten physikalischer Reizserien im Sinne einer sog. Reiz-Reaktions-Regulationstherapie auf der Beeinflussbarkeit lokaler Schmerzen (detektierbare Nozizeption) sowie auf der Beeinflussbarkeit lokaler Struktur- und Funktionsstörungen. Es kommt im Rahmen der meist seriellen Anwendung zur Aktivierung adaptationsphysiologischer Mechanismen mit einer konsekutiven Regulierung – das heißt Normalisierung, Ökonomisierung und Kompensierung – gestörter physiologischer Regelsysteme.

Auch beim Biofeedback wird, wie schon mehrmals erwähnt, eine Normalisierung gestörter (psycho-)physiologischer Funktionen und Regelsysteme angestrebt. Hier sind die wesentlichen Wirksamkeitsmechanismen u. a. die Verbesserung der Interozeption, Bewusstmachung, Selbstwirksamkeitsüberzeugung und Erhöhung der Selbstkompetenz.

Rücken- und Kreuzschmerzen

Epidemiologisch sind Kreuz- und Rückenschmerzen der zweithäufigste Grund für Aktivitätseinschränkungen und vor allem auch Krankenstände bei Menschen unter 45 Jahren.

Chronische Rückenschmerzen sind also die zweithäufigste Ursache für Arbeitsunfähigkeit und nur 40 % der Patienten, die länger als 6 Monate wegen ihrer Rückenschmerzen krank geschrieben sind, kehren wieder in den Arbeitsprozess zurück. Sie sind auch der zweithäufigste Grund für Arztbesuche überhaupt. Frauen sind ein wenig häufiger als Männer betroffen. Rückenschmerzen zeigen eine Lebenszeit-Prävalenz von 30–70 %, d. h. 30–70 % der Menschen haben zumindest einmal im Leben behandlungsbedürftige Rückenschmerzen. 78 % dieser Betroffenen haben auch nach 6 Monaten noch Schmerzen.

Rückenschmerzen verursachen in Deutschland direkte und indirekte Ausgaben und Kosten von ungefähr 16 Milliarden Euro pro Jahr, wobei zwei Drittel davon indirekte Kosten sind. In Österreich ist mit ca. einem Zehntel davon zu rechnen. Bei derartigen Produktionsausfällen entfallen 35 % eben auf muskuloskeletale und 25 % auf psychiatrische Erkrankungen. Vergleichsweise gering verhält sich z. B. der Anteil der Krebserkrankungen – nur 1 % entfallen auf Neoplasien.

Bei der Ursachensuche für Rückenschmerzen ist von einer multifaktoriellen Ätiologie auszugehen. Diese besteht u. a. aus individuellen und konstitutionellen Faktoren sowie aus einer mechanischem Be- bzw. Überlastung. Auch das physikalische Arbeitsumfeld spielt eine wesentliche Rolle. Dieses inkludiert u. a. die Ergonomie, die Arbeitsplatzgestaltung, Arbeitsinhalte, Organisationsabläufe, die Arbeitsplatzzufriedenheit etc.

Ganz wesentlich sind natürlich auch Faktoren wie Disstress und weitere psychosoziale Faktoren, die die Familie, die soziale Umwelt und wiederum den Arbeitsplatz betreffen (zwischenmenschliche Faktoren). Auch organisationsbedingte Faktoren wie gesetzliche Bestimmungen, Frühpensionsbegehren, Kompensationszahlungen etc. können eine nicht unwesentliche Rolle spielen. Ganz besonders dominierend ist jedenfalls in allen Fällen die Rolle der Muskulatur! Physiologisch ist diese für Bewegung, aktive Gelenksstabilisierung, statische Gelenksstabilisierung sowie die posturale Kontrolle zuständig. Im Rahmen der multifaktoriellen Ätiologie des Rückenschmerzes stellt sie die Hauptursache dar.

Das klinische Bild des subakuten und chronischen Rückenschmerzes zeigt sich durch (überwiegend) lang anhaltende, ständig präsente oder häufig wiederkehrende (rezidivierende) Schmerzen im Bereich des Rückens. Um einen spezifischen, ganz dringend klinisch näher abklärungswürdigen akuten Rücken- oder Kreuzschmerz von einem unspezifischen zu unterscheiden, fragt der Arzt die sog. „Red flags" als Warnsymptome ab, wobei u. a. nach schwer wiegenden Erkrankungen wie z. B. nach Stürzen, Traumen und Frakturen, Osteoporose, Verdacht auf eine bösartige Erkrankung (Gewichtsabnahme, Leistungsknick, Nachtschweiß, Fieber), Infektionserkrankungen und Entzündungen sowie nach radikulären neurologischen Symptomen gefragt wird.

Die „Yellow flags", die ebenfalls abgefragt werden, geben Hinweise darauf, ob bei den Schmerzen ein Verdacht auf Chronifizierung und Entwicklung einer chronischen Schmerzerkrankung besteht. Hier wird gezielt u. a. nach Katastrophieren, Arbeitsplatzunzufriedenheit, Häufigkeit von Krankenständen, Problemen in der Partnerschaft etc. gefragt.

Man unterscheidet radikuläre von nichtradikulären Schmerzen. Nichtradikuläre Rückenschmerzen haben (noch) keine neurologischen Begleiterscheinungen. Bei radikulären Schmerzen sind neurologische Begleiterscheinungen (Kraftgradminderungen, sensible Ausfälle) feststellbar. Diese können z. B. bei Bandscheibenvorfällen, bei Vertebrostenosen (verengtem Wirbelkanal), bei Spondylolisthesis (Wirbelgleiten) sowie bei fibrotischen Verwachsungen vorkommen.

Bei den sog. idiopathischen Rückenschmerzen ist keine eindeutige Zuordnung zu einer Ursache für die Schmerzen möglich. Im Rahmen der bereits beschriebenen multifaktoriellen Genese spielen hier degenerative und funktionelle Veränderungen der Bandscheiben, der kleinen Wirbelgelenke sowie vor allem des Halte- und Stützapparates, d. h. der Muskulatur und der Bänder eine Rolle. Diese funktionellen Veränderungen des Halte- und Stützapparates, die zu Schmerzen führen können, sind reflektorische Muskelverspannungen, eine Verkürzung der tonischen Muskulatur sowie eine Schwächung der phasischen Muskulatur. Bei etwa 80 % aller Patienten mit Lumbalsyndrom findet sich eine muskuläre Insuffizienz, die wiederum die dominierende Rolle der Muskulatur unterstreicht. Diese ist hervorgerufen durch Bewegungsmangel und Inaktivität, Schonhaltung sowie ständige Be- und Überlastung(en) der Wirbelsäule und des Muskelkorsetts durch physische oder psychische Belastungen.

Letztendlich liegen zumeist idiopathische, unspezifische Rücken- und Kreuzschmerzen vor – hier dominiert eher das Symptom als die Störung.

Häufig wird also die Diagnose „idiopathische Rückenschmerzen" (genaue Ursache ist nicht klar festzumachen) zu stellen sein. Diese können akut, subakut und chronisch-rezidivierend auftreten. Rückenschmerzen werden als chronisch bezeichnet, wenn sie je nach Klassifikation länger als 3 Monate (oder länger als 6 Monate) bestehen.

Die häufigste Schmerzlokalisation ist die Lendenwirbelsäule mit 70 % (Kreuzschmerzen, Lumbalsyndrom, Lumbalgie, Lumboischialgie), dicht gefolgt von der Halswirbelsäule (Nackenschmerzen, d. h. sog. Zervikalsyndrom)

Zur **Psychophysiologie** der chronischen Rückenschmerzen ist anzumerken, dass psychische Belastungen nicht selten mit einer Erhöhung des Muskeltonus, also Verspannungen oder „Hartspann" der Nacken- Schulter- und Rückenmuskulatur sowie mit konsekutiven Kopf-, Nacken-, Schulter- sowie Rücken- und Kreuzschmerzen einhergehen. „Man hat sozusagen ein schweres Pinkerl oder ‚sein' Kreuz zu tragen."

Eine Erklärung hierfür liefert u. a. das Konzept der klassischen Konditionierung von Spannung und Schmerz: Eine Schmerzsituation führt über eine reflektorische Muskelverspannung und verstärkte sympathische Aktivierung zur weiteren Verstärkung des Schmerzes.

Wenn während der, die Rückenschmerzen auslösenden Situation zusätzlich noch neutrale Reize vorhanden sind, können physiologische Prozesse auf ebendiese konditioniert werden, sodass diese Reize später dann allein ebenfalls Schmerzen auslösen können. Ein ursprünglich neutraler Reiz führt dann ebenfalls zu reflektorischer Muskelverspannung und verstärkter sympathischer Aktivierung und zur Aktivierung und Verstärkung des Schmerzes. Chronische Schmerzpatienten reagieren mehr als gesunde Personen auf verschiedene Stressreize, spezifisch mit einer verstärkten physiologischen Aktivität, also mit einer Steigerung des Muskeltonus im betroffenen Muskelsystem. Außerdem weisen chronische Schmerzpatienten nach Be- oder Überlastung zusätzlich auch eine verlangsamte Rückkehr der erhöhten muskulären Anspannung zum Ruhewert des Muskeltonus auf.

Das **psychophysiologische Stressmodell** besagt, dass mangelnde oder ineffektive Stressbewältigung zu verstärkten u. a. paraspinalen, schmerzhaften Muskelverspannungen führt.

Nach dem **biopsychosozialen Modell,** einem Modell eines ganzheitlichen Krankheitsverständnisses, das inzwischen als die bedeutendste Theorie für die Beziehung zwischen Körper und Geist gilt, stellt sich Krankheit dann ein, wenn ein Organismus die autoregulative Kompetenz zur Bewältigung von auftretenden Störungen auf beliebigen Ebenen des Systems „Mensch" nicht ausreichend zur Verfügung stellen kann und relevante Regelkreise für die Funktionstüchtigkeit des Individuums überfordert sind bzw. ausfallen. Sowohl Krankheit als auch Gesundheit sind in diesem Modell nicht als Zustand, sondern als dynamisches Geschehen definiert, das auch geschaffen werden muss.

Das **psychobiologische Modell chronischer Schmerzsyndrome der Skelettmuskulatur** nach Flor bezeichnet als prädisponierende Faktoren für chronische Schmerzen 1) eine physiologische Veranlagung zur Reaktion z. B. durch Traumata, Lernprozesse oder genetische Ursachen sowie 2) auslösende Stimuli, d. h. aversive externe und/oder interne Stimuli und 3) ungünstige Reaktionen wie eine mangelnde Bewältigung, eine „inadäquate" Wahrnehmung interner Stimuli und eine „inadäquate" Interpretation körperlicher Symptome etc. sowie 4) aufrecht erhaltende Faktoren wie operante, respondente und modellbezogene Lernprozesse.

Der Zusammenhang zwischen einem erhöhten Muskeltonus sowie der Muskel(ver)spannung und chronischen Rückenschmerzen scheint sich wie folgt gut charakterisieren zu lassen. Die spezielle Veranlagung, bei Belastungen wie z. B. Stress, in einem bestimmten Körpersystem (hier eben in der Muskulatur des Achsenskeletts) zu reagieren, scheint durch andauernde Stressbelastungen zu einer Hyperaktivität in ganz bestimmten Muskelgruppen führen zu können, wobei sich über die Zeit durch diese Überaktivierung Schmerzen entwickeln können, die durch das Prinzip der Konditionierung in weiterer Folge chronifizieren und damit bestehen bleiben können (siehe auch Kapitel „Yellow flags!").

Laut dem **biomechanischen Modell** kann eine zu „schwache" paraspinale und Abdominalmuskulatur 1) ihre Haltungs- und Stabilisierungsfunktion nicht ausreichend erfüllen und 2) führen Rechts-Links-Asymmetrien der Muskulatur (z. B. nach Traumen oder aufgrund schlechter Haltung) zusätzlich zu einer unphysiologischen Belastung der Wirbelsäule mit deutlich schnellerer Ermüdung, Verkürzung und schmerzhafter „Verkrampfung" und Verspannung der Muskulatur.

Das **Fear-avoidance-Modell** kann die Chronifizierung der Schmerzen durch (ungünstige) Denk- und Bewertungsmuster des Patienten zu erklären helfen. Die in diesem Falle kritische Kognition ist die den Patienten inne wohnende Überzeugung, dass sie körperliche Aktivität und Bewegung (z. B. aus Angst vor Schmerzen und zur „Schonung") vermeiden müssten. Diese (falsche) Überzeugung wird dadurch unterstützt, dass körperliche Aktivität oftmals zu mehr Schmerzen führen kann. Dabei wiederum wird dann die Aufmerksamkeit verstärkt auf interozeptive Signale gerichtet, welche dann überinterpretiert und überbewertet werden, wodurch die Patienten eine Hilflosigkeit erleben, die einer aktivierenden Therapie sozusagen „entgegen steht". Die Patienten „katastrophieren" die Krankheitssituation. Diese kognitiven Überzeugungen führen so insgesamt in einem Teufelskreis zu weiterer Immobilisierung mit den Folgen einer weiteren Verschlechterung der motorischen Grundeigenschaften Kraft, Kraftausdauer, Ausdauer und vor allem der Koordination und Sensomotorik. Wesentlich ist daher, dass dieser Kreislauf unbedingt möglichst früh durchbrochen wird, d. h. dass alle Interventionen auf eine Mobilisierung und Aktivierung (mit entsprechender Rekonditionierung) dieser Patienten abzielen, was gelingt, wenn die Angst reduziert und kritische Kognitionen überwunden werden können.

Patientenbeispiel: Muskuloskeletaler Schmerz I
Herr B., ein Fernfahrer, kommt mit seit Jahren bestehenden und immer wiederkehrenden Kreuzschmerzen in die Sprechstunde. Er hat schon alles dagegen ausprobiert, letztendlich hat nichts wirklich gewirkt.

Diagnose: (Sub-)akuter oder chronischer, unspezifischer Kreuz- und Rückenschmerz (der ihn entsprechend funktionell beeinträchtigt und behindert, siehe auch Abbildung 14) und unter anderem durch seine Berufstätigkeit begünstigt und aufrechterhalten wird.

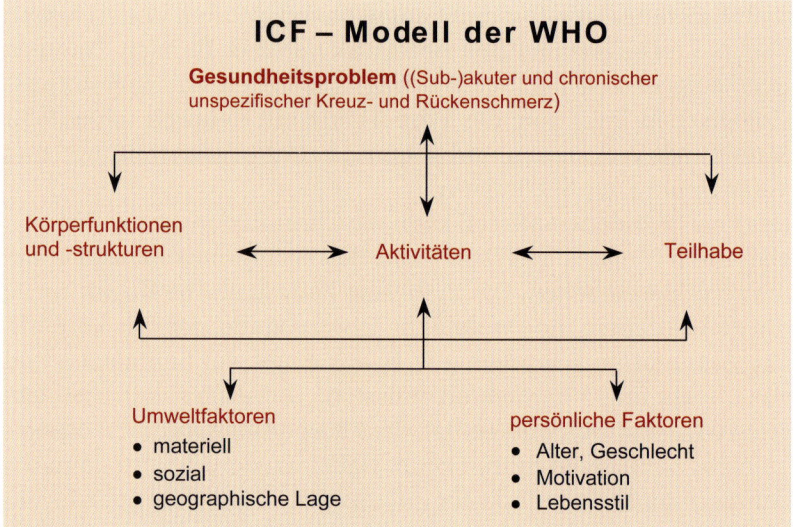

Abbildung 14: „Funktionenmodell" der WHO, Klassifikation zur Funktionsfähigkeit, Behinderung und Gesundheit

Diagnosestellung nach Anamnese (Yellow und Red flags!), klinischer Untersuchung, manueller Untersuchung (segmentale Untersuchung und Irritationspunktdiagnostik) sowie Röntgenuntersuchung der Wirbelsäule einschließlich Funktionsaufnahmen der Lendenwirbelsäule und Beckenübersichtsaufnahmen. Weiters wird wegen des bereits bekannten „alten" Bandscheibenvorfalles eine Magnetresonanztomographie (MRT) sowie interdisziplinäre Konsile vom Neurologen und Orthopäden angefordert.

Das weitere Management dieses Kreuz- und Rückenschmerzes umfasst die Therapie, also die Behandlung wie die Rehabilitation beim Kreuzschmerz und die Prävention weiterer Schmerzepisoden.

Symptome und Defizite, die den Patienten quälen, spiegeln sich in gestörten körperlichen Funktionen wider: Die Schmerzen führen zu einer „functio laesa", also zur Fehlfunktion mit Bewegungseinschränkung und Schonhaltung sowie weiterer Haltungsinsuffizienz. Die Konsequenz ist häufige Arbeitsunfähigkeit und Krankenstand.

Als Therapieziele werden Analgesierung (Schmerzausschaltung bzw. -reduktion), rasche Mobilisierung, Verbesserung der Beweglichkeit mit Haltungskorrektur (Ergonomie) sowie eine Kräftigung der (paravertebralen und Abdominal-)Muskulatur durch eine medizinische Trainingstherapie und eine Stärkung der Interozeption, der Selbstwirksamkeit und der Selbstkompetenz (Biofeedback) zur Unterstützung der Muskelentspannung und des Muskelaufbaus sowie ein entsprechendes Stressmanagement formuliert.

Wesentlich in der Therapie des unspezifischen Rückenschmerzes ist, dass entgegen der früheren Meinung eine Bettruhe absolut **nicht** indiziert ist, und dass sowohl die Therapie als auch die Rehabilitation in jedem Fall aktivierend sein müssen. Im Behandlungsregime kommen hier medikamentöse Therapiemaßnahmen (perkutan, oral, invasiv/Infusion, Infiltration) wie z.B. NSAR (z.B. Diclofenac) unter Magenschutz sowie Myotonolytica, also muskelentspannende Substanzen (z.B. Tizanidin) in Betracht; weiters Reflextherapien wie die Anwendung von Manueller Medizin/Chiropraxis (Manipulation an der Halswirbelsäule nur durch den Arzt und nur nach rezenten Röntgenaufnahmen) oder Akupunktur oder auch als Triggerpunktmassage etc.

Klassische passive physikalische Maßnahmen umfassen die Thermotherapie (z.B. Peloide, Ultraschall, Hochfrequenztherapie), die Elektrotherapie (Nieder-, Mittel- und Hochfrequenz-Therapie) sowie vor allem auch Mechanotherapien wie die Massage, Extension, Ultraschall etc.

Die so wesentlichen aktiven physikalischen Maßnahmen umfassen die Krankengymnastik oder Physiotherapie sowie die kräftigende Medizinische Trainingstherapie (MTT). Das klare Therapieziel besteht hier in einer Kräftigung der paravertebralen (paraspinalen) und abdominellen Muskulatur. Die MTT führt zu einer Änderung der Morphologie und Funktion von Organsystemen, hier der Muskulatur. Es besteht eine klare Dosis-Wirkungsbeziehung, die MTT ist damit exakt dosier- und steuerbar. Verbessert werden sollen vor allem die motorischen Grundeigenschaften Ausdauer, Kraft und Sensomotorik.

Grundprinzipien des Trainings sind jedenfalls die Formulierung eines klaren Trainingsziels, die richtige Bewegungsauswahl, die individuelle Dosierung und Quantifizierung mit Festlegung einer minimalen trainingswirksamen Trainingsbelastung – und dann die systematische Steigerung derselben. Wesentlich ist auch das Wissen um die sog. Zyklizität und die notwendige Ganzjährigkeit des Trainings.

Biofeedback-Therapie bei (chronischen) Rücken- und Kreuzschmerzen

Diese wird vor allem unter Verwendung der Parameter „Muskeltonus" (EMG), „Atmung" (Atemfeedback), „Hautleitwert" (EDA) etc. mit Erfolg eingesetzt.
Einerseits zielt die Biofeedbacktherapie auf die allgemeine Entspannung und das Stressmanagement des Patienten (z.B. EDA, Atmung etc.) und andererseits wird mittels EMG (Bio-)Feedback versucht, auf muskuläre Strukturen und Funktionen effektiv Einfluss zu nehmen.
Diese gilt übrigens für Rücken- und Kreuzschmerzen sowie Zervikalsyndrome ebenso wie für Beschwerden des sog. stomatognathen Systems, also bei Kiefergelenksbeschwerden im Sinne einer Temporomandibulären Dysfunktion, die mit Bruxismus (Zähneknirschen) einhergehen kann. Weiters betrifft dies auch ausgewählte Kopfschmerzsyndrome wie den Spannungskopfschmerz (tension type headache) und gewisse Migränetypen.
Die Biofeedback-Therapie ermöglicht also zunächst ein generelles Entspannungstraining und die Vermittlung von Stressbewältigungsstrategien. Weiters fungiert Biofeedback als gezielte Technik, um Fehlhaltungen und muskuläre Dysbalancen sowie einen erhöhten Muskeltonus und Verspannungen in bestimmten Muskelgruppen zu beeinflussen. Zusätzlich hilft es dabei, eine Reduktion des Gefühls der Hilflosigkeit wegen der Schmerzen und der Angst vor Bewegungen sowie Vermeidungs- und Schonverhalten abzubauen.
Beim Elektromyographie-Biofeedback (EMG-Biofeedback oder Myofeedback), welches bei Patienten mit chronischen Rückenschmerzen am häufigsten verwendet wird, werden an der Hautoberfläche die elektrischen Signale der unter und zwischen den Ableiteelektroden liegenden Muskulatur registriert.
Beim EMG-Biofeedback ist für das Oberflächen-EMG das Rohsignal wenig geeignet. Vielmehr wird das gleichgerichtete und über einen bestimmten Zeitraum integrierte Signal (in µV) verwendet.

Je höher das angezeigte EMG-Signal ist, desto höher ist der Tonus, d. h. die Muskelanspannung der gemessenen Muskulatur. Zum EMG-Biofeedback werden zwei aktive Elektroden sowie eine Referenzelektrode als neutraler Bezugspunkt benötigt. Die Höhe des EMG-Signals wird von der Zahl der unter den Elektroden liegenden motorischen Einheiten sowie der „Feuerrate" dieser motorischen Einheiten beeinflusst. Weiters spielen der Abstand zwischen den beiden aktiven Elektroden und die Platzierung der Elektroden im Verhältnis zur Richtung der Muskelfasern, die Stärke der unter der Haut liegenden Fettschicht sowie das eingesetzte Filterband des EMG-Messinstruments eine Rolle. Die motorischen Einheiten feuern mit unterschiedlichen Frequenzen zwischen 10 und 10.000 Hz, wobei 80 % der muskulären Aktivität zwischen 30 und 100 Hz stattfindet.

Die sog. schnellen Fasern oder „fast twitch fibers" sind zuständig für die phasischen, also starken und schnellen Bewegungen. Ihre Aktivität liegt vor allem zwischen 100 und 200 Hz. Die sog. langsamen Fasern oder „slow twitch fibers" zeichnen für die tonische Grund- und Haltungsspannung sowie für die muskuläre Ausdauer verantwortlich und haben ihre Aktivität vor allem unter 80 Hz. Biofeedback-Geräte bieten meist zwei Filterbereiche an, einen engen (100–200 Hz) Filter und einen weiten (25–1000 Hz) Filter (siehe auch Parameterbeschreibung). In bisherigen Studien zum Muskeltonus, also sog. EMG-Studien, wurde aus technisch-methodischen Gründen zumeist der enge Filter verwendet, da dieser das Netzbrummen und Artefakte ausschließt. Nachteilig ist, dass der enge Filter aber auch den Großteil der Aktivität der langsamen Muskelfasern eliminiert und somit das Ergebnis stark verfälscht.

Ebendiese langsamen Muskelfasern gelten heute nämlich als bester neuromuskulärer Indikator für lang andauernde körperliche oder emotionale Belastungen, da die schnellen Muskelfasern bei physischer oder psychischer Überbelastung bald ermüden und ihre Arbeit einstellen – und die langsamen, die für tonische Grund- und Haltungsspannung sowie für die muskuläre Ausdauer zuständigen, sozusagen „übrig bleiben".

Wesentliche Elemente sind auch bei der Biofeedbackbehandlung des Rückenschmerzes zunächst die Erhebung eines indivduellen psychophysiologischen Stressprofils und der Versuch eines entsprechenden Stressmanagements. Dann folgen im Rahmen des EMG-Biofeedbacks oder Myofeedbacks das Abtasten bzw. das Scanning der Muskulatur sowie das Palpieren von Trigger-punkten. Essenziell sind hier die Identifizierung und der folgende Abbau von Schonhaltungen. Wichtig ist die Unterscheidung zwischen Muskelverspannung und Muskelverkürzung sowie die Detektion zu schwacher und zu stärkender Muskelpartien. EMG-Messungen bei unterschiedlichen Haltungspositionen sowie dynamische EMG-Messungen ermöglichen die Analyse von Haltung, Ergonomie und Bewegungsabläufen.

Bei der Erhebung des psychophysiologischen Stressprofils wird der Patient mit verschiedenen Belastungen konfrontiert. Es erfolgt die gleichzeitige Messung der muskulären Anspannung in unterschiedlichen Muskelgruppen sowie die Erfassung der vegetativen Erregung unter Berücksichtigung weiterer Parameter zur Beantwortung der Frage, ob (und wo) der Patient in gewissen Funktionen und Parametern besonders stark reagiert. Bei Reaktion durch Erhöhung des Muskeltonus zeigen sich sog. dysfunktionale Aktivitätsmuster meist eher in spezifischen Muskelgruppen denn als generelles Aktivierungsproblem. Bei chronischen Rückenschmerz-Patienten bedingt Stressbelastung vor allem erhöhte EMG-Werte in der Lendenwirbelsäulenregion auf Höhe der mittleren bis unteren LWS (L3–L5).

Auffällig ist weiters, dass diese Effekte beide Seiten der paravertebralen Muskulatur betreffen, jedoch meist auf der linken Seite ausgeprägter sind.

Das Abtasten oder Scanning der Muskulatur bedeutet im Rahmen des beim EMG-Biofeedbacks die Messung des Tonus, d. h. der Anspannung der beteiligten relevanten Muskelpartien von der Halswirbelsäule bis zur Lendenwirbelsäule im Sitzen und Stehen und der Vergleich mit Normwerten schmerzfreier Personen.

Um Asymmetrien aufspüren zu können, sollten die rechte und die linke Seite zeitgleich erfasst werden. Asymmetrien und Dysbalancen sind nämlich häufig viel bedeutsamer als die alleinige Abweichung der Muskelspannung von einem Normwert schmerzfreier Gesunder.

Wichtig ist, dass die Scanning-Bedingungen wie z. B. die Körperhaltung und die Elektrodenplatzierung standardisiert sein müssen. Die beiden aktiven Elektroden sollten etwa in einem Abstand von 2,5 Zentimetern parallel zu den Muskelfasern der jeweils interessierenden Muskelpartie oder -strecke positioniert werden.

Die Referenz- oder Bezugselektrode wird entweder zwischen den betreffenden beiden Ableit-Elektroden oder an einem elektrisch neutralen Punkt (Knochenvorsprung wie z. B. der Dornfortsatz des siebenten Halswirbels) befestigt.

Das Ertasten von Triggerpunkten bedeutet das Erfassen jener auf Palpation schmerzhaften Muskelareale, die einen sog. übertragenen Schmerz, d. h. einen an einer anderen als der Reizstelle wirksamen Schmerz, auslösen können. Triggerpunkte entstehen u. a. durch langfristige Be- und Überlastung einer Muskelgruppe, die u. a. zu einer Unterversorgung mit Sauerstoff und Nährstoffen führt. Die EMG-Ableite-Elektroden sollten zur optimalen Erfassung direkt über den palpierten Triggerpunkten platziert werden.

Die Identifizierung und der Abbau von Schonhaltungen ist ganz besonders essenziell, da viele Patienten versuchen, ihre schmerzende Seite durch eine Anspannung der gegenüberliegenden Körperseite zu entlasten, d. h. sie nehmen eine Schonhaltung ein. In diesem Fall finden sich die erhöhten EMG-Werte gegenüber der schmerzenden Stelle, nämlich auf der im Rahmen der Schonhaltung angespannten Seite. Der subjektive Schmerzort und die Lokalisation der muskulären An- bzw. Verspannung müssen bei Rückenschmerzen also nicht unbedingt übereinstimmen.

Ganz wesentlich aufgrund unterschiedlicher therapeutischer Implikationen ist auch die Unterscheidung zwischen einer Muskelverspannung und einer Muskelverkürzung. „Muskelverspannung" bedeutet eine Verhärtung der Muskulatur durch Muskelkontraktion bei gleichzeitig erhöhtem EMG-Wert. Muskelverspannungen werden durch ein EMG-Entspannungstraining therapiert.

Eine Muskelverkürzung bedeutet ebenfalls eine Verhärtung der Muskulatur aber keinen gleichzeitig erhöhten EMG-Wert, da keine Muskelkontraktion, sondern „nur" eine strukturelle Verkürzung zugrunde liegt. Behandelt wird hier mit krankengymnastischen Dehnungsübungen.

EMG-Messungen sollten bei unterschiedlichen Haltungspositionen (Registrierung des Muskeltonus sowohl im Sitzen als auch im Liegen und Stehen) durchgeführt werden, da gerade chronische Rückenschmerz-Patienten speziell in der stehenden Position erhöhte EMG-Werte aufweisen können.

Dynamische EMG-Messungen dienen der Registrierung des Muskeltonus der paravertebralen Muskulatur auf beiden Seiten der

Wirbelsäule während verschiedener Bewegungsabläufe und testen, ob die Muskelstrukturen in effektiver, koordinierter und ökonomischer Weise zusammenarbeiten, oder ob deren Koordination etc. gestört sind.

Die Analyse von Haltung und Bewegungsabläufen hat ergonomische und arbeitsmedizinische Relevanz (siehe Abbildung 15). Relevante Arbeits- und Bewegungsabläufe sollten deshalb unter direkter EMG-Kontrolle durchgeführt werden. Ständige monotone Wiederholungen einer an sich nur wenig belastenden Tätigkeit können zu einer chronisch erhöhten Muskel(ver)spannung in den betroffenen Muskeln führen.

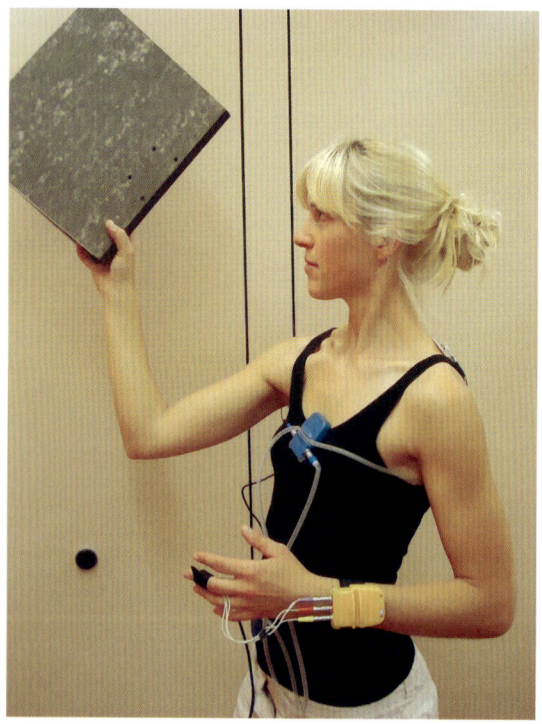

Abbildung 15: Dynamische Biofeedbackmessung mit ergonomischer Relevanz am Beispiel einer jungen Probandin.

Als wesentliche Therapieziele des EMG-Biofeedbacks gelten zusammengefasst also die Identifizierung und der Abbau von Schon- und Vermeidungshaltungen, die Identifizierung von Asymmetrien, die Analyse und Optimierung von Haltung und Bewegungsabläufen und dann die gezielte Muskelentspannung und der gezielte Muskelaufbau, also das Muskeltraining.

Die Effektivität der Biofeedback-Behandlung scheint aus eigenen klinischen Erfahrungen optimal bei einer Kombination von EMG-Biofeedback mit Krankengymnastik/Physiotherapie und Verhaltensänderung(en).

Dem Biofeedback wird eine Überlegenheit im Vergleich mit einem kognitiv-behavorialen und konservativen Therapieansatz zugeschrieben (Flor, Birbaumer, 1993). Kröner-Herwig, Beck (2000) sprechen von einer moderaten Wirksamkeit der paraspinalen, paravertebralen Muskelentspannung bei chronischem Rückenschmerz.

Ein EMG-Biofeedback-Training der Nacken- und Rückenmuskulatur und des Schultergürtels ist prinzipiell sehr spezifisch. Das bedeutet, dass die Reduktion der EMG-Aktivität in einem bestimmten Muskel nicht automatisch eine Entspannung in anderen Muskelgruppen bedeutet.

Beim praktischen Einsatz von Biofeedback bei Rückenschmerzen kommen letztlich vor allem das EMG-Entspannungstraining, das Scanning der Rückenmuskulatur (besser und leichter mit zwei EMG-Kanälen, aber auch mit einem möglich) und das Muskelaufbautraining im Sinne der „Medizinischen Trainingslehre" zum Einsatz.

Beim EMG ist, wie erwähnt, der Filter zu beachten. Praktisch wichtig ist es natürlich u. a. auch, elektromagnetische Interferenzen während der Messung zu vermeiden. Ein Handy z. B. ist beim EMG-Biofeedback auszuschalten.

Bei Kreuzschmerz wird z. B. eine sog. lumbale EMG-Ableitung an der paravertebralen Muskulatur beidseits, d. h. am M. erector spinae bilateral angelegt, und dann werden die Signale abgeleitet. Verglichen wird hier immer links mit rechts. Der erste Kanal (Kanal 1) mit Ableitelektroden proximal und distal auf einer Seite, dazwischen die Referenzelektrode auf einem Dornfortsatz der Wirbelsäule und dann noch der andere Kanal (Kanal 2) mit Ableitelektroden proximal und distal auf der anderen Seite.

Dann erfolgt der Beginn der EMG-Ableitung mit Scanning der paravertebralen Muskulatur, d. h. neben der Wirbelsäule wird parallel auf und ab „gescannt". Aus den Ergebnissen der Elektromyographie kann dann ein effektives individuelles Entspannungstraining sowie ein Muskelaufbautraining, das am besten in Kombination mit Krankengymnastik, also Physiotherapie wie Dehnen etc. durchgeführt wird, geplant werden. Natürlich wird auch hier bei jeder Sitzung ein Hausübungsprogramm vereinbart und zwischen den Sitzungen konsequent geübt bzw. trainiert.

EMG-Entspannung durch Myo-Feedback formuliert als Therapieziele die kontrollierte, willentliche Entspannung der paravertebralen Rücken- und Nacken- sowie Schultergürtelmuskulatur. Wichtig ist hier, dass die muskuläre Entspannung auch in Stress- und Belastungssituationen beibehalten werden kann. Hierzu ist auch die Erlernung und Übung eines vorteilhaften Atemmusters, vor allem die Verminderung der sog. Schulter-Brustatmung, erforderlich. Ziel bei zervikaler, thorakaler und lumbaler Ableitung ist die Entspannung der Nacken-Schultergürtel- bzw. paravertebralen Rückenmuskulatur auf – wenn möglich – unter 2 µV. Wichtig ist hier weiters ein konstantes Beibehalten der Entspannung in der Muskulatur auch unter Belastungssituationen sowie Haltungs- und Situationsmodifikationen.

In der ersten Sitzung ist bei der EMG-Entspannung ein Sitzungsablauf mit einer z. B. dreiminütigen Baseline, gefolgt von 10 Minuten EMG-Entspannungstraining und danach 3 Minuten Pause und Besprechung charakterisiert. Auf diese Pause erfolgt wiederum ein 10 Minuten dauerndes EMG-Entspannungstraining sowie ein Bauchatemtraining. Abgeschlossen wird mit einer dreiminütigen Endbaseline und einem Review mit Besprechung sowie der Formulierung von Aufgaben.

Der Sitzungsablauf der zweiten und der weiteren EMG-Entspannungssitzung(en) beginnt wieder mit einer dreiminütigen Baseline, gefolgt von 10 Minuten EMG-Entspannungstraining und danach 3 Minuten Pause und Besprechung. Hierauf folgt ein fünfminütiges EMG-Entspannungstraining unter Haltungs- und Situationsmodifikation, gefolgt von 5 Minuten EMG-Entspannungstraining. Abgeschlossen wird mit einer dreiminütigen Endbaseline und einem Review mit Besprechung sowie der Formulierung von Aufgaben.

EMG-Muskelaufbau durch Myo-Feedback formuliert als Therapieziele eine gezielte muskuläre Re-Edukation und ein Training betroffener Muskelgruppen. Dies gelingt durch Abtasten (Scanning), Finden und Wahrnehmen der betroffenen Muskelgruppen sowie durch ein von diesen Ergebnissen abgeleitetes gezieltes Muskelaufbautraining nach der medizinischen Trainingslehre. Das Ziel ist das gezielte, systematische und kontinuierliche Training abgeschwächter, d. h. atrophierter Muskelbereiche anhand von Vorgabebildern wie z. B. Plateaus, wobei im Spannungsbereich von ca. 60 % der Maximalanspannung (maximale willentliche Kontraktionskraft) trainiert wird. Weiters wird mit steigender Kontraktionsdauer (Anspannungsdauer) geübt.

Beim EMG-Muskelaufbautraining wird von 1–2 µV auf bis zu 15–20 µV (und mehr, wie z. b. im Inkontinenzbereich) trainiert. Die Muskelkräftigung erfolgt durch Biofeedback gestützte Medizinische Trainingstherapie nach den Regeln der Medizinischen Trainingslehre. Wichtig ist, dass bei jeder Sitzung zu Beginn die neue, d. h. die aktuelle Maximalkraft festzustellen ist.

Die Intensität der Kontraktion, also die Höhe der Signale in Microvolt (µV) sowie die Länge der Anspannung, also deren Dauer in Sekunden, muss zunehmen. Trainiert wird vornehmlich im sog. Kraft-Ausdauer-Bereich.

In der ersten Sitzung kann beim EMG-Muskelaufbautraining der Sitzungsablauf folgendermaßen ablaufen: Ermittlung der momentanen maximalen Kontraktionskraft (maximal mögliche Muskelanspannung). Dann fünf Durchgänge „Plateau Nachzeichnen", d. h. Training der atrophierten Muskeln anhand von Vorgabebildern. Dann eine Minute Pause, gefolgt von fünf Durchgängen „Plateau Nachzeichnen".

Wiederum eine Minute Pause, gefolgt von weiteren fünf Durchgängen „Plateau Nachzeichnen". Am Schluss drei Minuten Muskelentspannung. Endbaseline und Besprechung sowie Formulierung von Hausaufgaben. Auch hier stehen die Prinzipien der apparativen Bewusstmachung, des (Er-)lernens bzw. Umlernens, des Übens und Trainierens sowie des Transfers und Umsetzens im Alltag und in den täglichen Verrichtungen im Vordergrund.

Patientenbeispiel: Muskuloskeletaler Schmerz II

Frau C., eine junge Studentin, kommt mit einer ganzen Reihe an Symptomen in die Sprechstunde. Ihr Nacken sei immer so verspannt und schmerze, der Kopf sei schwer, tue weh und fühle sich manchmal „wie ein Helm" an, den sie nicht abnehmen könne. Außerdem knirsche sie, laut ihrem Freund, nachts mit den Zähnen. Neuerdings sei auch ein Ohrgeräusch dazugekommen.

Die Diagnosestellung erfolgt wiederum nach Anamnese, klinischer Untersuchung, spezieller „Manuelle Untersuchung" mit segmentaler Untersuchung und Irritationspunktdiagnostik. Weiters werden Röntgenaufnahmen der Halswirbelsäule mit Funktionsaufnahmen sowie interdisziplinäre Konsile von Seiten der HNO, Zahnheilkunde und Neurologie eingeholt.

Die Untersuchungen führen zu folgenden Diagnosen: Zervikalsyndrom, Temporomandibuläre Dysfunktion (Kiefergelenksfunktionsstörung), Tinnitus und Spannungskopfschmerz (hier als vertebrogener Kopfschmerz).

Als Therapie werden neben medikamentöser Maßnahmen mit NSAR (z. B. Diclofenac) und Myotonolytica (z. B. Tizanidin) auch passive physikalische Maßnahmen wie Thermotherapie mit Fango (Schlamm), Elektrotherapie (Niederfrequenz, in diesem Fall sog. Impulsgalvanisation) und Massage sowie aktive physikalische Maßnahmen mit Krankengymnastik/Physiotherapie und reflextherapeutische Maßnahmen wie manualmedizinische Manipulation an der Halswirbelsäule und Mobilisation an den Kiefergelenken durchgeführt, die alle leider nur kurzzeitig Erleichterung bringen.

Zur Konsolidierung des Behandlungserfolges wird daher zusätzlich Biofeedback eingesetzt. Beim Zervikalsyndrom mit schmerzhaften Verspannungen in der Nacken-Schultergürtel-Region führt der Weg hierbei wiederum über das Abtasten oder Scanning zu den Schritten Entspannung, Stretching und muskuläre Re-Edukation im Sinne eines Aufbautrainings der (zu schwachen) Muskulatur – also Feedback mit Wahrnehmung und Bewusstmachung, dann gezieltes Üben und Trainieren, Verbesserung der Selbstwirksamkeitsüberzeugung und wiederum Üben und Trainieren.

Die Ableitung erfolgt hier vom M. trapezius mit der Referenzelektrode auf C7 (Vertebra prominens, siehe Abbildungen 16 und 17), oder besser je zwei Ableitelektroden sowohl auf dem rechten als auch auf dem linken Trapezmuskel.

Auch hier ermöglicht die Biofeedback-Therapie einerseits ein generelles Entspannungstraining unter der Vermittlung von Stressbewältigungsstrategien und fungiert andererseits als gezielte Technik, um Fehlhaltungen und muskuläre Dysbalancen sowie einen erhöhten Muskeltonus und Verspannungen in bestimmten Muskelgruppen zu beeinflussen. Als weiteres Symptom war die Temporomandibuläre Dysfunktion (Kiefergelenksfunktionsstörung) anzugehen. Zervikalsyndrome kommen nämlich relativ häufig gleichzeitig mit Kiefergelenksbeschwerden vor und umgekehrt, d. h. die Syndrome bedingen einander gegenseitig. Ebenso ist daher bei der Therapie die Behandlung beider Syndrome anzustreben.

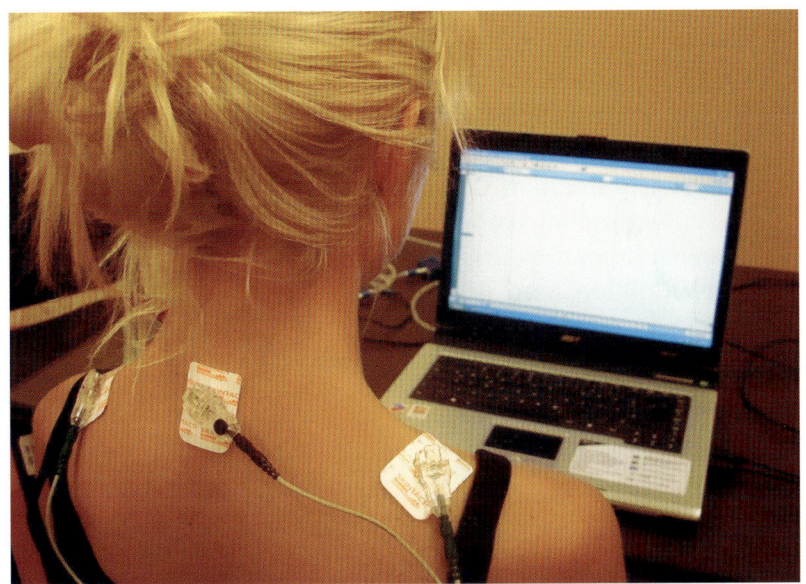

Abbildung 16: Trapeziusentspannung bzw. Diskrimination – Ableitung vom M. trapezius mit der Referenzelektrode auf C7 (Vertebra prominens).

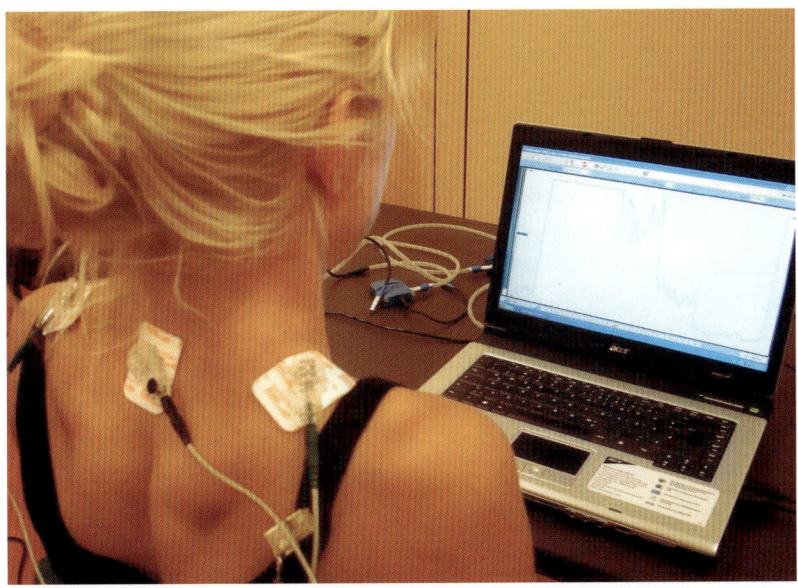

Abbildung 17: Trapeziuskontraktion bzw. Diskrimination – Ableitung vom M. trapezius mit der Referenzelektrode auf C7 (Vertebra prominens).

Temporomandibuläre Dysfunktion und Bruxismus

Als Temporomandibuläre Dysfunktion wird eine Störung des sog. stomatoganthen Systems bezeichnet. Es kommt hierbei zu Störungen der Kiefergelenksfunktion, die beide Kiefergelenke, die beteiligte innere und äußere Kaumuskulatur, aber auch weitere Strukturen wie u. a. die Halswirbelsäule und die Hals-, Nacken- und Schultergürtelmuskulatur betreffen kann.

Nicht selten kommt es im Rahmen einer sog. temporomandibulären Dysfunktion zum Bruxismus, also zum Zähneknirschen. Hiermit meint man das nichtfunktionale Zähneknirschen (also unwillkürliches Mahlen) und Aufeinanderpressen der Kiefer und Zähne mit oder ohne Schmerzsymptomatik. Man unterscheidet einen diurnalen, am Tag auftretenden Bruxismus, wobei meist nur die Kiefer zusammengepresst werden von einem nokturnalen (nächtlichen) Bruxismus mit häufigem Auftreten beider Bewegungsmuster (Pressen und Mahlen).

In der Ätiologie und Pathogenese des Bruxismus spielen die besonders hohe sensible Innervationsdichte im Kiefer- und Gesichtsbereich und die zusätzlich hohe emotionale Besetzung der temporomandibulären Region eine große Rolle.

Bei Verlust von Zähnen im Bereich der Stützzonen und ungenügendem oder dislozierendem Kontakt beim sog. Schlussbiss kommt es in einem Circulus vitiosus zur Verlagerung der Kondylen aus der zentrischen Form und damit zu einem reflexiv gesteigerten Muskeltonus, der unter Stress noch zusätzlich zunimmt.

Biofeedback-Therapie

Laut Turk et al. (1993) soll EMG-Biofeedback (Myofeedback) kombiniert mit Stressmanagement unmittelbar nach dem Behandlungsende den gleichen Erfolg wie eine Aufbissschiene nach 6 Monaten zeigen und besonders gute Wirkungen hinsichtlich der Schmerzreduktion und des Symptoms Depressivität aufweisen. Ideal scheint die Kombination beider Therapieformen, d. h. von einer Aufbisschiene mit Biofeedback, zu sein.

Die Therapieziele bei der Biofeedbackbehandlung von Bruxismus umfassen eine Absenkung der allgemeinen sympathikotonen Aktiviertheit sowie die willkürliche (und unwillkürliche) Entspannung der betroffenen Muskulatur, d. h. der Mm. masseter, Mm. temporales oder auch Mm. frontales.

Wichtig ist der Erwerb der Fähigkeit des Beibehaltens eines möglichst geringen Muskeltonus auch unter Belastung sowie der Fähigkeit die Muskel(an)spannung nach Belastungssituationen möglichst rasch vermindern zu können. Dies gelingt vor allem durch das sog. Diskriminationstraining.

Biofeedback bei Bruxismus wird zum Absenken des mentalen Aktivierungsniveaus (Hautleitwert, EDA) und zur allgemeinen Entspannungsinduktion eingesetzt. Hier haben u. a. auch das Atemtraining und die Progressive Muskelrelaxation nach Jacobson ihren Platz. Der Parameter „Muskeltonus" (also das EMG) wird zum EMG-Entspannungstraining und zum EMG-Diskriminationstraining verwendet.

Die EMG-Ableitung bei Bruxismus erfolgt z. B. unilateral vom M. masseter (siehe Abbildung 18) mit der Referenzelektrode z. B. auf C7.

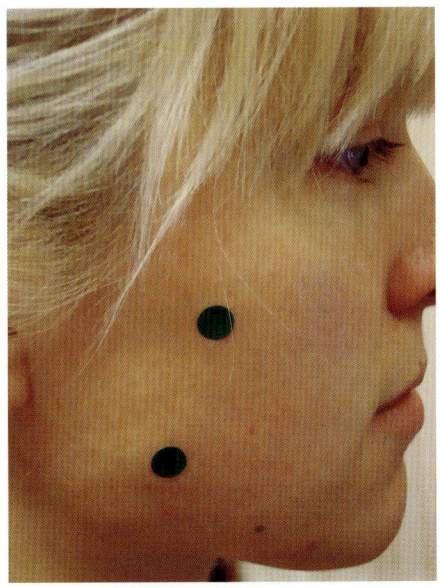

Abbildung 18: Markierung für die Ableite-Elektrodenposition bei Ableitung vom M. masseter.

Weitere Ableitungen vom M. trapezius (uni- und bilateral) sowie auch vom Venter frontalis des M. occipitofrontalis (siehe Markierungen bei Abbildung 19) machen durchaus Sinn, wenn man sich die Zusammenhänge des stomatognathen Systems mit der Nacken-Schultergürtelregion und die häufige Koinzidenz von Zervikalsyndromen und Temporomandibulärer Dysfunktion vor Augen führt.

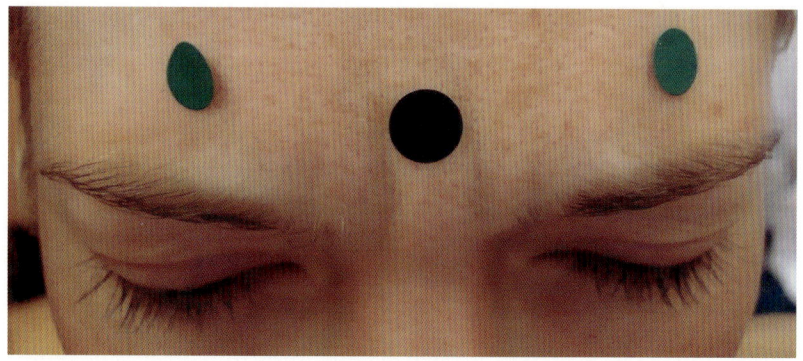

Abbildung 19: Markierung für die Ableite-Elektrodenposition bei Ableitung vom M. frontalis (sog. Venter frontalis des M. occipitofrontalis).

Der Sitzungsablauf bei der Biofeedbackbehandlung (Myofeedback, EMG-Training) von Bruxismus beginnt mit einer dreiminütigen Baseline, wobei ein M. masseter-Oberflächen-EMG abgeleitet wird. Darauf folgen drei Minuten gezielte muskuläre Entspannung, wobei die Kiefer angenehm positioniert und damit die Kiefergelenke optimal zentriert werden sollen.

Dann folgen drei Durchgänge, in denen für jeweils 30 Sekunden die Kiefer zusammengepresst werden sollen. Dazwischen soll jeweils für eine Minute eine muskuläre Entspannung im Sinne einer aktiven, progressiven Entspannung durchgeführt werden. Nach ein bis zwei Minuten Erholungs-Pause folgen wiederum drei Durchgänge, in denen die Kiefer für jeweils 30 Sekunden zusammengepresst werden sollen. Dazwischen soll wiederum jeweils eine Minute eine aktive, progressive Entspannung durchgeführt werden. Dann folgen wieder ein bis zwei Minuten Erholungspause und nochmals drei Durchgänge, in denen die Kiefer wie oben zusammengepresst werden, mit Pausen aktiver, progressiver muskulärer Entspannung dazwischen.

Dann folgen eine etwa dreiminütige Endbaseline und ein Review mit einer Besprechung sowie der Formulierung weiterer Therapieziele und der Vereinbarung von Hausaufgaben.

Tinnitus

Tinnitus aurium oder auch Ohrgeräusch, *„Klingeln der Ohren"* oder „Ohrensausen" ist ein besonders quälendes Symptom. Der vom sog. „subjektiven Tinnitus" betroffene Patient hat eine akustische Wahrnehmung, der letztlich keine äußere oder für andere

Personen wahrnehmbare Schallquelle zugrunde liegt. Der „objektive Tinnitus" dagegen, der viel seltener als der subjektive vorkommt, beruht auf einer wahrnehmbaren oder zumindest messbaren körpereigenen Schallquelle.

Die akustische Wahrnehmung von Tinnitus-Patienten kann u. a. als Pfeifen, Brummen, Zischen, Rauschen, Knacken oder Hämmern beschrieben werden. Die Lautstärke und Frequenz kann gleich bleibend oder wechselnd sein, auch kann die Intensität des Symptoms an sich einen konstanten oder wechselnden Charakter aufweisen.

Die Ätiologie und Pathogenese sind für den Tinnitus nach wie vor nicht ganz gesichert. Ebenso gibt es in der Tinnitus-Behandlung noch kein 100-prozentiges Erfolgsrezept.

Besonders der dekompensierte Tinnitus ist quälend und eine sehr starke Beeinträchtigung für die Betroffenen. Diese sind u. a. auch durch Konzentrations- und Aufmerksamkeitsstörungen, psychische und körperliche Angespanntheit, Schlafstörungen und Depressionen sowie Hörbeeinträchtigungen in ihrer Lebensqualität stark beeinträchtigt. Ganz wesentlich trägt auch der Kontrollverlust, d. h. die fehlende Kontrolle über das Ohrensausen zu dieser quälenden Hilflosigkeit und Beeinträchtigung bei. Neben Durchblutungsstörungen im Innenohr werden vor allem auch Muskelan- und -verspannungen im Kopf-, Nacken- und Schulterbereich als Symptom auslösend angenommen.

Biofeedback-Therapie

Wirksamkeitshinweise für eine Biofeedback gestützte Verhaltenstherapie finden sich u. a. bei Weise, Heinecke und Rief (2007), Hiller und Harkötter (2005) sowie bei Kröner-Herwig (2003).

Therapeutisch wird u. a. ein gezieltes Training der Muskulatur des Kopf-, Nacken- und Schulterbereichs angestrebt.

Ziele der Biofeedback-Behandlung und der verhaltenstherapeutischen Interventionen sind u. a. also eine muskuläre Detonisierung und Verbesserung der Entspannungsfähigkeit, eine sog. Psychoedukation mit Aufmerksamkeitsumlenkung und einer Modifikation dysfunktionaler Kognitionen. Weiters wird eine Förderung von Copingstrategien angestrebt.

Nach Goebel et al. (2001) wird ein dreimonatiges Therapieprogramm vorgeschlagen, das mit einem diagnostischen Gespräch und einer ersten Biofeedbacksitzung zur psychophysiologischen Diagnostik beginnt, wobei die Stressreaktivität und Entspannungsfähigkeit sowie der Muskeltonus registriert werden. In weiterer Folge schließen sich zwölf rund 50-minütige Sitzungen an, welche in den ersten beiden Wochen zweimal und in den weiteren Wochen einmal pro Woche stattfinden sollen.

Zum Beispiel wird in der ersten Therapiesitzung mit Gesprächen über das Symptom, Psychoedukation und einer Einführung in die Methodik des Biofeedbacks begonnen. Beim Biofeedback können z. B. auch spielerische Entspannungsübungen durchgeführt werden.

In der zweiten und dritten Therapiesitzung ist vor allem die Wirkung von Stress ein Thema. Im Biofeedback sind es ein Stresstest sowie das Üben von Entspannung nach Stress und Belastungen.

Die vierte Sitzung befasst sich mit der Information zum Tinnitus und mit dem diesem Thema innewohnenden Teufelskreis von Symptom und Symptomverstärkung durch Belastung durch das Symptom selbst. Im Biofeedback kann z. B. ein „Schwellentraining" durchgeführt werden.

Die fünfte bis siebente Therapiesitzung sollen dazu dienen, dysfunktionale Gedanken in funktionale Gedanken zu transformieren bzw. diese dadurch zu ersetzen. Beim Biofeedback wird die Einschätzung der An- und Entspannung geübt. Es soll hierbei und in weiterer Folge auch langsam zum Ausschleichen des (Bio-)Feedbacks kommen – also zur Entspannung ohne Feedback.

Die achte Sitzung dient der Aufmerksamkeitsschulung und im Biofeedback werden u. a. Übungen zur Ergonomie, Körperhaltung und zur sog. posturalen Kontrolle (Haltungskontrolle) vermittelt.

Die neunte Therapiesitzung beinhaltet die Vermittlung alternativer Entspannungstechniken, u. a. der progressiven Muskelrelaxation nach Jacobson (dies eventuell auch schon früher!). Die Progressive Muskelrelaxation nach Jacobson wird z. B. auch unter Biofeedback-Bedingungen geübt und dann im Review besprochen.

In der zehnten Therapiesitzung liegt die Konzentration nochmals am Tinnitus. Biofeedback gestützte Imagination kann hier Therapie unterstützend wirken.

Die elfte Sitzung steht unter dem Motto „Rückzug und Vermeidung", wobei mittels Biofeedback die Entspannung unter Stress- und Lärmbelastung effektiv geübt werden kann.

Die zwölfte und letzte Therapiesitzung dient der Rezidiv- also Rückfallprophylaxe. Im Biofeedback werden u. a. besonders schwierige Übungen wiederholt.

Durch ein derartiges Programm sollen über viele Jahre stabile, klinisch relevante Verbesserungen im Bezug auf die Belastung durch den Tinnitus sowie auf die Intensität oder Lautstärke des Ohrgeräusches erreicht werden können. Wesentlich sei hier laut Kogler die mögliche Minderung der Tinnitus bedingten Stressbelastung, da durch eine bessere Selbstwirksamkeit die Kontrolle über den Tinnitus verbessert werden kann.

Kopfschmerzsyndrome
Vorne weg: Laut der Deutschen Kopfschmerz- und Migräne-Gesellschaft soll Biofeedback die effektivste nichtmedikamentöse Kopfschmerz-Behandlung sein. Rund 30–70 % der deutschen Bevölkerung leiden zumindest zeitweise unter Kopfschmerzen, wobei für rund 15 % der Menschen die Kopfschmerzen einen ganz erheblichen Leidensdruck bedeuten.

Zur Klassifikation des Kopfschmerzes
Es gibt eine enorme Anzahl an Kopfschmerzformen. Diese werden nach der Internationalen Kopfschmerzklassifikation (International Classification of Headache Disorders, ICHD) in primäre und sekundäre Kopfschmerzen klassifiziert. Rund 90 % aller Kopfschmerzen werden durch Migräne und Kopfschmerz vom Spannungstyp (Spannungskopfschmerz) hervorgerufen. Spannungskopfschmerz wiederum tritt ungefähr doppelt so häufig auf wie Migräne. Es können auch verschiedene Kopfschmerzformen gemeinsam, d. h. in Kombination, auftreten.

Spannungskopfschmerz
Der **chronische Spannungskopfschmerz** (Kopfschmerz vom Spannungstyp) ist meist konstant, fronto-okzipital lokalisiert und hat einen dumpfen und drückenden Charakter. In der Intensität ist er meist (leicht bis) mittelschwer ausgeprägt.
Nicht selten geht er mit Erschöpfung bis zur Depression einher. Übliche tägliche Verrichtungen und Tagesaktivitäten werden durch den Spannungskopfschmerz allerdings nicht so nachhaltig behindert und körperliche Aktivität verstärkt diese Kopfschmerzform nicht.
In der Entstehung des Kopfschmerzes vom Spannungstyp sollen u. a. muskuläre Verspannungen eine wichtige Rolle spielen. Diese können das Schmerzgeschehen allerdings auch nicht vollständig

erklären. Die Ätiologie und Pathogenese soll vielmehr multifaktoriell mit Beteiligung zentralnervöser, vaskulärer, genetischer, biochemischer sowie psychologischer Faktoren sein.

Übrigens findet sich nicht bei allen Patienten mit Spannungskopfschmerz ein erhöhter Tonus, d. h. erhöhte Anspannungswerte in der Muskulatur. Sog. „Myogene Kopfschmerzen" werden von manchen daher auch als Unterform der Spannungskopfschmerzen bezeichnet. Nach dem Modell der „Myogenen Kopfschmerzen" von Bischoff (2004) entstehen myogene Kopfschmerzen immer dann, wenn die Kopf-, Nacken- und Schultergürtelmuskulatur mehr Muskelarbeit leisten muss, als sie durch regenerative Prozesse zu kompensieren in der Lage ist.

Zur Behandlung myogener Kopfschmerzen kann Myofeedback oder EMG-Biofeedback zur Reduktion der Muskelanspannung im Kopf- und Nackenbereich sinnvoll eingesetzt werden. Der Teufelskreis aus Schmerz mit konsekutiver reflexhafter Muskelverspannung und verstärkter sympathischer Aktivierung, die wiederum zur Verstärkung des Schmerzes führen, soll so durchbrochen werden.

Biofeedback-Therapie

Der Spannungskopfschmerz ist durch folgendes klinisches Bild charakterisiert: Er ist meist fronto-okzipital lokalisiert und des handelt sich um einen konstanten Schmerz mit dumpfer, drückender Schmerzqualität sowie leichter bis mittelschwerer Schmerzintensität. Eine Verbesserung durch körperliche Aktivität ist möglich – jedenfalls führt sie zu keiner Verschlechterung.

Die Ätiologie und die Pathogenese sind weitgehend ungeklärt. Es handelt um ein multifaktorielles Geschehen. Eine Beteiligung muskulärer Verspannungen (muskulärer Hypertonus), Bischoff spricht von einem „myogenen Kopfschmerz" durch Muskelmehrarbeit im Kopf-, Nacken- und Schultergürtelbereich (1990). Aufgrund dieser Tatsache findet Biofeedback als EMG-Entspannungstraining, EMG-Diskriminationstraining und Atemtraining hier eine sinnvolle und effektive Anwendung. Beim Muskeltraining wird eine effektive Entspannung sowie „Beherrschung" der Muskulatur angestrebt, beim Atemtraining ist es die Forcierung der Bauchatmung (über den N. vagus – Entspannung) auf Kosten einer Reduktion der Schulter-Brust-Atmung.

Das Myofeedback umfasst also das EMG-Entspannungstraining und das EMG-Diskriminationstraining, wobei beim Spannungskopfschmerz vor allem der M. frontalis, der M. trapezius sowie der M. masseter (alle beidseits) betroffen sind.

Das Myofeedback oder EMG-Feedback des M. frontalis wird von der Pars frontalis des M. occipitofrontalis abgeleitet. Üblicherweise werden im Rahmen des EMG-Feedbacks die Elektroden immer entlang des Muskelverlaufs platziert und entsprechend abgeleitet. Beim M. frontalis allerdings wird eine quere Ableitung durchgeführt. Dies hat einerseits technische Gründe in der Elektrodenplatzierung und ist andererseits u. a. durch die doppelseitige zentrale Repräsentation dieser Muskelpartie bedingt. Die EMG-Ableitung erfolgt ungefähr einen Zentimeter proximal der Mitte der Augenbrauen (hier ist eine kleine Mulde tastbar, siehe Abbildung 20). Die Referenzelektrode wird symmetrisch dazwischen platziert.

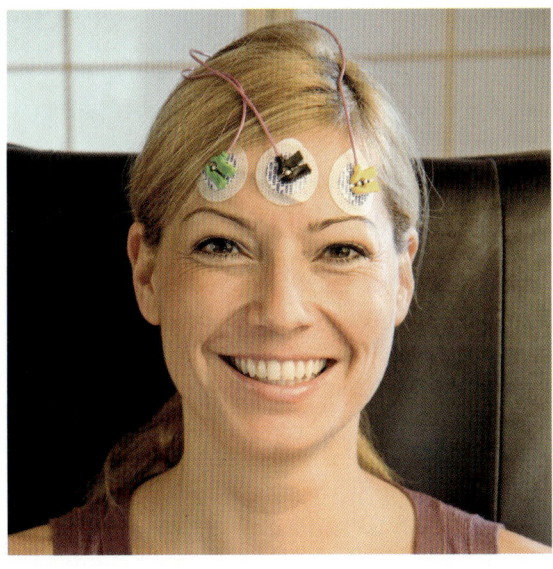

Abbildung 20:
Myofeedback oder EMG-Feedback des M. frontalis, das von der Pars frontalis des M. occipitofrontalis abgeleitet wird.

Das Myofeedback oder EMG-Feedback des M. trapezius kann (wie beim beschriebenen Zervikalsyndrom, siehe Abbildung 21) ein- oder zweikanalig abgeleitet werden. Bei der Ableitung mit einem Kanal wird je eine Elektrode auf dem linken M. trapezius und eine auf dem rechten M. trapezius platziert, die Referenzelektrode auf der sog. Vertebra prominens (C7). Bei der Ableitung mit zwei Kanälen werden je zwei Elektroden auf dem linken M. trapezius und auf dem rechten M. trapezius platziert.

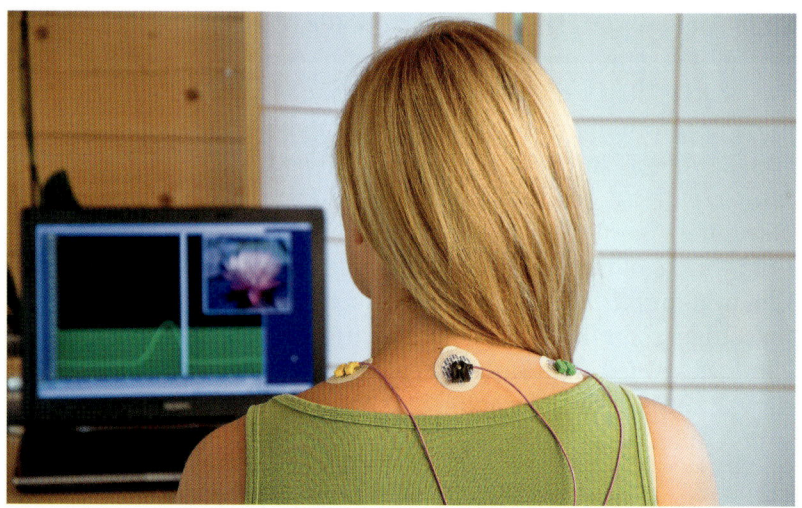

Abbildung 21: Myofeedback oder (einkanaliges) EMG-Feedback des M. trapezius.

Eine Entspannung im EMG-Feedback würde für den M. frontalis bei Werten etwa unter 1,5 µV und für den M. trapezius unter 2 µV erreicht.

Als Therapieziele bei EMG-Entspannung wird zunächst eine willentlich mögliche Entspannung der Stirn- und Nackenmuskulatur formuliert. Weiters sind die Aneignung und Einübung eines vorteilhaften Atemmusters wichtig. Dies bedeutet vor allem eine Verminderung der Schulter-Brustatmung zu Gunsten der Bauchatmung. Letztlich wird dann eine Beibehaltung der muskulären Entspannung auch in Belastungssituationen und unter Stress angestrebt.

Im Rahmen der Durchführung der sog. EMG-Entspannung ist also das Ziel die Entspannung der Stirn- und Nackenmuskulatur, sprich des M. frontalis unter 1,5 µV und des M. trapezius unter 2 µV. Weiters sind ein konstantes Beibehalten der Muskelentspannung unter Haltungs- und Situationsmodifikationen sowie die Beibehaltung der muskulären Entspannung und ein Wiedererlangen derselben auch in Belastungssituationen und unter Stress angestrebt. Hilfreich ist es hierbei, zunächst mit geschlossenen Augen zu trainieren.

Eine erste Sitzung zur EMG-Entspannung kann mit einer dreiminütigen Baseline beginnen. Dann folgt ein zehnminütiges EMG-Entspannungstraining. Dann wieder eine dreiminütige Pause und eine Besprechung, worauf erneut eine zehnminütiges EMG-

Entspannungstraining und ein Bauchatemtraining folgen. Abgeschlossen wird mit einer dreiminütigen Endbaseline, der Nachbesprechung und der Aufgabenformulierung.

Der Sitzungsablauf für eine erste EMG-Diskriminationssitzung beginnt z. B. ebenfalls mit einer dreiminütigen Baseline, worauf drei Durchgänge „muskuläres Nachzeichnen" mit einer (An-) Spannung von z. B. 25 µV und mit entsprechend offenen Augen folgen. Dann kommt ein Durchgang „muskuläres Nachzeichnen" von 25 µV mit geschlossenen Augen, danach eine ein- bis dreiminütige Pause. Darauf folgen dann drei Durchgänge „muskuläres Nachzeichnen" mit 15 µV und mit offenen Augen und darauf ein Durchgang „muskuläres Nachzeichnen" mit 15 µV und mit geschlossenen Augen. Dann folgt eine ein- bis dreiminütige Pause gefolgt von drei Durchgängen „muskuläres Nachzeichnen" mit einer Spannung von 10 µV und mit offenen Augen sowie ein Durchgang „muskuläres Nachzeichnen" mit 10 µV und mit geschlossenen Augen. Nach einer ein- bis dreiminütigen Pause folgen drei Durchgänge „muskuläres Nachzeichnen" mit z. B. 5 µV bei offenen Augen sowie ein Durchgang „muskuläres Nachzeichnen" mit 5 µV und bei geschlossenen Augen. Der Abschluss ist die ca. dreiminütige Endbaseline.

Auch hier sind der Transfer und die Übertragung in den Alltag das Ziel.

Um die 7.–8. Sitzung soll eine schrittweise Loslösung von der Rückmeldung über das Biofeedback-Gerät erfolgen. Ab der ersten Sitzung (Hausaufgaben!) soll das Gelernte im Alltag geübt und umgesetzt werden.

Bezüglich der Effektivität der Behandlung kann dem Biofeedback konstatiert werden, dass es eine wirksame Methode und der Placebotherapie signifikant überlegen ist. Ideal ist hier die Kombination von Myofeeback (EMG-Entspannungstraining) mit anderen aktiven Entspannungstechniken wie z. B. der Progressiven Muskelrelaxation nach Jacobson.

Der klinische Erfolg des Biofeedbacks in der Behandlung des Kopfschmerzes vom Spannungstyp korreliert hoch mit der Fähigkeit des Patienten, minimale Veränderungen in der Muskelanspannung wahrzunehmen und zu kontrollieren (Diskriminationstraining). Wesentlich sind hier also das EMG-Entspannungstraining, die Verbindung aus der EMG-Entspannung und der Atmung (Atemfeedback) sowie das EMG-Diskriminationstraining.

Wesentliche Informationen, die aus dem EMG gewonnen werden können, sind u. a. in welcher Muskelgruppe der Patient am stärksten reagiert, ob und in welcher Ausprägung Asymmetrien bestehen und ob eine Schonhaltung eingenommen wird.

Aus den Parametern der elektrodermalen Aktivität sind für den Therapeuten weiters das generelle Erregungsniveau, die Erregungsschwelle sowie die Sensibilität des sympathischen Nervensystems, also Erregungsanstiege ohne äußeren Reiz, ablesbar.

Migräne

Mit Migräne wird eine Kopfschmerzform bezeichnet, die meist anfallsartig auftritt – man spricht auch von Migräneattacken – die ca. ein- bis sechsmal Mal pro Monat auftreten und ca. 4–72 Stunden andauern.

Die Migräne ist durch folgendes klinisches Bild charakterisiert: Der Kopfschmerz ist meist unilateral, man spricht auch von Hemicranie oder Halbseitenkopfschmerz, kann sehr selten aber auch bilateral auftreten. Der Schmerz ist meist besonders schwer und oftmals stark pochend, hämmernd und geht häufig mit Übelkeit, Erbrechen, Sehstörungen, Lärm- und Lichtempfindlichkeit sowie einer erheblichen Beeinträchtigung der Tagesaktivität und Lebensqualität einher. Sie zeigt zudem eine Verschlechterung durch körperliche Aktivität.

Der Ablauf einer Migräneattacke ist phasenhaft. Die Prodromal-Phase wird häufig von einer Auren-Phase, die allerdings nicht zwingend vorkommen muss, gefolgt. Darauf folgen dann die eigentliche Migräneattacke, der Migräneanfall und danach die sog. Postdromalphase.

Die Ätiologie und die Pathogenese der Migräne sind weitgehend ungeklärt. Hier stehen u. a. Annahmen zu neurovaskulären Grundlagen (neurogene Entzündungsprozesse, Hirnstamm) sowie zu einer vasomotorischen Instabilität im Vordergrund. Sicher spielen in der Pathogenese eine sog. vasomotorische Instabilität sowie die Auslösung durch Triggerfaktoren eine Rolle. Auf eine Gefäßverengung oder Vasokonstriktion folgt im Ablauf der Migräneattacke eine exzessive Gefäßerweiterung oder Vasodilatation, die von Entzündungsprozessen begleitet ist.

Zunächst soll eine entsprechende Veranlagung (Diathese), die durch eine Instabilität der Blutgefäßregulation im Kopf und eine erhöhte Sensibilität für aversive Umweltreize gekennzeichnet ist, eine Rolle spielen (Diathese-Stress). Die Auslösung von Migräneattacken erfolgt dann meist durch Triggerfaktoren wie z. B. Menstruation, Schlafmangel (Nachtdienste, Schichtarbeit), Hektik, Stress, gewisse Nahrungsmittel, Alkohol, erhöhter Leistungsanspruch etc.

Laut Wolff und seiner 3-Phasen-Theorie, die im Übrigen zunehmend in Frage gestellt wird, soll der Anfall mit einer Verengung der Blutgefäße (Vasokonstriktion) beginnen, worauf eine exzessive Erweiterung (Vasodilatation) folgen soll. In der dritten Phase soll es zu Entzündungsprozessen und einen Sensibilisierung von Schmerzrezeptoren in den Gefäßwänden kommen.

Neuere Modelle wie von Göbel (2004) sprechen von neurogenen Entzündungsprozessen und speziellen neuronalen Vorgängen im Hirnstamm mit sekundärer Gefäßreaktion, wobei eine Schlüsselrolle das Serotonin spielen soll.

Laut Konsensus-Statement der Österreichischen Kopfschmerzgesellschaft (1988) wird Biofeedback zur Behandlung von Migräne und Spannungskopfschmerz empfohlen. Weiters läge allen Biofeedbackmethoden die gesicherte Beobachtung zu Grunde, dass sie gegen Spannungszustände wirken würden, wie sie im Zusammenhang mit chronifizierten Kopfschmerzen auftreten.

Schon hier sei festgehalten, dass bei Kopfschmerzsyndromen wie der Migräne als erster Ansprechpartner der auf Kopfschmerzen spezialisierte Neurologe zu konsultieren ist. Die gesamte Migränetherapie muss also wiederum in ein schulmedizinisches Diagnose- und Behandlungskonzept eingebettet sein.

In der Biofeedback-Behandlung der Migräne werden das Vasokonstriktionstraining, Handtemperatur-Biofeedback (Handerwärmungstraining) und Neurofeedback effektiv eingesetzt.

Die Anwendung der klassischen Biofeedback-Parameter erfolgt ebenfalls häufig in Kombination mit anderen Entspannungsverfahren.

Beim Temperatur-Biofeedback lernt der Patient gezielt, eine Steigerung seiner Handtemperatur und damit seiner peripheren Durchblutung zu bewirken. Dieses Handerwärmungstraining ist sehr einfach durchzuführen und wird vor allem zur Intervallprophylaxe der Migräne eingesetzt. Es ist weiters ein gutes Training für die generelle Entspannungsfähigkeit und findet auch Anwendung in der Behandlung des Raynaud-Syndroms.

Das Vasokonstriktionstraining wurde speziell für Migräne-Patienten entwickelt. Bis zu 60 % der Patienten können damit ihre Kopfschmerzaktivität um rund 50 % reduzieren!

Hierbei messen Sensoren (Photoplethysmographen) den Blutfluss und den Blutvolumenpuls in der oberflächlichen Schläfenarterie. Die Durchblutung dieser A. temporalis superficialis wird am Computerbildschirm vor allem als Kreis oder auch z. B. als Balken dargestellt. Der Patient versucht – u. a. durch die Vorstellung innerer Bilder – eine Vasokonstriktion herbeizuführen und lernt somit, die Blutgefäße willentlich im Sinne einer Kontraktion zu beeinflussen. Auf einzelne Verengungsphasen folgen dann Entspannungsphasen, um den Wechsel zwischen An- und Entspannung optimal zu trainieren. Durch Übung lernt der Patient, die Verengung der Temporalis-Arterie auch ohne Computer-Rückmeldung unter Voluntary-Control sowie unter Alltagsbedingungen herbeizuführen. Schon bei den ersten Anzeichen eines Migräneanfalls kann er so schnell reagieren und gegensteuern, in vielen Fällen die Attacke sogar kupieren. Die Erfolgsquoten dieser Behandlungsmethode im Sinne einer Reduktion der Kopfschmerzaktivität sollen um 50 % oder mehr liegen und werden für 50–60 % der Patienten beschrieben (Arena, Blanchard 1996). Bei Kindern und Jugendlichen soll die Effektivität gar noch höher sein (Kröner-Herwig et al. 1998). Laut der Deutschen Kopfschmerz- und Migräne-Gesellschaft ist *„Biofeedback die effektivste nichtmedikamentöse Kopfschmerz-Behandlung."*

Biofeedbacktherapie

Biofeedback bei Migräne wird also typischerweise und besonders gut bewährt als Vasokonstriktionstraining und Handerwärmungstraining sowie auch als Neurofeedback (worauf hier aufgrund der hohen Effektivität der „traditionelleren" Biofeedbackparameter nicht näher eingegangen wird) eingesetzt.

Das Vasokonstriktionstraining setzt in der Prodromalphase der Attacke an. Hierbei wird an der oberflächlich gelegenen Schläfenarterie, d. h. der Arteria temporalis superficialis aktiv einer Dilatation (Erweiterung des Gefäßes) entgegengewirkt. Das Handerwärmungstraining ist die ältere Methode und wird schon seit rund 40 Jahren praktiziert – es funktioniert über den N. vagus, setzt im schmerzfreien Intervall an und ermöglicht das Üben einer peripheren Dilatation mit Temperaturerhöhung.

Als Therapieziele werden die Selbstregulationsfähigkeit der Gefäßmotorik mit willkürlicher Vasokonstriktion der Arteria temporalis superficialis und die willkürliche Dilatation der peripheren Gefäße (Handerwärmungstraining) sowie der Aufbau von (Selbst-)Kompetenzüberzeugungen sowie die emotionale Stabilisierung und Verbesserung der Schmerzverarbeitung angesehen.

Mit Biofeedback kann bei Migräne (wie übrigens beim Spannungskopfschmerz auch) eine Reduktion des Medikamentenkonsums erreicht werden, wobei das schulmedizinische Behandlungskonzept auf keinen Fall und zu keiner Zeit verlassen werden sollte.

Beim **Vasokonstriktionstraining** wird eine willkürliche Vasokonstriktion der Arteria temporalis superficialis zur Anfallskupierung in der Prodromalphase angestrebt. Die willentliche Reduktion der Durchblutung der Arteria temporalis superficialis führt hierbei zur Linderung der Schmerzintensität in der Migräneattacke. Das sog. Pulsamplituden-Feedback wird beim Vasokonstriktionstraining eingestzt. Hier wird beispielsweise ein Kreis oder Ring (siehe Abbildung 22) am Display gezeigt. Als Anleitung für den Patienten gilt die Vorstellung, dass der Durchmesser dem Durchmesser der Schläfenarterie entspräche.

Eine Sitzung beginnt auch hierbei wieder mit einer dreiminütigen Baseline. Darauf folgen ein bis drei Minuten Feedback mit der Instruktion, das „Gefäß zu verengen". Auf eine ein- bis zweiminütige Pause folgen wiederum ein bis drei Minuten Feedback mit der Instruktion, das „Gefäß (also den Kreisring) zu verengen". Darauf folgen zwei bis drei Minuten geführte Entspannung (unter Beachtung auch der Funktionen Atmung, Temperatur).

Darauf folgen wieder ein bis drei Minuten Feedback mit der Instruktion, das „Gefäß zu verengen", dann ein bis drei Minuten Pause und wiederum ein bis drei Minuten Feedback mit der Instruktion, das „Gefäß zu verengen".

Dann ist wieder Zeit für zwei bis drei Minuten geführte Entspannung (s.o.) und danach folgen zwei bis drei Minuten Üben unter sog. „Voluntary-Control"-Bedingungen, d.h. es wird ohne Monitor geübt. Danach erfolgt die Endbaseline, dann das Review und die Nachbesprechung sowie die Formulierung und Vereinbarung von Hausaufgaben.

Dem Vasokonstriktionstraining ist also eine klare Ablaufsplanung vorzuschalten. Stets gibt es (wie bei anderen Anwendungen auch) eine Anfangs- und Endbaseline. Dazwischen werden entsprechende Übungs- und Trainingsphasen (die in diesem Fall für die Patienten besonders anstrengend sind!) sowie Pausen eingeschaltet. Zunächst wird unter Idealvoraussetzungen in einem optimalen Setting geübt, später werden die externen Bedingungen sozusagen „verschärft" (z. B. durch Stressoren und Belastungen sowie durch Imaginationen). Das Vasokonstriktionstraining ist, wie schon erwähnt, sehr anstrengend. Ein Training dauert daher zu Beginn nur rund 20 Minuten und später um die 30 Minuten. Die anstrengenden Kontraktionsphasen werden von Sitzung zu Sitzung schrittweise verlängert. Die Pausen dazwischen sollen jeweils rund eine bis zwei Minuten dauern.

Unter Voluntary-Control-Bedingungen, also ohne Monitor, wird so ab der 3.–4. Sitzung geübt, d. h. wenn der Patient die Übungen recht gut erlernt hat. Viele Therapeuten schalten allerdings Voluntary-Control-Phasen auch schon von Anfang an ein. Dies, da manche Patienten die Kontraktionsfähigkeit auch da zwar schon haben, aber ganz einfach noch nicht richtig beherrschen und einsetzen können. Hier muss dann nur mehr der gezielte Einsatz dieser Fähigkeit richtig geübt werden. Wichtig ist natürlich auch das Durchspielen von Stress- und Belastungssituationen.

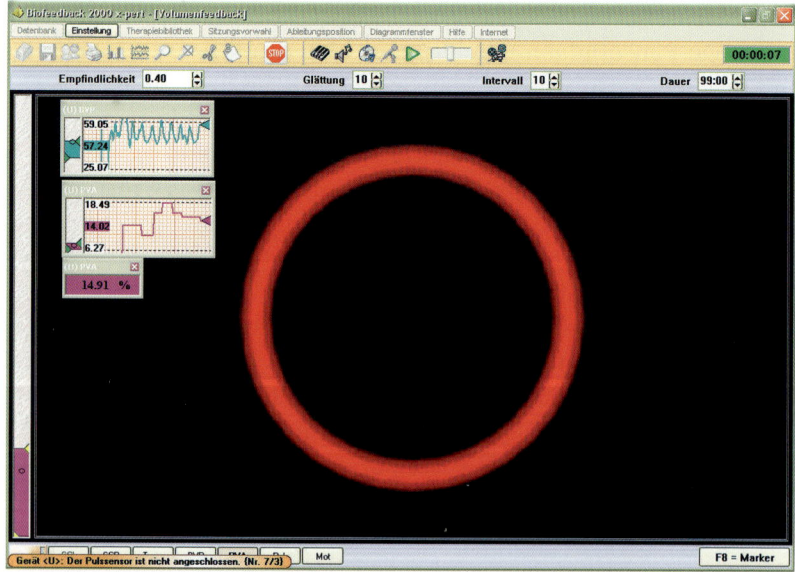

Abbildung 22: Vasokonstriktionstraining: Hier gilt die Vorstellung, dass der Durchmesser dem Durchmesser der Schläfenarterie entspräche.

Beim **Handerwärmungstraining** sind die Erhöhung der peripheren Durchblutung durch die willkürliche Selbstregulation der Gefäßmotorik und eine Entspannung in der schmerzfreien Phase das Therapieziel.

Hier wird der Patient aufgefordert, die periphere Körpertemperatur, also die Handtemperatur, willkürlich zu erwärmen. Dieses Training erfolgt, bis z.B. eine Temperatur von (32–)33 °C erreicht und konstant beibehalten werden kann. Beginnend mit einer dreiminütigen Baseline wird danach mit einem zehnminütigem Handerwärmungstraining unter Feedback-Bedingungen begonnen. Auf eine dreiminütige Pause mit Besprechung folgen weitere zehn Minuten Handerwärmungstraining unter Feedback-Bedingungen, dann wieder drei Minuten Pause mit Besprechung. Darauf folgen nun fünf Minuten Handerwärmung unter Voluntary-Control-Bedingungen. Am Ende stehen eine dreiminütige Endbaseline sowie ein Review mit Nachbesprechung.

Wege für Betroffene und Therapeuten – Parameter und Therapien

Der Weg für Betroffene und Patienten:
- (Fach-)Arzt: **Hausarzt, Facharzt v.a. für Neurologie,** weiters für **PM&R, Orthopädie, HNO, Zahnmediziner/Kieferchirurg.**
- BFB-Therapeut/-Trainer
- Psychotherapeut
- Psychologe

Der Weg für Therapeuten und Trainer:
- (Fach-)Arzt: **Hausarzt, Facharzt für Neurologie,** weiters für **PM&R, Orthopädie, HNO, Zahnmediziner/Kieferchirurg.**
- Psychotherapeut
- Psychologe

Typische Biofeedback-Parameter:
- Periphere Durchblutung (Blutvolumenpuls)
- Periphere Temperatur
- Muskelspannung
- Atmung
- Hautleitwert etc.

Therapien:

- Neurologische Primärtherapie! Medikamentöse Schmerzmedizin, d. h. analgetische sowie detonisierende Maßnahmen (Myotonolytika)
- Biofeedback (z. B. Vasokonstriktionstraining und Handerwärmungstraining, weiters z. B. die Muskelspannung der Stirn-, Schläfen und Trapeziusmuskulatur sowie die Atmung etc.)
- Krankengymnastik (Physiotherapie) und Ergonomie unter Biofeedback
- Psychophysiologische Entspannungsmethoden (Progressive Muskelrelaxation nach Jacobson, Autogenes Training)
- Manualmedizinische Techniken (v.a. Mobilisationen)
- Passive Wärmeanwendungen (Peloide, z. B. Moorpackungen) zur Detonisierung
- Klassische Massagebehandlungen zur Detonisierung
- Elektrotherapeutische Verfahren (z. B. Transcutane elektrische Nervenstimulation/TENS)

Ausgewählte wissenschaftliche Arbeiten
Erinnerung und Verbalisierung von Schmerzen
Eigene wissenschaftliche Daten zur Erinnerung und Verbalisierung von Schmerz, welche an schmerzfreien und gesunden Probandinnen im Rahmen einer diagnostischen Biofeedback-Sitzung und diversen Stresstests gewonnen wurden, weisen darauf hin, dass die Erinnerung an den jeweils stärksten erlebten Schmerz auch für Gesunde eine gewisse Belastung (mit entsprechender Aktivierung) darstellt. Die Verbalisierung ebendieses stärksten erlebten körperlichen Schmerzes ist in weiterer Folge auch für (schmerzfreie) Gesunde eine signifikante Belastung, die mit einer entsprechenden sympathischen Aktivierung einhergeht, die weit über herkömmliche Stress- und Belastungstests hinausgeht. Längeres Verbalisieren dieses Schmerzes kann dann allerdings fast zur vollständigen Entspannung führen. Aus meiner Sicht als Schulmediziner ist die Relevanz für das ärztliche respektive das therapeutische Gespräch augenscheinlich.

Effektivität von Biofeedback bei ausgewählten Schmerzsyndromen laut wissenschaftlicher Datenlage: Biofeedback zeigt für ausgewählte Schmerzsyndrome eine signifikante klinische Effektivität. Hier seien u. a. die Migräne, der Spannungskopfschmerz, das Raynaud-Syndrom, der Kreuzschmerz, das Zervikalsyndrom, die Temporomandibuläre Dysfunktion und der Bruxismus erwähnt. Biofeedback führt zur Steigerung der Selbstkompetenz und kann über eine anhaltende klinische Besserung sogar bis zur Einsparung von Medikamenten und Therapien führen. Biofeedback kann damit gerade auch im sog. ambulanten, extramuralen Bereich hohe klinische und auch ökonomische Relevanz haben.

Für Biofeedback spricht gerade in der Schmerztherapie die hohe Glaubwürdigkeit des therapeutischen Ansatzes und die damit verbundene gute Akzeptanz durch Patienten (und Anwender) mit einer optimalen Förderung der (Therapie-)Motivation. Wesentlich ist auch die flexible Gestaltung und Kombination mit anderen therapeutischen Maßnahmen, insbesondere die notwendige Integration in ein schulmedizinisches Behandlungskonzept. Die wissenschaftliche Datenlage zur Effektivität wird durch Publikationen, die in ernst zu nehmenden und auch von Schulmedizinern akzeptierten, hochrangigen Top-Journalen erschienen sind, unterstrichen. Auf einige wenige wird nachfolgend kurz eingegangen.

Für das Raynaud-Syndrom gibt es naturgemäß zahlreiche Publikationen.

U.a. zeigt eine systematische Literaturübersicht, dass Temperatur-Biofeedback (Handerwärmungstraining) beim primären Raynaud-Syndrom effektiv ist (Karavidas et al., Appl Psychophysiol Biofeedback 2006).

Für klassische neurologische Indikationen wird Biofeedback ebenfalls als effektiv beschrieben. Eine Literaturübersicht und Bewertung beschreibt Biofeedback als effektiv bei Migräne, Spannungskopfschmerz, muskulären Dysfunktionen (wie z. B. der Beckenbodeninsuffizienz), ADHD oder Deafferenzierungsschmerz (hier das sog. Mirror visual feedback). Es wird ausdrücklich darauf hingewiesen, dass Biofeedback natürlich jeweils als additive Therapiemaßnahme einzusetzen ist (Wahbeh et al., Neurology 2008).

Für die Migräne liegen Metaanalysen mit gepoolten Daten von 2266 Patienten vor. Das Handerwärmungs- und Vasokonstriktionstraining wird hier als effektiv beschrieben. Biofeedback kann die Anfallsfrequenz signifikant reduzieren und auch Anfälle komplett verhindern bzw. die Anfallsintensität signifikant reduzieren. Hierdurch kann u. a. der Medikamentenverbrauch reduziert werden. Weiters können durch Biofeedback die Symptome „Angst" und „Depression" reduziert werden. Biofeedbackbehandlungen zeigen langfristige Effekte mit stabilen Verläufen von im Schnitt über 14 Monaten (Nestoriuc et al. Appl Psychophysiol Biofeedback 2008 bzw. PAIN 2007).

Auch für den Spannungskopfschmerz existieren zahlreiche Effektivitätsnachweise. Unter anderem eine Metaanalyse mit Daten von 1289 Patienten. Biofeedback kann hier die Kopfschmerz-Frequenz und auch die Schmerzintensität signifikant reduzieren. Es kann zudem auch den Tonus der beteiligten Muskulatur signifikant reduzieren. Auch hier kommt es zu einer Verminderung des Medikamentenverbrauchs sowie der Symptome „Angst" und „Depression". Biofeedback zeigt langfristige und spezifische Effekte (Nestoriuc et al. Appl Psychophysiol Biofeedback 2008).

Für den Phantomschmerz und den sog. Deafferenzierungsschmerz wird das Mirror visual feedback (MVFB, Spiegeltherapie) als effektiv beschrieben. Die MVFB-Effektivität scheint abhängig von der Schmerzqualität zu sein. Tiefer (sog. gewebemediierter) neuropathischer Schmerz spricht besser an als oberflächlicher (sog. hautmediierter) Schmerz (Sumitani et al. Rheumatology 2008).

Auch für Kreuzschmerz gibt es tolle Untersuchungen und Publikationen. Herausgegriffen sei hier als Beispiel eine Arbeit, die Physiotherapie (fünfmal für eine Stunde) mit einer ebensolchen Physiotherapie, die zusätzlich durch EMG-Feedback (sog. Motor Control Learning) unterstützt wird, vergleicht. Die EMG-Feedback-Gruppe schnitt für die Parameter „Schmerz", „Lebensqualität" (SF-36) und „Beweglichkeit" (ROM) signifikant besser ab. Biofeedback scheint also eine konventionelle Physiotherapie bei Kreuzschmerz positiv und optimal unterstützen zu können (Magnusson et al. Spine 2008).

Für das Zervikalsyndrom, Kiefergelenksbeschwerden und Bruxismus erwies sich Biofeedback als effektiv in der Entspannung der beteiligten Muskelgruppen sowie in der Symptomreduktion (Orlando et al. Behav Med. 2007, Holtermann et al. Eur J Appl Physiol 2008).

Das Zervikalsyndrom am Arbeitsplatz ist eine ergonomische Herausforderung! Hier zeigt eine Arbeit, dass Biofeedback der Myalgie und dem Zervikalsyndrom (ausgelöst durch Computerarbeit) vorbeugen zu können scheint. In einer hochwertigen Studie mit 164

„Computer-Arbeitern" wurden als Intervention 5 Einheiten unilaterales (EMG)-Biofeedback des dominaten M. trapezius durchgeführt. Das Resultat waren eine niedrigere Aktivität beider (!) Mm. trapezii, eine kürzere Aktivitätszeit beider (!) Mm. trapezii sowie mehr kurze und lange Aktivitätspausen und damit mehr Erholungszeit für beide Mm. trapezii. Insgesamt war das Resultat also eine deutliche Reduktion in der muskulären An- und Verspannung der Betroffenen, die durchaus hohe arbeitsmedizinische Relevanz besitzen kann (Holtermann et al. Eur J Appl Physiol 2008).

Rezente Arbeiten:
In einer rezenteren Arbeit untersuchten Palermo et al. die Effekte von psychologischen Therapien beim Management von chronischen Schmerzen bei Kindern und Jugendlichen im Rahmen einer Metanalyse (1247 gepoolte Patienten). Eine Reduktion des Symptoms „Schmerz" konnte bei jungen Patienten mit Kopfschmerzen, Bauchsschmerzen und Fibromyalgie nach Anwendung von kognitiver Verhaltenstherapie, Entspannungstherapie und Relaxation sowie Biofeedback nachgewiesen werden (Palermo et al. Pain 2010).
Rezente „Guidelines" der Anästhesiologie der John Hopkins University empfehlen zur Behandlung von akutem und chronischem Schmerz bei Kindern ein multimodales Vorgehen, bestehend aus niedrig dosierter Schmerzmedikation und nichtmedikamentösen Maßnahmen wie Biofeedback, entspannenden Verfahren, Imaginationstherapie, Hypnose, TENS und Akupunktur (Yaster. European Journal of Anaesthesiology 2010).
Durch ein EMG-Biofeedback unterstütztes Dehnungsprogramm kann bei Kreuzschmerzpatienten im Vergleich zu einer Kontrollgruppe eine signifikante Verbesserung der Beweglichkeit ihrer Lendenwirbelsäule durch eine bessere Entspannung der Mm. erectores spinae (Rückenstrecker, im Oberflächen-EMG erkennbar) erreicht werden (Neblett et al. Clinical Journal of Pain 2010).
Ein rezente Übersichtsarbeit (Review) zur Beurteilung der Evidenz von kognitiver Verhaltenstherapie in der Behandlung von chronischem orofazialen Schmerz weist darauf hin, dass eine kognitive Verhaltenstherapie alleine oder in Kombination mit Biofeedback effektiv im sog. „secondary care"-Setting (d. h. nach Zuweisung durch den primär behandelnden Arzt) sein kann (Aggarwal et al. Journal of Orofacial Pain 2010).

Bei 157 Patienten mit einem sog. Levator-Ani-Syndrom wurde von Chiarioni et al. eine randomisierte, kontrollierte Studie zum Vergleich zwischen 9 Sitzungen Biofeedback versus Elektrotherapie oder Massage durchgeführt. Dabei führte Biofeedback im Vergleich zu den anderen applizierten Therapien zu einer wesentlich deutlicheren Schmerzreduktion, die nachhaltig war und bis zu 12 Monate anhielt (Chiarioni et al. Gastroenterology 2010). In einer rezenten Studie unterzogen sich 16 Patientinnen mit Harninkontinenz einem Behandlungsprogramm mit Biofeedback, Elektrostimulation, Beckenbodengymnastik und Übungen mit Vaginal-Konen. Nach der Behandlung kam es zu einer signifikanten Reduktion der Anzahl der täglich verbrauchten Vorlagen sowie zu einer signifikanten Verbesserung im sog. „Pad-Test" und zu signifikanten Verbesserungen in sog. Inkontinenz-Scores (Rivalta et al. Journal of Sexual Medicine 2010).

Im Rahmen einer Studie von Sowder et. al. wurde die Herzratenvariabilität bei 10 Kindern mit funktionellem Bauchschmerz im Vergleich zu 10 gesunden Kindern untersucht. Bei den Kindern mit Bauchschmerz zeigten sich dabei Zeichen einer autonomen Dysregulation, die sich nach 6 Sitzungen mit Herzratenvariabilitäts-Biofeedbacks signifikant verbessert haben. Parallel dazu kam es auch zu einer signifikanten Erleichterung der funktionellen Bauchschmerzen, was auf die Rolle einer autonomen Dysregulation beim funktionellen Bauchschmerz hinweist (Sowder et al. Applied Psychophysiology and Biofeedback 2010).

Biofeedback bei allgemeinen und internistischen Indikationen

◆ Stressmanagement und Burnout (siehe Kapitel „Stress" bzw. „Burnout")
◆ Herzrasen und funktionelle anfallsartige Tachykardien (siehe Kapitel „Stress", „Angst", „HRV", „Burnout" sowie nachfolgendes Patientenbeispiel)
◆ Raynaud-Syndrom („Syndrom der kalten Finger")
◆ Hypertonie und Rehabilitation von Postinfarktpatienten
◆ Herzratenvariabilität

Herzrasen und funktionelle anfallsartige Tachykardien

Tachykardien (Herzfrequenzen über 100) sind zunächst in erster Linie natürlich schulmedizinisch von einem Facharzt für Kardiologie abzuklären.

Wenn dem anfallsartigen Herzrasen keine körperliche Erkrankung zugrunde liegt, so kann eine Biofeedbackbehandlung – meist in Kombination mit weiteren, u.a. auch aktivierenden Maßnahmen, sinnvoll sein, wie folgendes Patientenbeispiel illustrieren soll:

Patientenbeispiel:

Herr D. meldete sich wegen unkontrollierter Nervosität, Herzrasen und Zittern, die ihn privat und vor allem beruflich besonders stark behinderten. Außerdem hatte er starke Rückenschmerzen, die mit diesen Anspannungszuständen einhergingen.

Besonders die anfallsartigen Tachykardien machten Herrn D. große Sorgen. Seine Beschwerden waren zwar kardiologisch abgeklärt, doch hatte er dennoch große Angst vor dem unkontrollierbaren Auftreten derselben und auch, dass vielleicht doch etwas Bedrohliches übersehen worden sei. Sport war für ihn deswegen längst kein Thema mehr, da er sich aus Angst vor einem Herzanfall nicht mehr anzustrengen und zu belasten getraute. Deswegen hat er mittlerweile auch einen starken Leistungsknick bemerkt.

Beruflich bekleidet er eine sehr wichtige und hohe Machtposition, wobei seine Einschätzung und sein Urteil letztendlich Schicksale von großen Firmen, Unternehmen und Einzelpersonen stark beeinflussen und bestimmen konnten. Nicht zuletzt deswegen ist ein sicheres und ruhiges Auftreten für ihn unerlässlich.

Nach dem Erstgespräch und einer klinischen Untersuchung wurde für ihn eine Therapiekombination aus lauter aktiven und aktivierenden Therapien rezeptiert. Neben Biofeedback als Basis waren auch Krankengymnastik und extensiv aerobes Ausdauertraining am Fahrradergometer in der Gruppe wichtige Module dieses Programms.

Die Therapie schlug bald an, besonders beim Biofeedback zeigten sich erste Erfolge schon nach den ersten paar Sitzungen. Herr D. konnte wieder die aktive Kontrolle über seine Körperfunktionen gewinnen und derart einen enormen Zuwachs an Selbstkompetenz und Lebensqualität im Berufs- und im Privatleben erfahren.

Folgende Zusammenfassung des Behandlungsverlaufs von der Vorstellung bis zum heutigen Tage wurde vom Patienten selbst und mit eigenen Worten verfasst:

„AUSGANGSSITUATION im Herbst 2009 stellte ich mich mit a–e bei Ihnen vor:
a) Tachykardie
b) auftretende Schmerzen im Bereich der Wirbelsäule
c) mangelnde Kondition
d) innere Nervosität bei Präsentationen, Herzrasen, leichte
*   Vibration der Hände*
e) Ruhepuls deutlich über 100

Therapie Kombination:
a) Biofeedback
b) Bewegungstherapie/Krankengymnastik
c) Aerobes Ausdauertraining in der Gruppe

Die Kombination Biofeedback, Bewegungstherapie und Ausdauertraining hat mir eine Lebensqualität gebracht, die ich früher in dieser positiven Form nicht kennen lernen durfte.
Biofeedback fasziniert mich besonders, da ich im Rahmen der bisherigen Einheiten gelernt habe, persönliche Entspannungstechniken zu entwickeln und zu erlernen, die für meinen Alltag Gewinn bringend sind. Den Erfolg der Maßnahmen habe ich nicht nur am Bildschirm des Therapiezimmers übermittelt bekommen, sondern auch im täglichen und beruflichen Umfeld. Mein Ruhepuls liegt nun im Schnitt leicht über 70, die Artikulation und Gestik bei Präsentationen ist ruhig und ausgeglichen und die Vibration der Hände ist mittlerweile auch nicht mehr vorhanden.
Meine Beschwerden des Bewegungsapparates (Wirbelsäule) konnten durch die verordnete Bewegungstherapie ebenso stark verringert werden. Übungen wurden vor Ort erlernt und zu Hause ebenso perfektioniert. Der Therapeut hat auch sanfte Techniken eingebracht und durch Stimulation von Punkten (Rippenbogen und am Schädel) einen weiteren „Wohlfühl-Effekt" bewirkt. Weiters wurden Haltungstechniken durchgegangen, die ich bewusst im täglichen Leben steuern kann. Auch dies sehe ich als schönen Erfolg an.

Besonders interessant finde ich den „Umdenk-Prozess" im All-tag, wo man sich bei einer hängenden Haltung am Sessel etc. er-tappt und sich dann selbst korrigiert.
Die Ausdauertraining-Gruppe hat meine Kondition besonders be-einflusst.
Zwei Mal wöchentlich über 40 Minuten am Rad bei 125 Watt und einem Puls von 120–130 geben kräftige Impulse. Zusätzlich kommt auch noch der Spaß und Kommunikations-Faktor inner-halb der Gruppe zum Tragen. Ich merke nach mehreren Mona-ten eine enorme Leistungssteigerung und habe auch keine Angst mehr mich körperlich zu belasten.
Ich freue mich besonders, dass ich diese Therapieeinheiten wei-terhin in Anspruch nehmen kann und möchte Ihnen und dem tollen Team ein großes Dankeschön übermitteln. Mein Leben hat nicht nur an Qualität gewonnen, sondern mich grundlegend und umfangreich verändert."

Raynaud-Syndrom („Syndrom der kalten Finger")

Als Raynaud-Syndrom bezeichnet man anfallsartige reversib-le Gefäß(vaso)spasmen der Finger- und/oder Zehenarterien, die klassischerweise mit einem sog. Trikolorephämomen, d. h. initi-aler Blässe (weiß), danach Blauverfärbung oder Zyanose (blau) und postischämischer Rötung durch reaktive Hyperämie (rot) einhergehen. Das primäre Raynaud-Syndrom, der eigentliche Morbus Raynaud, zeigt – bei Fehlen einer bekannten zugrunde liegenden Krankheit – typischerweise anfallsartige Vasospasmen, welche durch Kälte oder emotionale Belastungen ausgelöst wer-den und mit einem mit symmetrischem Befall der Finger (meist ohne trophische Störungen) einhergeht. Hier sind Frauen häufi-ger betroffen. Nicht selten liegt auch ein gleichzeitiges Auftreten mit Hypotonie und migräneartigen Krankheitsbildern vor.

Dem sog. sekundären Raynaud-Syndrom liegt jedenfalls eine an-dere Erkrankung zugrunde (oft rheumatologische Bindegewebser-krankungen oder sog. Kollagenosen, neurologische Erkrankungen und Verengungen der oberen Thoraxapertur, hämatologische Ge-fäßerkrankungen, also Erkrankungen, die mit Veränderungen des Blutes einhergehen, Medikamentennebenwirkungen etc.), und es führt im Verlauf zu Strukturveränderungen an den Fingergefäßen und zeigt nicht selten einen asymmetrischen Befall. Natürlich ist die Diagnose schulmedizinisch zu stellen.

Die Behandlung der Grunderkrankung steht beim sekundären Raynaud-Syndrom natürlich an erster Stelle. Bei besonders schwerem Verlauf eines sekundären Raynaud-Syndroms kann u. a. auch (selten) eine sog. Sympathektomie durchgeführt werden.

Therapeutisch werden generell Allgemeinmaßnahmen wie ein Vermeiden von Kälte und Nässeexpositionen, das gezielte Warmhalten der Hände sowie das Vermeiden von Vibrationstraumen und eine Nikotinkarenz empfohlen. Außerdem empfiehlt sich eine Überprüfung der Medikation auf vasokonstriktorische Medikamente (wie z. B. auch Betablocker). Wichtig ist weiters die Information des Patienten über die Harmlosigkeit und gute Prognose des primären Raynaud-Syndroms.

Als Lokaltherapie kann eine Nitroglycerinsalbe verwendet werden. Die systemische Pharmakotherapie ist leider meist wenig hilfreich.

Hier werden u. a. Kalziumantagonisten, ACE-Hemmer und Angiotensin-II-Rezeptorantagonisten eingesetzt. Sog. Prostanoide wie „Iloprost" werden beim sekundären Raynaud-Syndrom eingesetzt. Für die Low-level-Laser-Therapie gibt es rezente positive Studienergebnisse.

Das Autogene Training und das **Biofeedback** werden ebenfalls zur Therapie des Raynaud-Syndroms mit Erfolg eingesetzt. Beim **Handerwärmungstraining,** bei dem die Erhöhung der peripheren Temperatur und Durchblutung durch die willkürliche Selbstregulation der Gefäßmotorik und eine Entspannung das Therapieziel darstellen, wird der Patient aufgefordert, die periphere Körpertemperatur, also die Handtemperatur willkürlich zu erwärmen. Beginnend mit einer Baseline wird danach mit einem etwa zehnminütigen Handerwärmungstraining unter Feedback-Bedingungen begonnen. Auf eine etwa dreiminütige Pause mit Besprechung folgen weitere zehn Minuten Handerwärmungstraining unter Feedback-Bedingungen, dann wieder drei Minuten Pause mit Besprechung. Darauf folgen nun fünf Minuten Handerwärmung unter Voluntary-Control-Bedingungen. Am Ende stehen wie bei allen Biofeedbacksitzungen eine Endbaseline sowie ein Review mit Nachbesprechung und Hausaufgaben.

Hypertonie und Rehabilitation von Postinfarktpatienten

Bluthochdruck, d. h. eine Hypertonie liegt dann vor, wenn im Sitzen nach einigen Minuten die Werte für den systolischen Blutdruck über 140 mm Hg und/oder für den diastolischen Blutdruck über 90 mm Hg liegen.

Bei gering bis mäßig erhöhten Werten sollten Kontrollmessungen die Diagnose bestätigen oder ausschließen. Wenn für die Blutdruckerhöhung keine zugrunde liegende Ursache wie z. B. eine Nieren(gefäß)erkrankung, hormonell-endokrine Störungen sowie Medikamente etc. ausgemacht werden kann, so spricht man von einer essenziellen oder primären Hypertonie; dies ist bei etwa 80 % aller Patienten der Fall. Es ist selbstredend, dass die Diagnose und Abklärung einer Hypertonie in jedem Fall ein schulmedizinisches Procedere erfordert. Auch die Therapie ist natürlich in jedem Fall eine schulmedizinische!

Sehr leichte, essenzielle Hypertonieformen können hier durch sog. Allgemeinmaßnahmen wie dosierte, individuell angepasste körperliche Bewegung, Diät sowie Entspannungstechniken und Stressmanagement und eben auch Biofeedback angegangen werden. Hier bleibt festzuhalten, dass sich diese Maßnahmen auch zur Ergänzung der schulmedizinischen Behandlung der meisten ausgeprägteren Hypertonieformen eignen können.

Beim Biofeedback wurden früher allgemein respiratorische Verfahren wie z. B. respiratorisches (Bio-)Feedback zur Blutdrucksenkung sowie auch andere Parameter eingesetzt, da sie technisch wenig aufwendig sind.

Direktes Blutdruck-Online-Feedback mit der sog. „Beat-to-beat"-Analyse, d. h. mit kontinuierlichem „Finger arterial blood pressure monitoring" via Fingermanschette ermöglicht ein direktes (Bio-)Feedback auf einem Monitor als systolische oder diastolische Blutdrucksäule respektive Animation (mit z. B. einer Änderung der Farbe und oder der Höhe der Darstellung bzw. der Animation). Im Rahmen der diagnostischen Biofeedbacksitzung werden Stressoren und die begleitende Blutdruckdynamik untersucht. Die Blutdruckreaktion spiegelt die Gesprächsinhalte gut wider. Bei unangenehmen Themen, Stress, Problemen und Traumata steigt er meist deutlich an, bei angenehmen Inhalten und Entspannung sinkt er. Die individuelle Blutdruckreaktion auf psychosoziale und emotionale Stressoren kann den Patienten auf diese Weise ideal dargestellt und bewusst gemacht werden, auch können therapeutische Strategien erleichtert eingebracht werden. Auch das regelmäßige Wiegen (der meist übergewichtigen Patienten) im Rahmen der Diätologie sowie ambulante Blutdruckmessungen und Ergometrien (bei steigender Leistung meist übermäßig steigender Puls und Blutdruck) sind als eine Art Biofeedback in der Führung der Hochdruckpatienten essenziell. Diese werden durch das apparative Biofeedback, besonders im Stressmanagement und Entspannungstraining ideal ergänzt, wo dem Patienten Zusammenhänge zwischen Kognitionen, „innerem Stresserleben" und seiner Blutdruckreaktion und -dynamik unmittelbar bewusst gemacht werden können. Das direkte Blutdruck-Online-Feedback ermöglicht zunächst die Identifikation der „Kernproblematik". Nach Herausarbeitung individuell belastender psychosozialer Faktoren wie Familie, Partnerschaft, Freunde, Karriere und Beruf, Einsamkeit etc. kann der Therapeut dann im Rahmen der Therapiesitzungen durch eine kognitive Umstrukturierung und Vermittlung von Entspannungsstrategien (siehe auch mentale Techniken) eine Blutdrucksenkung beim Patienten erreichen (und diese online nachvollziehbar erkennbar machen). Auch das Herzratenvariabilitäts-Feedback kann bei Patienten mit einer kardiovaskulären Risikosituation ideal in der Prävention und Rehabilitation eingesetzt werden.

Bei **Patienten nach einem Herzinfarkt** (sowie auch bei **Patienten nach einer Stentimplantation, einer Bypassoperation** oder auch **nach einer Herztransplantation**) kommt im Rahmen des notwendigen schulmedizinischen Rehabilitationskonzeptes (als integrativer Bestandteil in der Behandlung dieser Patienten) der psychosozialen Rehabilitation eine enorm wichtige Rolle zu. Biofeedback ist hierfür eine ideale Methode, die von den Patienten aufgrund ihrer guten Nachvollziehbarkeit gut akzeptiert und umgesetzt werden kann. Auch hier spielen Stressmanagement sowie eine kognitive Umstrukturierung und Vermittlung von Entspannungsstrategien (siehe auch mentale Techniken) eine tragende Rolle.

Herzratenvariabilität und Herzratenvariabilitäts-Biofeedback
Stress und Stressfolgen führen dazu, dass immer mehr Menschen an sog. Stresserkrankungen leiden. Hierzu gehören Ängste, Depressionen und chronische Erschöpfungszustände, aber auch Bluthochdruck und stressbedingte Herz-Kreislauf-Erkrankungen,

denn stressbedingte funktionelle Störungen können letztendlich auch die Entstehung struktureller Erkrankungen begünstigen und stellen somit ein veritables Gesundheitsrisiko dar.

Unterschiedliche Entspannungstechniken und -methoden wie z. B. die Progressive Muskelrelaxation nach Jacobson, das autogene Training sowie meditative Techniken oder auch die apparative Methode des Biofeedbacks werden zur Vorbeugung und unterstützenden Behandlung stressassoziierter und funktioneller Störungen eingesetzt und haben so auch hohen präventiven Wert. Diese Methoden basieren auf unterschiedlichen Techniken und setzen teilweise auch an verschiedenen Stellen des Organismus an.

Von Seiten des Biofeedbacks scheint das Herzratenvariabilitäts-Biofeedback (auch „Herzkohärenz-Training" genannt) eine besonders effektive Methode darzustellen. Als „Herzratenvariabilität" (HRV) werden die mehr oder weniger rhythmischen Schwankungen der Herzrate bezeichnet. Diese zeigen sich in unterschiedlichen R-Zacken-Abständen im EKG, d. h. der Aufzeichnung der elektrischen Herzaktivität. Diese Schwankungen lassen sich auch schon beim Pulsfühlen als „respiratorische Sinusarrhythmie" (RSA) ertasten, wobei bei Gesunden bei Inspiration die Herzfrequenz ansteigt und bei Exspiration wieder fällt.

Die Herzfrequenzvariabilität ist beim Gesunden in Ruhe und im Entspannungszustand durch stark ausgeprägte multifrequente Oszillationen charakterisiert. Neben der bereits beschriebenen Respiratorischen Sinusarrhythmie findet sich um 0,1 Hz d. h. 6/min ein relativ stabiler Rhythmus. Dieser repräsentiert die Aktivität der sog. Baro(rezeptoren)reflexschleife und somit Prozesse der physiologischen Blutdruckregulation. Die Herzratenvariabilität kann apparativ aufgezeichnet und entsprechend aufgeschlüsselt werden.

Die Atmung und Atemtätigkeit, also Atemrhythmus, -tiefe, -typ und -lage können gute Hinweise auf den psychophysischen Zustand eines Menschen liefern. Bei Entspannung liegt meist eine langsame und tiefe Bauchatmung vor. Bei Hektik und Stress dagegen wird zur schnelleren und flachen Schulter-Brustatmung übergegangen. Patienten mit funktionellen Atemstörungen wie z. B. bei einer Angststörung oder bei einem Hyperventilationssyndrom können häufig überhaupt nicht richtig durchatmen. Hier hat sich nach Professor Mück-Weymann (Mück-Weymann

2007) häufig die Atemmittellage soweit „nach oben" verschoben, dass ein „weiteres Einatmen" schon deshalb als schwierig empfunden wird, weil die Lungen bereits „relativ gut gefüllt" sind. Mück-Weymann empfiehlt, den betroffenen Patienten zunächst „einmal ganz tief ausschnaufen" oder einfach „ganz kräftig husten" zu lassen. Atemmodulationen stellen also eine wesentliche Komponente der Herzratenvariabilität dar, wichtig sind daher Information über das richtige, „lebendige Atmen".

Nach Mück-Weymann stellen empirisch ermittelte, typische Konstellationen mit einer eingeschränkten Herzratenvariabilität und entsprechend erhöhtem Krankheitsrisiko z. B. eine Anamnese als sog. mangelversorgter Fetus, mit sozialer Isolation, Anspannung, Distress, Depressivität, Feindseligkeit oder dissozialem Verhalten, weiters mit diabetischer Neuropathie und Neuropathien anderer Genese sowie mit Herz- und Kreislaufkrankheiten wie z. B. der koronaren Herzerkrankung dar.

Umgekehrt stellen typische Konstellationen mit erhöhter Herzratenvariabilität und zugleich verringertem Krankheitsrisiko u. a. eine Anamnese als gesunder Fetus sowie prämenopausale Frauen (sog. „Östrogenschutz"), körperliche Fitness, Entspannung, sog. „Flow", ein Abbau negativer Emotionen und eine Gesinnung des „Wohlwollens" sowie Stress-Reduktion dar.

Der Wechsel zwischen trophotroper und ergotroper Reaktionslage kennzeichnet unser Leben. Die autonomen Prozesse sind als Übergang von parasympathischer zu sympathischer Dominanz charakterisiert. In der trophotropen Reaktionslage ist die respiratorische Sinusarrhythmie erkennbar und als „quasi-monofrequente" Oszillation im Tachogramm und als prominenter „Peak" im „high-frequency"–Bereich des Frequenzspektrums (Frequenzanalyse der HRV) darstellbar.

In der sympathisch dominierten ergotropen Reaktionslage ist die Herzratenvariabilität vermindert und im Frequenzspektrum dominieren vornehmlich langsame Frequenzen.

In der Diagnostik und Risikoeinschätzung bei der diabetischen Neuropathie wird die HRV-Messung schon lange eingesetzt.

In der Pränataldiagnostik weisen charakteristische Auffälligkeiten der fetalen Herzratenvariabilität im Kardiotokogramm auf einen kritischen Zustand des Fetus hin. Eine verminderte Herzratenvariabilität bedeutet insgesamt also eine eingeschränkte Anpassungsfähigkeit des Organismus. In der Erforschung anticholinerger Nebeneffekte von Psychopharmaka oder zur Einschätzung von Stressreaktionen wird die Herzratenvariabilität ebenfalls eingesetzt.

Bei einem gesunden, funktionierenden autonomem Nervensystem spiegeln sich in der Herzratenvariabilität u. a. autonome und humorale Regelprozesse wider.

Die Herzratenvariabilität zeigt, ob sich der Organismus aktuell in einem vagotonen, trophotropen oder sympathikotonen, ergotropen Zustand befindet, ob also bei einem Patienten eine sympathische oder vagale Dominanz der neuro-kardialen Funktionslage besteht, was u. a. zur Einschätzung des Erfolgs beim Entspannungstraining nützlich sein kann.

Als klassisch herztypische Symptome werden Beklemmungsgefühle und Atemnot, Herzklopfen und -stolpern (Palpitationen) oder Stechen in der Brust von den Patienten meist zunächst einer Herzerkrankung zugeordnet und entsprechend Notfallaufnahmen aufgesucht. Nicht immer liegt aber eine primäre Herzerkrankung zugrunde, denn gleichzeitig können diese Symptome auch körperlicher Ausdruck von psychosozialen Problemsituationen und seelischen Konflikten sein. Sie wurden früher u. a. z. B. als „larvierte Depression" oder „psycho-vegetative Dystonie" bezeichnet. Bei diesen Patienten mit somatoformen Störungen finden sich gar nicht selten auch Störungen wie depressive Störungen und Angststörungen. Aber auch bei Patienten mit zunächst rein somatischen, also körperlichen Erkrankungen wie z. B. Bluthochdruck (Hypertonie), Koronarer Herzkrankheit (KHK), Herzinfarkt (Myokardinfarkt) kann eine begleitende Depression von ganz besonderer klinischer Relevanz sein, denn depressive Erkrankungen gehen mit einem erhöhten kardiovaskulären Morbiditäts- und Mortalitätsrisiko, d. h. dem erhöhten Risiko zu erkranken und zu sterben, einher. Bei ca. 20–25 % aller Patienten mit Herz-Kreislauf-Erkrankungen besteht gleichzeitig eine Depression!

Die „Psyche-Herz-Interaktion", also Effekte einer psycho-neurokardialen Steuerung, spielen hier also eine klinisch höchst relevante Rolle! Die Herzratenvariabilität hat hier als sehr einfach zu messender Globalindikator (diagnostisch und therapeutisch) einen besonders hohen Stellenwert gewonnen. Mittels der Herzratenvariabilität kann z. B. der Therapieresponse auf Entspannungsübungen, Biofeedback, Gewichtsreduktion oder körperliche Bewegung und Ausdauersport erfasst und dokumentiert werden.

Aber auch die individuelle Verträglichkeit von Medikamenten wie z. B. von Antidepressiva oder Betablockern kann erfasst werden.

Es gibt einige pathophysiologische Hypothesen zur Interaktion zwischen depressiven und kardiovaskulären Erkrankungen, also zu möglichen pathophysiologischen Interaktionsmechanismen. Hier wird u. a. eine genetische Assoziation (z. B. Polymorphismen der Serotonin-Transporter-Gene) diskutiert. Auch Störungen des Fettstoffwechsels z. B. u. a. eine Erniedrigung der Omega-3-Fettsäuren, Störungen der Hämostase wie eine erhöhte Thrombozytenaggregabilität, Störungen der autonomen Funktionsfähigkeit wie eine verminderte kardio-vagale Modulation, sowie krankheitsassoziierte Verhaltensfaktoren wie ungesunde Ernährung, Rauchen und Trinken können in der Interaktion zwischen depressiven und kardiovaskulären Erkrankungen eine Rolle spielen. Weiters führt die Depression als „chronische Stresserkrankung" u. a. zu einer sympathiko-adrenalen Überaktivität. Scheinbar können also depressive Zustände das neurokardiale Steuerungsvermögen im Sinne einer Hemmung der vagalen Kontrolle mit folglich verminderter „Vagusbremse" für das Herz bzw. einer gesteigerten sympathischen Aktiviertheit modulieren.

Besonders interessant scheint die Parallelität körperlicher und psychischer Phänomene. Z. B. zeigt sich bei depressiven Patienten wie übrigens auch bei Angstpatienten nicht selten eine im Vergleich zu Gesunden höhere Herzfrequenz sowie eine eingeschränkte Herzratenvariabilität.

Besonders unter Belastung wie z. B. psychischem oder Kälte assoziiertem Stress zeigt sich diese psychophysiologische Anpassungsstörung.

So konnte auch an Herzgesunden eine unmittelbare Beeinflussung der genannten Herzfunktionsparameter durch depressive Zustände gezeigt werden. Weiters konnte gezeigt werden, dass bei depressiven Koronarpatienten, also Herzpatienten, durch eine kognitive Verhaltenstherapie günstige Effekte auf die Depressivität sowie auch auf die kardialen Parameter „Herzfrequenz" und „Herzratenvariabilität" erreicht werden können, wobei der Effekt auf die Herzfrequenz fast halb so stark wie der eines Betablockers gewesen sein soll. Depressive Patienten zeigen eine eingeschränkte affektive Schwingungsfähigkeit. Diese scheint gleichsam mit einer eingeschränkten kardialen Schwingungsfähigkeit einherzugehen. Von besonderem wissenschaftlichem und klinischem Interesse ist, dass sich Besserungen auf beide Phänomene, d. h. sowohl auf die affektive als auch auf die kardiale Schwingungsfähigkeit auszuwirken scheinen.

Diese beschriebenen psycho-neuro-kardialen Effekte sind durch nicht-invasive Messungen der Herzratenvariabilität zu erfassen und zu diagnostizieren. Sie scheinen auch durch HRV-Biofeedback zu verbessern zu sein, wobei hier die Termini „HRV-Biofeedback", „RSA-Training" und „Herzkohärenztraining" eine Rolle spielen.

Biofeedback ist ja als verhaltensmedizinische apparative Methode zur unterstützenden Behandlung vieler psychischer, somatischer und psychosomatischer Störungen sinnvoll einsetzbar. Gerade bei auf eine somatische Genese ausgerichteten Patienten wird mittels Biofeedback der Aufbau einer positiven therapeutischen Beziehung sowie die Sicherung der Compliance erleichtert. Wie schon erwähnt, werden physiologische Signale wie Hautleitwert, Blutdruck, Muskelspannung etc. aber eben auch die Herzrate apparativ registriert, verstärkt und über multimediale Systeme visuell oder akustisch als (Bio-)Feedback zurückgemeldet und so dem Patienten bewusst gemacht. Der Verlauf der Herzfrequenz kann z. B. als Linien- oder Balkendiagramm, aber auch bildlich als animiertes Motiv z. B. als flatternder Schmetterling oder akustisch als Ton unterschiedlicher Frequenz rückgemeldet werden. In welchem Bereich sich die Werte der Herzrate bewegen, wird dann – einfach nachvollziehbar – durch entsprechende Veränderungen der z. B. animierten Motive oder der Töne rückgemeldet.

Im Rahmen der HRV-Biofeedback-Therapie wird versucht, die HRV zur Verbesserung einer krankheitsbedingten „eingeschränkten Anpassungsfähigkeit" einzusetzen. Das Herzratenvariabilitäts-Biofeedback ermöglicht es, diese unbewusst und unwillkürlich ablaufende Körperprozesse zunächst wahrnehmbar und bewusst zu machen und diese in einem weiteren Schritt in eine günstige Richtung zu verändern. Die Herzratenvariabilität soll durch die Therapie gesteigert werden! Bei Patienten mit funktionellen Herzbeschwerden und/oder depressiven Störungen wird durch HRV-Biofeedback die aktive Einflussnahme auf psychophysische Prozesse und ein psychosomatisches Krankheitsverständnis ermöglicht. Z. B. können so psychophysiologische Zusammenhänge bewusst erlebt werden. Weiters sollen eine allgemeine Entspannungsreaktion sowie die Kontrolle über bestimmte Körperfunktionen und vor allem Selbstwirksamkeitsüberzeugungen erlernt werden. Für den Patienten ist es ganz besonders wichtig an den Punkt zu kommen, dass er der Überzeugung ist, selbstwirksam u. a. auf sein Herzrasen einwirken zu können: „Ich kann durch mein aktives Zutun mein Herzrasen positiv beeinflussen". Außerdem müssen negative gedankliche Überzeugungen unbedingt verändert werden.

Mittels der apparativen Unterstützung durch HRV-Biofeedback soll laut Mück-Weymann (2007) z. B. durch „richtiges Atmen" Herz und Gehirn „in Gleichklang" gebracht werden.

HRV-Biofeedback wird u. a. z. B. bei psychosomatischen Störungen eingesetzt; natürlich auch hier immer nur als unterstützendes apparatives Verfahren in Kombination mit anderen Therapiemethoden. Hierbei soll neben der Behandlung von Stress und „Stresssymptomen" auch die schulmedizinische Therapie von Bluthochdruck, Depressionen und Angststörungen sowie auch Asthma in Frage kommen.

Auch in der sog. Chronobiologie spielt die Herzratenvariabilitätsmessung eine wichtige diagnostische – und in weiterer Folge auch beratende therapeutische Rolle.

Das **„Respiratorische Sinusarrhythmie (RSA)-Training"** oder **„Kohärenz-Training"** hat, wie schon erwähnt, vor allem die Harmonisierung der Herzfrequenz-, Blutdruck- und Atemfrequenzrhythmik zum Ziel.

Hierbei wird der Patient so angeleitet, dass er möglichst im Baroreflexrhythmus atmen soll. Die Harmonisierung oder auch Kohärenz autonomer Rhythmen soll zu einer größeren Effizienz von psychophysiologischen Regelprozessen und somit zur „Homöostasefindung" beitragen helfen. Im Rahmen von Entspannungsübungen, Atemübungen und Meditation kommt es zu einer vertieften und langsameren Atmung, die ebenfalls zur Harmonisierung, also Kohärenz autonomer Rhythmen, d. h. von Herzfrequenz-, Blutdruck- und Atemfrequenzrhythmik.

Durch die Anwendung spezieller Atemtechniken soll beim HRV-Biofeedback auch die Vagusbremse trainiert werden. Dies wird zunächst unter Verwendung des Biofeedbackgerätes richtig erlernt. Dann erfolgt der Transfer, damit die erlernte, „gesunde" Stressbewältigung auch in Alltagssituationen optimal umgesetzt werden kann.

Die meisten Biofeedback-Geräte-Hersteller ermöglichen mit ihren Biofeedbackgeräten mittlerweile auch eine entsprechende Herzratenvariabilitätsmessung und HRV-Behandlung mittels sog. Kohärenztrainings.

Es gibt aber auch ganz einfache, günstigere Anwendungen wie beispielsweise den **Stressball.** Hier ermöglicht eine simple und anwenderfreundliche Software mit recht einfachem Biofeedbackequipment, d. h. Hardwarekomponenten wie Hauptgerät, USB-Kabel, Ohrclip für Pulswellenmessung, zwei EKG-Kugeln mit Verbindungskabeln zur Hardware die Messung der entsprechenden Biosignale sowie die Berechnung der Herzratenvariabilität etc. und bietet u. a. auch die Möglichkeit, zwei unterschiedliche Biosignale (d. h. die Pulswelle im Ohrläppchen sowie EKG-Ableitungen über die Hände) zu erfassen und deren Zusammenspiel dann zu beurteilen, zu dokumentieren und zu steuern. Angestrebt wird hier eine optimale Kohärenz (Zusammenspiel zwischen Blutdruck, EKG und Atmung), damit die „Reibungsverluste" zwischen diesen Körperfunktionen möglichst gering sind. Der Stressball-Anwender erlebt dies als Entspannung und diese wird ihm optisch in Form einer Zahl oder von Symbolen mit wechselnden Farben, einer sich langsamer drehenden Kugel etc. rückgemeldet. Dieses (Bio-)Feedback ermöglicht dem Anwender dann eine Optimierung der Kohärenz. Weiters kann mittels des sog. Stressball-„Atemtests" der eigene HRV-Wert als angenommener Gesundheits- oder Risikoindikator mit jenem gleichaltriger Personen verglichen werden.

Auch der **Stresspilot** ist ein recht einfaches und ebenfalls kostengünstiges System, das in Diagnostik und Therapie sowie durch die Patienten und Klienten selbst im Rahmen eines individuelles Anti-Stress-Trainings zu Hause, am Arbeitsplatz oder sogar unterwegs eingesetzt werden kann – und das ebenfalls das Kohärenztraining ermöglicht.

Der Weg für Betroffene und Patienten:

◆ (Fach-)Arzt: **Hausarzt, Facharzt für Innere Medizin/ Kardiologie, PM&R.**
◆ BFB-Therapeut/-Trainer
◆ Psychotherapeut
◆ Psychologe

Der Weg für Therapeuten und Trainer:

◆ (Fach)Arzt: **Hausarzt, Facharzt für Innere Medizin/ Kardiologie, PM&R.**
◆ Psychotherapeut
◆ Psychologe

Typische Biofeedback-Parameter:

◆ Hautleitwert und periphere Temperatur
◆ Atmung
◆ Puls- oder Herzfrequenz (Herzrate)
◆ Herzratenvariabilität
◆ Muskelspannung

Therapiebeispiele:

◆ Kardiologische Diagnostik und Primärtherapie
◆ Risikofaktorenmanagement
◆ Krankengymnastik (Physiotherapie) und Medizinische Trainingstherapie (Freizeitsport und Training)
◆ „Work-Life-Balance" (siehe S. 235) und aktives Stress-Management
◆ Diätologische Führung (Ernährung) und Gewichtskontrolle
◆ Raucherentwöhnung, Vermittlung einer gesunden und ausgeglichenen Lebensweise
◆ Biofeedback (Hautleitwert und periphere Temperatur, Muskelspannung, Atmung, Herzratenvariabilität)
◆ Psychophysiologische Entspannungsmethoden (Progressive Muskelrelaxation nach Jacobson, Autogenes Training)

Biofeedback bei neurologischen und psychiatrischen Indikationen

Bei folgenden neurologischen und psychiatrischen Indikationen wird Biofeedback u.a. mit Erfolg eingesetzt:

◆ Migräne (siehe S. 136ff.)
◆ Spannungskopfschmerz (siehe S. 130ff.)
◆ Aufmerksamkeitsdefizit-Hyperaktivitäts-Syndrom (siehe S. 167ff.)
◆ Autismus (siehe S. 167ff.)
◆ Anfallserkrankungen („Epilepsie", keine primäre Indikation!)
◆ Angsterkrankungen (siehe S. 69)
◆ Somatoforme Schmerzsyndrome und Somatisierungsstörungen
◆ Stottern
◆ Insultpatienten und mehr – die Brucker-Methode

Somatoforme Schmerzsyndrome und Somatisierungsstörungen

Somatoforme Störungen – Störungen der Körperfunktionen:
Etwa 20–30 % aller Patienten von Haus- und Fachärzten leiden unter körperlichen Beschwerden, für die sich trotz des Einsatzes aller möglichen diagnostischen Verfahren keine eindeutige Ursache im Sinne einer strukturellen „somatischen" Erkrankung finden lässt. Die Patienten verspüren starke Schmerzen und gehen deshalb mit einer hohen Erwartungshaltung von Arzt zu Arzt, um dort eine entsprechende Behandlung zu erhalten. Sie sind aufgrund der Beschwerden ganz fest davon überzeugt, dass ihre Schmerzen eine organische Ursache haben müssten. Im Lauf einer solchen Karriere des sog. „Doctor shoppings" fordern sie immer weiter gehende Untersuchungen und Therapien bis zu Operationen, um von ihren Schmerzen geheilt zu werden. Aber die Beschwerden bleiben, denn das Ausmaß der Schmerzen lässt sich eben nicht durch organische Befunde erklären, da ein großer Anteil dieser Schmerzen psychosomatisch verursacht ist.

Früher wurden solche Krankheiten als funktionelle Störungen oder funktionelle Syndrome sowie als psychosomatische Krankheitsbilder bezeichnet. In den letzten Jahren hat sich die Bezeichnung somatoforme Störungen etabliert, wobei es für die einzelnen dieser Störungsbilder zahlreiche andere Krankheitsbegriffe gibt, auf die hier nicht eingegangen werden kann. Beispielhafte

Störungen und Symptome sind nachfolgend ganz kurz angeführt: Somatoforme Schmerzstörungen wie z.B. manche Formen von chronischem Rückenschmerz bezeichnen anhaltende Schmerzen ohne eindeutig erklärenden körperlichen Befund (siehe auch Rückenschmerz, S. 107ff.). Beim Rückenschmerz sind nämlich nicht selten kaum oder überhaupt keine krankhaften Veränderungen an der Wirbelsäule und der Muskulatur zu finden. Hierher gehören auch manche Formen des Zervikalsyndroms und der Temporomandibulären Dysfunktion sowie der Bruxismus.

Somatoforme Störungen des Herzkreislaufsystems können mit Atemnot, Stechen, Beklemmungsgefühlen in der Brust, Herzstolpern und der Angst einen „Herzanfall" und dergleichen zu erleiden, einhergehen.

Somatoforme Störungen des Magen-Darmtraktes wie Reizmagen und Reizdarm können mit chronischer Übelkeit, Völlegefühl, Bauchschmerzen, Stuhlunregelmäßigkeiten, Verstopfung und Durchfällen etc. verlaufen.

Somatoforme Störungen in der Gynäkologie wie chronische Unterbauchschmerzen, Pelvic pain, Kogzygodynie (Steissbeinschmerz) führen zu Schmerzen im Unterbauch mit Ausstrahlung in Leisten und Kreuz- und Steissbein.

Somatoforme Störungen in der Urologie wie Reizblase, Urethralsyndrom, Prostatadynie etc. können mit häufigem (Polyurie) und/oder schmerzhaftem Wasserlassen (Dysurie und Polakisurie), dem Gefühl erschwerter Miktion sowie Schmerzen im Unterbauch und am Damm etc. einhergehen und für die Patienten ziemlich quälend sein.

Das chronische Erschöpfungssyndrom oder „Chronic fatigue Syndrom" ist durch eine besonders rasche körperliche und/oder geistige Erschöpfbarkeit gekennzeichnet.

Die Fibromyalgie ist ein chronisches Schmerzsyndrom, das u. a. durch wechselnden Ganzkörperschmerz, sog. „Tender points" (klar definierte druckschmerzhafte Punkte), vegetative Störungen und dergleichen charakterisiert ist und nach den ACR-Kriterien (American College of Rheumatology, 1990) klassifiziert ist und durch einen Rheumatologen zu diagnostizieren ist. Charakteristisch für das Fibromyalgie-Syndrom ist ein besonders wechselndes Ansprechen auf Therapien mit einer entsprechenden Therapieresistenz. Es wird medikamentös (Antidepressiva), verhaltens- respektive psychotherapeutisch sowie physikalisch-medizinisch (passive aber vor allem aktivierende Therapien wie die Medizinische Trainingstherapie) angegangen.

Die Diagnostik und Therapie somatoformer Störungen erfordert eine sorgfältige medizinische und psychotherapeutische Diagnostik mit exakter Erhebung der Krankheitsgeschichte und klinischer Untersuchung sowie mit weiterführenden Untersuchungen zur Abklärung der Symptomatik, wodurch natürlich zunächst eine organische Erkrankung auszuschließen ist.

Die Diagnose einer somatoformen Störung wird, neben dem Ausschluss einer somatischen Erkrankung, anhand der typischen Symptommuster und ihrem Auftreten innerhalb von Stress und/oder seelischen Konflikten gestellt, wozu ein ausführliches und gezieltes exploratives Gespräch zwischen Patient und Arzt notwendig ist.

Therapeutisch sind dann folgende Schritte wesentlich:

Ganz wichtig ist die Information über somatoforme Störungen sowie das Wechselspiel körperlicher und seelischer Prozesse. Weiters sind die Vermittlung einer gesunden Lebensführung mit Reduktion oder Verzicht auf Genussmittel, die das Vegetativum beeinflussen (wie Nikotin, Coffein, Alkohol) und Schlafhygiene mit dem Ziel der Erreichung eines regelmäßigen und ausreichenden Schlafs sowie eine diätologische Führung mit einer Verhaltensänderung hin zu einer gesunden Ernährung und eine körperliche Aktivierung und Rekonditionierung wichtige Pfeiler der Therapie. Hier empfiehlt sich besonders extensiv aerobes Ausdauertraining nach der Medizinischen Trainingslehre (der Patient trainiert mit seinem individuellen Trainingspuls). Auch physiotherapeutische und körperorientierte Ansätze sind Bestandteil des Behandlungskonzepts. Wichtig ist z. B. das Erlernen eines Entspannungsverfahrens wie der Progressiven Muskelentspannung nach Jacobson. Weiters kann die Vermittlung mentaler Techniken, die Strukturierung des Alltags sowie ein Sorgenmanagement sehr hilfreich sein.

Nicht nur bei nicht selbst lösbaren Stresssituationen bzw. seelischen Konflikten ist eine psychotherapeutische Behandlung sinnvoll – eine solche ist ein integraler Bestandteil eines jeden schulmedizinischen Behandlungskonzepts. Eine entsprechende Pharmakotherapie ist bei spezifischer Indikation (z. B. Fibromyalgie) sowie bei Komorbiditäten unerlässlich.

Dem Biofeedback kommt auch hier nach dem Motto „Messen –
Wahrnehmen – Verstehen – Ändern – Können" die Rolle zu, es
den Patienten, die ja häufig ein besonders „gestörtes" Verhältnis zu ihrem Körper (erworben) haben, apparativ zu erleichtern,
ebendiese psychophysiolgischen Reaktionen des eigenen Körpers wieder besser und bewusster wahrzunehmen und in einem
nächsten Schritt dann auf diese sinnvoll zu reagieren und diese
auch gezielt verändern zu können. Die Patienten erlangen somit
ein gutes Gefühl und das Wissen über die Vorgänge in ihrem Körper und können wieder lernen, diese willentlich zu kontrollieren
oder zu verändern. Auch kann Biofeedback die Bewusstmachung
der Zusammenhänge zwischen Psyche und Soma (Körper) – und
umgekehrt – erleichtern und die Vermittlung mentaler Techniken
und Strategien für den späteren Transfer in das Alltagsleben unterstützen helfen.

Stottern

Marilyn Monroe, Isaac Newton, Charles Darwin, Winston Churchill und sogar Demosthenes (der größte Redner des antiken Grie-
chenlands) hatten eines gemeinsam – sie haben gestottert. Nach
dem Stand der Forschung ist rund ein Prozent der Bevölkerung
von dieser Störung des Redeflusses betroffen, d. h. in Österreich
stottern rund 80.000 Menschen.
Beim Stottern scheint die Gehirnfunktion spezifische Auffälligkeiten zu zeigen, nämlich dass bei stotternden Patienten (im Gegensatz zu Menschen die nicht stottern) die rechte Gehirnhälfte
deutlich stärker aktiviert wird. Dies verursacht in der Folge Interferenzen mit bzw. in der linken Gehirnhälfte, die bei den meisten Menschen bekanntlicherweise ja eine ganz besondere Rolle
in der Sprachgenerierung einnimmt. Zusätzlich scheint es beim
Stottern während des Sprechens zu einem Absinken der Aktivitäten in für die Wahrnehmung der Sprache zuständigen Gehirn-
zentren zu kommen.
Es konnten u. a. genetische Unterschiede zwischen Kindern,
welche sich ohne besonderes Zutun vom sogenannten „Entwick-
lungsstottern" erholen, und anderen, bei denen das Stottern zu
einer chronischen Störung wird, aufgezeigt werden, ebenso konnten spezifische Chromosomen- bzw. genetische Abweichungen
gefunden werden. Dies kann die Feststellung, ob ein Kind schon
allein auf Grund seiner genetischen Veranlagung eine intensivere

Sprech- und Sprachtherapie (Logopädie) brauchen wird, erleichtern, denn hier gilt der Grundsatz: je früher man beginnt, desto besser. Generell darf auf die betroffenen Kinder kein Druck ausgeübt werden. Außerdem sollte immer geduldig gewartet werden, bis das Kind seine eigenen Worte gefunden hat. Unterbrechungen beim Reden und Sprechen haben hier absolut keinen Platz – sie würden den ohnedies großen Druck nur zusätzlich erhöhen! Die bei den vom Stottern betroffenen Patienten vorhandene Angst und Unsicherheit scheint nicht die primäre Ursache, sondern vielmehr die Folge des Stotterns zu sein – sie kann die Sprechhemmung aber natürlich wie in einem Teufelskreis verstärken. Das Stottern kann in der frühen Kindheit entstehen und in vielen Fällen die ganze Lebensgestaltung (inklusive Ausbildung, Berufsentscheidung und Partnerwahl etc.) besonders stark negativ beeinflussen. Einfachste Kommunikation wie beim Telefonieren, beim Zahlen bei der Kasse oder beim Bestellen in einem Restaurant werden durch die durchaus begründete Angst vor unbegründeten (denn Stotterer sind weder weniger begabt noch weniger intelligent als Menschen ohne diese Sprechhemmung) Vorurteilen zum Albtraum für die Betroffenen.

Die moderne Phoniatrie, die Logopädie, die Neurologie mit Gehirn- und Genforschung suchen alle nach den Ursachen der Sprachstörung, mit dem Ziel effizientere Therapien (als die derzeit vorhandenen) zu ermöglichen, denn derzeit können nur längerfristige Behandlungen und die Vermittlung bereits bewährter Strategien das Stottern mindern. Solange die konkreten Ursachen allerdings nicht genau bekannt sind, kann es natürlich keine kausale und heilende Therapie geben. Generell wird vor jeder Therapie, die eine völlige Heilung innerhalb kurzer Zeit verspricht, gewarnt, denn Rückfälle sind mit den derzeit tatsächlich vorhandenen Therapien häufig und eine völlige Heilung leider nur sehr selten.

Diese bewährten Therapien können aber dennoch eine große Hilfe sein, mit der man die Kommunikationsfähigkeit deutlich verbessern und die Lebensqualität und Chancen im Alltag erhöhen kann.

Die sog. Vermeidungsstrategie beruht darauf, jene Wörter zu vermeiden, von denen man annimmt oder weiß, dass sie Probleme machen könnten, d. h. dass man darüber stolpern könnte. Winston Churchill, der ehemalige britische Premier, setzte diese Strategie ein, um seine legendären – und stotterfreien – Reden zu halten.

Weiters zählt die „verhauchte", „überlüftete Sprache", wie sie u. a. von Marilyn Monroe verwendet wurde (und die durchaus zu ihrem Markenzeichen als erotischster Filmstar beigetragen haben dürfte) dazu.

Die Behandlungsstrategie der „Persönlichkeitsstärkung des Patienten" zielt darauf ab, dass offen mit dem Stottern umgegangen wird und die Angst vor Kommunikationssituationen genommen werden soll.

Die Funktion „Sprechen" verlangt vom Menschen höchst komplizierte Bewegungsabläufe, in deren Ablauf laut Ulrich Natke (Natke, Alpermann 2010) über 100 Muskeln und drei Funktionsbereiche, nämlich die Atmung, die Phonation (Stimmbildung) und die Artikulation (Lautbildung) koordiniert werden müssen. Dies alles, damit etwa zehn bis fünfzehn Laute pro Sekunde so produziert werden, dass daraus verständliche Sprache resultieren kann.

Zwei Therapieformen scheinen derzeit am wirksamsten zu sein, die „Stottermodifikation" und das „Fluency Shaping".

Die „Non-avoidance"-Therapie [Nicht-Vermeidungstherapie, nach Charles van Riper (van Riper 1982, Hörmann 1997)] hat folgenden therapeutischen Grundsatz: Das Stottern kann demnach nur dann effektiv durch Modifikationstechniken zu einem flüssigen und lockeren Stottern verändert werden, wenn die betroffenen Patienten mit ihrer Symptomatik offen umgehen und entsprechende Verhaltensweisen im Sinne dieses Nicht-Vermeidens verändern lernen.

Beim „Fluency Shaping" hat die Sprechflüssigkeit Priorität vor der Akzeptanz des Stotterns. Hier wird auf einen systematischen Aufbau einer flüssigen Sprechweise abgezielt. Hierbei muss der Stotter-Patient zunächst ein neues Sprechmuster erwerben (das gesamte Sprechmuster des Patienten wird verändert), bei dem keine Stotterereignisse auftreten. Biofeedback unterstützt instrumentell-apparativ die Kontrolle dieser angelernten neuen Sprachmelodie. Der Stotter-Patient kann dann sein anfangs entsprechend künstlich klingendes neu erworbenes Sprechmuster dem normalen Sprechen angleichen. Letztlich kann Biofeedback hier – wie bei anderen Indikationen – auch eingesetzt werden, um die Therapiegestaltung auf einer sprachbezogenen, emotionalen, kognitiven sowie auf einer verhaltensbezogenen, soziale Gesichtspunkte einbeziehenden Ebene zu unterstützen.

Insultpatienten – die Brucker-Methode

Die sog. „Brucker-Biofeedbacktherapie" (nach Prof. Dr. Bernhard Brucker, Jackson Medical Center der Universität Miami, USA) kann sowohl bei Kindern als auch bei erwachsenen Patienten mit Schädigungen des zentralen Nervensystems eingesetzt werden. Hier werden besondere Erfolge vor allem für Patienten mit Bewegungsstörungen und Lähmungen nach Schlaganfällen (Insulten), bei „Infantiler Zerebralparese" (z.B. „Spastik" nach einem Geburtstrauma), nach Schädel-Hirn-Traumen sowie auch bei inkompletter Querschnittssymptomatik (nach einer Rückenmarksverletzung) berichtet.

Bei dieser Behandlungmethode werden zunächst die motorischen Defizite sowie der Lähmungstyp erfasst. Bei der Brucker-Therapie beginnt das Training in der sog. Ausgangsstellung, wobei im Verlauf weiterer Sitzungen – je nach Trainingserfolg und -fortschritt – auch zu koordinativem Üben im Bewegungssegment bzw. der Bewegungskette übergegangen werden kann. Bei einer „schlaffen Lähmung" mit schwacher Willkürinnervation erfolgt ein direktes sog. Agonisten-Training und bei der „spastischen Lähmung" erfolgt ein Agonistentraining unter gleichzeitiger Kontrolle der Antagonisten. Diese durch Brucker begründete Lern- und Trainingstechnik soll es möglich machen, im Rahmen der EMG-Biofeedbacktherapie noch „normal" funktionierende Nervenzellen zu trainieren, um – stark vereinfacht ausgedrückt – neue Verbindungen zum Muskel herzustellen und damit Muskelfunktionen zu verbessern sowie die Plastizität des Zentralnervensystems zu nutzen. Dadurch sollen auch noch Jahre nach der (zentralen) Schädigung funktionelle Verbesserungen bei den Patienten möglich gemacht werden. Durch die EMG-Biofeedbacktherapie nach Brucker soll der Patient apparativ-instrumentell unterstützt erlernen, Muskeln gezielt zu aktivieren und Muskelgruppen zu koordinieren, d.h. in Kombination mit (sog. neurophysiologischer) Physiotherapie und Trainingstherapie eine bessere funktionelle (Rest-)Kontrolle über die betroffene Muskulatur erlangen lernen.

Der Weg für Betroffene und Patienten:
- (Fach-)Arzt: **Hausarzt, Facharzt für Neurolgie,** später evtl. **PM&R, Orthopädie etc.**
- BFB-Therapeut/-Trainer
- Psychotherapeut
- Psychologe
- Logopäde
- Physiotherapeut
- Ergotherapeut
- Sozialarbeiter
- Angehörige

Der Weg für Therapeuten und Trainer:
- (Fach-)Arzt: **Hausarzt, Facharzt für Neurolgie,** später evtl. **PM&R, Orthopädie etc.**
- BFB-Therapeut/-Trainer
- Psychotherapeut
- Psychologe
- Logopäde
- Physiotherapeut
- Ergotherapeut
- Sozialarbeiter
- Angehörige

Typische Biofeedback-Parameter:
- Muskelspannung
- Atmung
- Hautleitwert und periphere Temperatur
- Neurofeedback (EMG, HEG)

Therapien:
- Eingebettet in ein **schulmedizinisches neurologisches Behandlungs- bzw. Rehabilitationskonzept**
- Biofeedback
- Krankengymnastik (Physiotherapie)
- Ergotherapie

- Logopädie
- Psychophysiologische Entspannungsmethoden (Progressive Muskelrelaxation nach Jacobson, Autogenes Training)
- Manualmedizinische Techniken (v.a. Mobilisationen)
- Medizinische Trainingstherapie
- Passive Wärmeanwendungen (Peloide, z.B. Moorpackungen) zur Detonisierung
- Klassische Massagebehandlungen zur Detonisierung
- Elektrotherapeutische Verfahren (z.B. Transcutane elektrische Nervenstimulation/TENS)
- Medikamentöse detonisierende Maßnahmen (Myotonolytika), die den Muskeltonus herabsetzen und medikamentöse Schmerzmedizin (Analgesie)

Biofeedback bei Kindern und Jugendlichen

Hier ist Biofeedback u.a. auch in der Form von Neurofeedback besonders für Indikationen wie das **Aufmerksamkeitsdefizit-Hyperaktivitäts-Syndrom (ADHD), Schulprobleme** (sog. „Lernschwäche" und „Teilleistungsschwächen", Schulstress** etc.), ja selbst bei **Autismus** sowie auch bei **Schmerz(en), Angst** und **Schlafstörungen** des Kindes und Jugendlichen als additive Therapiemaßnahme im Rahmen eines schulmedizinischen Behandlungskonzeptes effektiv einsetzbar.

Auch in der **sportpsychologischen Betreuung jugendlicher Spitzensportler** hat Biofeedback natürlich seinen Platz.

Auch **körperlicher Schmerz** und **Angst vor ärztlichen Interventionen** (wie z.B. Blutabnahmen oder Impfungen) sind ein weiteres interessantes Einsatzgebiet.

Angst vor täglichen Situationen, z.B. die **Angst vor Mitschülern** – im heutigen Schulalltag leider keine Seltenheit – kann mit dem Einsatz von Biofeedback ebenfalls aktiv angegangen werden.

Weiters sind auch **Abhängigkeits- und Suchterkrankungen** ein potenzielles Einsatzgebiet.

Störungen der Selbstregulation(-sfähigkeit) des Gehirns, d.h. sog. neuronale Fehlregulationen bzw. Dysfunktionen von Hirnarealen sollen durch **Neurofeedback** (EEG-Neurofeedback und HEG-Feedback) verbessert werden können.

Neurofeedback scheint z. B. bei folgenden Indikationen wie Aufmerksamkeitsdefiziten wie ADHD/ADD, Lernschwäche, Teilleistungsschwächen, Abhängigkeit und Sucht, Sportlerbetreuung, Angststörungen, Schlafstörungen und Autismus – natürlich immer nur zusätzlich zur adäquaten schulmedizinischen Therapie – sinnvoll und effektiv einsetzbar.

„Epilepsie", also Anfallserkrankungen, können und dürfen (trotz erwiesener Effektivität des Neurofeedbacks bei ausgewählten Anfallsentitäten oder -typen) primär **nicht** als Indikation für Biofeedback oder Neurofeedback angesehen werden! Die Epileptologie – die Lehre von den Anfallserkrankungen – ist ein viel zu weites Fachgebiet, so weit, dass es eigene darauf spezialisierte Neurologen (Epileptologen) gibt, die die richtige Diagnose stellen und damit erst das korrekte schulmedizinische Behandlungsregime (das in manchen Fällen auch Biofeedback als zusätzliche Maßnahme beinhalten kann) einleiten können. Als Eltern haben Sie hier Sorgfaltspflicht und unbedingt einen Epileptologen aufzusuchen. Eine „Anbehandlung" ohne vorherige Abklärung durch einen Epileptologen ist medizinisch und forensisch nicht akzeptabel und in jedem Fall abzulehnen. Ob später auch Neurofeedback additiv zur medizinischen Behandlung eingesetzt wird, hat – bei allem Respekt vor anderen Berufsgruppen – im Sinne der erkrankten Kinder unbedingt der spezialisierte Facharzt zu entscheiden!

Die Nahinfrarotspektroskopie (NIRS) oder Hämoenzephalograpie (HEG, siehe S. 70) ist besonders einfach applizierbar. Hier wird ein Sensor via Stirnband am Kopf platziert. Die Hämoenzephalograpie ermöglicht so eine Messung und Darstellung des Oxyhämoglobins sowie des Deoxyhämoglobins in kortikalen Strukturen und beschreibt die aktuelle regionale Hirnaktivität.

Bei Kindern mit ADHD ist sie ebenfalls einfach und sinnvoll einsetzbar – Trainingsziel ist hier eine Erhöhung der frontalen kortikalen Aktivität, denn beim ADHD/ADD wird z. B. von einer Hypoaktivierung, also einer verminderten Aktivität bestimmter Teile der Hirnrinde, ausgegangen. Bei den kleinen Patienten werden daher therapeutisch ganz gezielt Aktivierungen in Form von Negativierungen langsamer kortikaler Potenziale hervorgerufen. Dies kann zur Verbesserung der kortikalen Selbstregulation und zur anhaltenden Verbesserung der Aufmerksamkeit, mit Verbesserung von Denkleistungen und einer besseren Bewältigung von Alltagssituationen führen.

Die Dauer der Neurofeedbackbehandlung ist übrigens je nach Indikation und Einsatzgebiet unterschiedlich. Typischerweise werden zwei bis drei Sitzungen pro Woche mit einer Sitzungsdauer von 15–35 Minuten durchgeführt. Eine sofortige Symptomkontrolle kann nur in seltenen Fällen erreicht werden. Meist erfolgt ein Anstieg der Selbstregulationsfähigkeit nach 30–50 Sitzungen.

Bei ADHD, Lernschwäche und Teilleistungsschwächen kann vor allem die Aufmerksamkeitsstörung also gut mit Neurofeedback angegangen werden. Das Symptom „Hyperaktivität" kann in manchen Fällen zusätzlich auch durch Einschreiben des Kindes in einen Sportverein gut kanalisiert werden, wobei sich Mannschaftssportarten (wie z. B. Eishockey, Fussball, Handball, Basketball, Volleyball, Wasserball) sowie Kampfsportarten wie z. B. Karate (idealerweise in Kombination) aus eigener Erfahrung gut bewähren können.

Auch in manchen Fällen von Autismus soll durch Neurofeedback eine, allerdings meist nur vorübergehende, Symptomminderung möglich sein. Bei dieser Indikation können allerdings bis zu 100–250 Sitzungen erforderlich werden, was die praktische Ein- und Umsetzbarkeit der Methode (schon aus Kostengründen) relativiert.

Einschlafstörungen und kindliche Angstzustände können gerade auch bei Schulkindern und Jugendlichen mit Biofeedback und Neurofeedback apparativ unterstützt angegangen werden. Auch bei diesen Indikationen kann Biofeedback ein Teil eines schulmedizinisch angeleiteten neuropsychiatrischen Behandlungskonzeptes sein, das unter anderem Schlafhygiene sowie psychotherapeutische Verfahren beinhalten soll.

Bei Schulangst und Schulstress ist anzumerken, dass Biofeedback nicht nur für die betroffenen Kinder und Jugendlichen ein sehr sinnvolles Tool zum Stressmanagement sein kann, sondern dass es auch für deren Eltern sowie überarbeitete und gestresste Lehrkräfte und Erzieher durchaus hilfreich sein kann. Auch Kindergartenpädagogen können apparativ gestützt aktives Stressmanagement erlernen und so von der Methode profitieren.

Auch jugendliche Spitzensportler können mit sportpsychologischen Maßnahmen in Kombination mit Biofeedback unterstützt werden (siehe hierzu auch S. 218).

In der Therapie von Abhängigkeit und Sucht können auch bei Jugendlichen Biofeedback und Neurofeedback einen Platz im Konzert der interdisziplinären Maßnahmen einnehmen.

Nochmals, besonders gute wissenschaftliche Evidenz für Neurofeedback liegt, wie erwähnt, besonders für die ADHD-Behandlung und für den Einsatz bei Sportlern vor. Im Zweifelsfall ist vor dem Einsatz von Biofeedback und so auch des Neurofeedback bitte immer medizinische Hilfe bzw. ärztlicher Rat in Anspruch zu nehmen!

Bei der „Enuresis nocturna" (nächtliches Einnässen) tritt der unfreiwillige Harnverlust während des Schlafes auf, bei der „Enuresis diurna" am Tage.

Hier kann Biofeedback, wenn die Störung z.B. im Schulalter (wieder) aufgetreten ist, sinnvoll eingesetzt werden. Bei den nicht selten präpubertären Patientinnen und Patienten wird von der Applikation einer Rektal- oder Vaginalsonde zumeist abgesehen. Auch ein EMG z.B. des M. trapezius sowie die Arbeit über die Atmung, aber auch schon der Hautleitwert (z.B. im Anamnesegespräch, cave: hin und wieder Missbrauchschilderungen, deswegen eventuell auch in späteren Sitzungen ohne Eltern oder Angehörige wiederholen!) kann hier neben dem Erlernen einfacher Atem- und Entspannungstechniken wie der progressiven Muskelrelaxation durchaus sinnvoll sein. Eine begleitende psychotherapeutische Führung der jungen Patienten ist unerlässlich.

Bei kindlichen Blasenstörungen mit Detrusor-Sphinkter-Dyskoordination wiederum ist ein Fehlverhalten während des Miktionsablaufes in ca. 15 % ursächlich für anhaltendes Einnässen bzw. wiederkehrende Harnwegsinfekte. Als Therapie der Wahl gilt bei vorhandener Compliance von Kind und Eltern ein kindgerechtes Biofeedbacktraining ergänzt durch regelmäßiges ambulantes Heimtraining, welches Erfolgsraten bis zu 90 % zeigen soll (siehe auch Kapitel „Inkontinenz").

Schmerz und Angst vor ärztlichen Interventionen

Leider gibt es gar nicht so wenige Kinder, die an chronischen Erkrankungen leiden. Viele dieser Erkrankungen ziehen Schmerzen und damit natürlich auch Angst nach sich. Auch gibt es viele Kinder, die Angst vor Schmerzen oder ärztlichen Eingriffen wie z.B. Blutabnahmen oder Spritzen (z.B. Impfungen) haben. Auch oder gerade in diesen Fällen können Biofeedback und Selbstregulationstechniken besonders sinnvoll eingesetzt werden. Denn schon hier sei vorausgeschickt, dass gerade Kinder durch ihre hohe Suggestibilität und Ungezwungenheit sowie durch die Möglichkeiten kinderfreundlicher Animationen, die ihr Interesse wecken können, meist gut auf die Methode des Biofeedbacks ansprechen.

Der Einsatz von Biofeedback und Selbstregulationstechniken zielt auf unspezifische und spezifische Veränderungen in der Schmerzkontrolle ab. Als nichtspezifische Effekte der Schmerzkontrolle gelten laut Pirker-Binder (Pirker-Binder 2006) u. a. die positive Erwartungshaltung und Hoffnung, aber auch der Placebo-Effekt; weiters natürlich die Selbstwirksamkeitsüberzeugung, d. h. man gelangt von einer äußeren zu einer internalen Selbstkontrolle. Dies verbessert auch die Selbstkontrolle von Schmerz(en) und die Compliance der kleinen Patienten.

Die kognitive Umstrukturierung, das **Reframing** des Schmerzes, kann die subjektive Bedeutung und Qualität sowie die Aufmerksamkeit für Schmerzen – auch bei objektiv gleichbleibender Schmerzintensität verändern helfen. Das Kind erlernt somit Bewältigungsstrategien, wodurch sich das funktionale Beeinträchtigungsgefühl verändert.

Spezifische Veränderungen wie eine Verminderung des Muskeltonus bei Verspannungen etc. zielen auf eine direkte Schmerzlinderung ab. Weiters wird eine Verringerung der Aktiviertheit, d. h. des Sympathikotonus angestrebt, denn der Sympathikus moduliert ja u. a. die Schmerzleitung. Weitere spezifische Mechanismen sind eine Regulation der sog. absteigenden Reizweiterleitung, ein Freisetzen endogener Schmerzneuropeptide sowie weitere neurohumorale Veränderungen.

Kinder und Jugendliche zeigen eine hohe Akzeptanz für Biofeedback. Es gibt nette und ansprechende Animationen, die man selbst spielerisch beeinflussen kann. So kommt es auch hier rasch zu einer Erhöhung der Selbstwirksamkeitsüberzeugung und Selbstkontrolle, womit sich letztlich auch das Selbstwertgefühl erhöht sowie die Hilflosigkeit bei Schmerzen vermindern kann. Biofeedback kombiniert mit Geschichten, Visualisierungen und Phantasiereisen kann bei Kindern innere Ressourcen aktivieren helfen. Z. B. können Angst oder Schmerz sozusagen temporär „auf eine Reise geschickt werden", wodurch für eine gewisse Zeit Abstand und Ruhe vor der Angst bzw. vor dem Schmerz erreicht werden kann.

Im Biofeedback-Training werden auch bei Kindern die Veränderungen der psychophysiologischen Parameter (und auch wie man diese beeinflussen kann) meist als animiertes Feedback dargestellt, erklärt und bewusst gemacht.

Biofeedback ermöglicht eine Veränderung der Schmerzwahrnehmung und -kontrolle. Biofeedback und Selbstregulationstechniken sollen die Schmerzmatrix, die ja für das ganzheitliche subjektive Schmerzempfinden verantwortlich ist, bewusst und unbewusst verändern helfen können. Mittels Biofeedback können Selbstregulationsmechanismen apparativ erleichtert erlernt werden, wodurch veränderte Bewusstseinszustände (erheblich leichter als bei Erwachsenen) erreicht werden können. Bewusstseinszustände mit stark fokussierter Aufmerksamkeit sollen hiermit erreicht werden, denn diese ermöglichen letztlich Entspannung und Schmerzlinderung. Kinder sind durch ihre bessere Suggestibilität sowie Ungezwungenheit gewissermaßen „talentierter hier mitzugehen", d.h. sich auf die veränderten Bewusstseinszustände einzulassen und sozusagen in anderen Gefühlswelten zu versinken.

Biofeedback versteht sich also auch hier als additive Maßnahme, die in ein schulmedizinisches, psychotherapeutisch unterstütztes Behandlungskonzept eingebettet ist. Nach Pirker-Binder (2006) kann das im Rahmen des Biofeedbacks extern gegebene Feedback von den Kindern (und Jugendlichen) in Zusammenhang mit Visualisierung und Imagination in ein „internales" Feedback transferiert werden. Sie spüren sich dann selbst besser.

Durch Biofeedback sollen also die Wahrnehmung und das Verständnis sowie die Akzeptanz der Krankheit erleichtert werden. Biofeedbacktraining soll das Erlernen von Entspannungstechniken erleichtern, die zu einer Verbesserung der Selbstkontrolle und Selbstwirksamkeitsüberzeugung beitragen sollen. Gefühle von Angst, Hilflosigkeit und Ausgeliefertsein gegenüber dem Schmerz sollen so überwunden werden.

Individuelle und dem Alter angepasste Geschichten und Phantasiereisen (Imaginationen, Visualisierungen) erleichtern bei Kindern die Einflussnahme auf (psycho)physiologische Veränderungen sowie eine Vertiefung der Entspannung und die sog. Internalisierung dieser Effekte.

Phantasiereisen mit einem sog. inneren guten Freund, Schmerz- und Entspannungsgeschichten sowie die Visualisierung und

Handlungsstrategien bei bevorstehenden Arztbesuchen enthalten jeweils auch eine therapeutische Vorgabe. Die weitere Geschichte darf das Kind dann aktiv gestalten und seine eigene Geschichte erzählen.

Eine Distanzierung von Angst und Schmerz sowie Bewältigungsstrategien können so erlernt werden. Die Geschichten basieren zunächst immer auf einer Atemübung, da die Atmung das Vegetativum reguliert und Entspannung so am ehesten erreichbar ist. Der Schmerz oder die Krankheit bekommen in den Geschichten einen Namen und damit ein Gesicht und werden dadurch erst greifbar, also für das Kind jemand, den man bekämpfen (oder auch lieben) kann. So kann sich das Kind mit diesem Teil seines Körpers aktiv auseinandersetzen. Nach dem Motto „Mache deinen Feind zum Freund" soll so eine aktiv beeinflussbare Beziehung aufgebaut werden. Die Geschichten bieten dem Kind eine Hilfe zur (aktiven) Selbsthilfe und die Möglichkeit, selbst etwas gegen den Schmerz tun zu können (Pirker-Binder 2006).

Nochmals erwähnt sei der wesentliche Punkt des Reframings. Man bezeichnet damit die kognitive Umstrukturierung in Bezug auf den täglichen Umgang mit dem Problem. Gerade die erlernten Selbstregulationstechniken können den Kindern in ihrer Überzeugung helfen aktiv etwas bewirken zu können und stärken damit deren Selbstvertrauen. Gefühle der Angst, der Hilflosigkeit und des Ausgeliefertseins können nun aktiv und selbstwirksam bekämpft werden.

Auch die Angst vor ärztlichen Untersuchungen und Interventionen kann mit den beschriebenen Möglichkeiten bekämpft werden. Hierbei wird am Schirm geübt – und als Hausübung und Transfer letztlich z. B. dann gemeinsam mit den Eltern am Teddybären.

Auch Kinder können **Migräne** haben. Bei kleinen Kindern überwiegen hier die Buben, d. h. hier besteht ein umgekehrtes Verhältnis gegenüber später. Die Therapie der kindlichen Migräne beginnt mit der Aufklärung der Eltern über das Krankheitsbild sowie über das Erkennen und Vermeiden von Auslöse- und Triggerfaktoren und etwaige Lebensstiländerungen wie regelmäßiges Trinken und Essen, ausreichend Schlaf (Schlafhygiene) und ausreichende Erholungspausen beim Lernen sowie das Vermeiden von Überforderung. Weiters müssen übertriebener Leistungsdruck in der Schule sowie Teilleistungsschwächen wie Legasthenie und problematische Familiensituationen sowie auch begleitende psychiatrische Erkrankungen (Depression) identifiziert und ausgeschaltet werden.

In der präventiven Behandlung der kindlichen Migräne wird versucht, mit nicht-medikamentösen Therapien bzw. mit möglichst wenigen Medikamenten auszukommen. Hier haben dem Alter angepasstes Entspannungstraining sowie die Biofeedbackbehandlung ihren Platz.

Die Eltern sollen während einer akuten kindlichen Migräneattacke für eine entsprechende Reizabschirmung und ein beruhigendes Umfeld sorgen und die Kinder motivieren, auf die erlernten mentalen Techniken zurückzugreifen. Schon wenige Stunden Schlaf oder ein vorgezogener Nachtschlaf (früheres zu Bett gehen) können übrigens vor allem bei jüngeren Kindern die Migräneattacke zum Abklingen und Sistieren bringen.

Angst vor Mitschülern

Die Angst vor ganz alltäglichen Situationen wie z. B. die Angst vor Mitschülern ist im heutigen Schulalltag leider keine Seltenheit. Sie kann dazu führen, dass an sich gute Schüler durch Mobbing, Erpressung sowie indirekte und direkte Gewalteinwirkung nicht nur zu Außenseitern werden, sondern sich von der Schule als Gesamtthema abkehren und letztlich in ihren schulischen Leistungen nachlassen und versagen können. Nicht selten spielt hier nicht nur Angst vor Diskriminierung, sondern auch Scham vor der Peer-Group sowie gegenüber den Lehrern und Eltern eine nicht unwesentliche Rolle, die durchaus negative Konsequenzen auf die eigenen schulischen Leistungen und letzlich auch auf die Karriereplanung und den weiteren Lebensweg haben kann.

Hier empfiehlt sich ein möglichst rasches aktives Vorgehen mit den Therapiezielen „Angstbewältigung" sowie „Stärkung des Selbstvertrauens". Der oder die Betroffene muss aus der passiven unterdrückten Rolle in eine aktive, auf die eigenen Fähigkeiten vertrauende Position gebracht werden.

Biofeedback (mit psychotherapeutischer Führung) kann z. B. ideal mit dem Erlernen einer Kampfsportart ergänzt werden.

Lernen – „Lerne dich selbst besser kennen, um auch andere zu verstehen und kennen zu lernen!"

Der international bekanннte Top-Tennisprofi, Sportkommentator, Eventmanager, Buchautor und Mentaltrainer **Alexander Antonitsch** ist auch Familienvater und hat mir freundlicherweise folgende Zeilen zu seinen subjektiven Erfahrungen mit Biofeedback zur Verfügung gestellt, die ich den Lesern nicht vorenthalten möchte.

,*Vor einiger Zeit fragte mich mein Sohn Sam (14 Jahre alt): „Papa, wie lernt man eigentlich?'*
Da war mir plötzlich klar, dass ich mit meinen Erfahrungen aus dem Spitzensport und dem Biofeedbacktraining einen Grundstein für positive Bewältigung von Stresssituationen legen kann. Während meiner aktiven Zeit lernte ich den wissenschaftlichen Leiter des Instituts für Biokybernetik und Biofeedbackforschung kennen. Ich kam zu ihm, um mit meinen Stressreaktionen im Wettkampf besser umgehen zu können. Er zeigte mir Reaktionen meines Geistes und meines Gehirns auf, die ich selber nicht für möglich gehalten hatte. Menschen automatisieren in ihrem Leben tausende von Dingen. Viele dieser automatisierten Abläufe sind positiv wie z.B. gehen, essen, atmen ... also wirklich einfache Tätigkeiten; es gibt aber auch Dinge, die wir uns mit harter Arbeit antrainieren. Ein großer Teil dieser Automatisierungen jedoch sind negativer Natur wie beispielsweise feuchte, kalte Hände oder ein roter Kopf bei Aufregung, Magen- und Kopfschmerzen ... auch diese Reaktionen sind automatisiert und konditioniert, um mit bestimmten Situationen besser umgehen zu können, oder zumindest will unser Geist uns das glauben machen. Mit Hilfe von Biofeedbacktraining lernte ich mich besser kennen und konnte so negative Programmierungen abbauen und meine sportliche Leistung verbessern. Während meines Trainings bei Gerhard E. traf ich manchmal seinen damals 4-jährigen Sohn Markus, der mit einer beneidenswerten Leichtigkeit die Übungen an den Biofeedbackgeräten absolvierte, während ich angestrengt und mühsam meine Übungen erlernte. Es war für mich faszinierend, wie schnell und selbstverständlich der kleine Markus seinen Geist und seinen Körper beeinflussen konnte.

Jetzt bin ich 2-facher Familienvater, stehe seit mehr als 10 Jahren im Berufsleben – außerhalb des Tennisplatzes, mit einer Eventfirma – und noch immer profitiere ich von den Übungen von damals. Ich halte Biofeedback-Seminare für große Firmen ab, bei denen wir immer wieder sehen, wie viele Menschen mit Stresssymptomen geistig und körperlich zu kämpfen haben. Viele dieser Stresssituationen und die dabei auftretenden körperlichen Anzeichen werden von den meisten mit ihrer Schulzeit assoziiert und verglichen. Auch ich, so wie jeder Spitzensportler, musste im Sport mit Stresssituationen umgehen lernen und genau das gebe ich in unseren Biofeedback-Seminaren weiter, mit einem wissenschaftlichen Background.

Durch richtiges, entspanntes Lernen, durch die Fähigkeit seinen Körper und Geist in unangenehmen Situationen (Prüfungen) beeinflussen zu können und das Wissen über manche Zusammenhänge, die in unserem Körper ablaufen, kann den Kindern viel Druck und Stress in der Schule erspart werden. Denn in der Schule sollte auch der Grundstein für die positive Bewältigung von Stresssituationen gelegt werden.

Lerne dich selbst besser kennen, um auch andere zu verstehen und kennen zu lernen!"

Alexander Antonitsch, Gaaden, 2010

Biofeedback im Intimbereich

Der Beckenboden und seine Bedeutung

Als Beckenboden wird die bindegewebig-muskuläre Begrenzung des Rumpfes und der Bauch- und Beckenhöhle nach unten und hinten bezeichnet. Der Beckenboden wird unterteilt in das „Diaphragma pelvis" und das „Diaphragma urogenitale" und wird von Harnröhre, Mastdarm sowie beim weiblichen Geschlecht auch von der Scheide durchbrochen.

Der Beckenboden hat u.a. drei besonders wesentliche Funktionen, nämlich das Anspannen, das Entspannen und das reflektorische Gegenhalten, d.h. das Anspannen als Reaktion auf eine Druckerhöhung im darüberliegenden Abdominalraum (Bauchraum).

Das Anspannen ist wichtig zur Sicherung der Kontinenz bei Frauen und Männern. Dabei unterstützt die Beckenbodenmuskulatur ganz maßgeblich den unteren Teil der Harnröhre, die Schließmuskeln der Harnblase sowie des Anus.

Die Entspannung des Beckenbodens erfolgt vor allem beim Urinieren und beim Stuhlgang. Weiters erfolgt eine Relaxation des Beckenbodens auch bei der Frau beim Geschlechtsverkehr und beim Mann im Rahmen der Erektion. Beim Orgasmus „pulsiert" der Beckenboden mit einem Abwechseln von Anspannung und Entspannung.

Das reflektorische Gegenhalten des Beckenbodens erfolgt beim Husten, Niesen, Lachen, Hüpfen, Tragen schwerer Lasten etc. Wenn das nicht funktioniert, dann resultiert ein unwillkürlicher Harnabgang. Bei einer Fehlfunktion des Beckenbodens, die u. a. auch mit Inkontinenz einhergehen kann, spricht man auch von einer Beckenbodendysfunktion.

Kontinenz

Kontinenz ist ein gelernter Prozess, der von der Blasencompliance sowie von der Intaktheit der neurologischen Versorgung und einem effektiven Sphinkterverschlussmechanismus (also einem funktionierenden Schließmuskelverschluss) abhängt. Zusätzlich ist die Miktion, d. h. das Urinieren, auf eine willkürliche Erschlaffung des urethralen Sphinkters (Harnröhrenschließmuskel) durch die Aufhebung der kortikalen Hemmung angewiesen. Manchen Menschen wird schon aufgefallen sein, dass es schwierig sein kann im Beisein anderer Personen zu urinieren.

Bei Störungen muss der Prozess „Inkontinenz" in seiner Gesamtheit bzw. einzelne Teil-Prozesse aktiv wieder erlernt werden, was durch Biofeedback enorm erleichtert werden kann.

Inkontinenz

Wir unterscheiden zunächst aufgrund anatomischer Gegebenheiten der Beckenbodenregion die Inkontinenz bei der Frau von der Inkontinenz des Mannes. Weiters ist die Harninkontinenz (Incontinentia urinae), welche sehr grob vereinfacht in die Stressinkontinenz, Dranginkontinenz und die gemischte (oder Misch-) Inkontinenz unterteilt werden kann (weniger auf Biofeedback ansprechende Formen der Inkontinenz werden hier bewusst vernachlässigt) von der Stuhl- und Wind-Inkontinenz (Incontinentia

alvi et flati) zu unterscheiden. Natürlich können die Inkontinenz-
formen auch gemeinsam auftreten.

Harninkontinenz

Harninkontinenz bezeichnet eine gestörte Aufbewahrungs- und
Reservoirfunktion der Harnblase mit unwillkürlichem Harnabgang. Harninkontinenz ist außerdem ein individuell sehr stö-
rendes, sozial ganz besonders isolierendes und letztendlich
prognostisch teilweise indikatives sowie auch sozioökonomisch
relevantes Symptom und Problem, das durchaus in allen Altersgruppen vorkommen kann. Nach Definition der „International
Continence Society" ist Harninkontinenz ein Zustand, in dem
unfreiwilliger Harnverlust auftritt, der objektiv nachweisbar ist
und der ein hygienisches oder gesellschaftliches Problem darstellt.

Die ältere Generation, besonders ältere Personen (und hier naturgemäß mehr Frauen als Männer) die institutionell versorgt sind,
so z. B. in Pflegeheimen leben, stellen die Hauptbetroffenengrup-
pe bei Inkontinenz dar. Angelehnt an die „Continence Founda-
tion" sollen eine von vier Frauen, also 25 % der weiblichen Bevölkerung sowie einer von neun Männern im Laufe ihres Lebens
am Symptom Inkontinenz leiden. Inkontinenz kommt bei Frauen
häufig durch einen Verlust der Festigkeit des Beckenbodens und
der Urethra sowie der umliegenden Gewebe zustande. Nicht selten ist sie auch mit urethraler Hypermobilität assoziiert. Vagina-
le Geburten, der Alterungsprozess und dergleichen schwächen
u. a. die Strukturen (Schwäche von Beckenboden und urethralem
Sphinkter, Denervierungsprozesse der den Beckenboden und die
Sphinkter versorgenden Nerven, Dehnung des Beckenbodens
während vaginaler Entbindungen etc.) mit dem Resultat einer
Beckenbodenschwäche. Weitere Ursachen für eine Stressinkontinenz bei Frauen sind z. B. Übergewicht (Adipositas), operative
Eingriffe im Beckenbereich und die Abnahme des Östrogenspie-
gels im Alter.

Harninkontinenz tritt, vereinfacht dargestellt, zumeist dann auf,
wenn der Druck der Blase (ohne Absicht!) jenen in der Urethra
übersteigt, was zumeist in der Füllungsphase des Miktionszyk-
luses auftritt.

Belastungs- oder Stressinkontinenz ist der unfreiwillige Verlust
von Harn, der aufgrund eines erhöhten intraabdominellen Drucks

auftritt (Lachen, Husten, Niesen etc.). Sie ist die bei Frauen am häufigsten auftretende Form der Inkontinenz.

Hier werden grob drei Schweregrade unterschieden: Grad 1, wo Inkontinenz beim Husten, Niesen, Lachen etc. auftritt, dann Grad 2, wo Inkontinenz bei abrupten Körperbewegungen auftritt sowie beim Heben von leichteren Lasten, Aufstehen oder Hinsetzen und dann noch Grad 3, wo Inkontinenz sogar schon bei gar nicht belastenden und nicht anstrengenden Bewegungen oder schon im Liegen auftritt. In der Behandlung der Stressinkontinenz stehen konservative Maßnahmen und Medikamente (Pharmaka) sowie operative Interventionen zur Verfügung (siehe S. 186f.).

Dranginkontinenz ist durch einen plötzlichen, sehr starken, imperativen Drang sofort urinieren zu müssen, charakterisiert.

Mischinkontinenz beinhaltet sowohl Symptome der Stress- als auch der Dranginkontinenz.

Bei der **Enuresis nocturna** (nächtliche Inkontinenz) tritt der unfreiwillige Harnverlust während des Schlafes auf, bei der **Enuresis diurna** am Tage.

Die sog. **Giggle- oder (Lach-)Inkontinenz** kann während des Geschlechtsverkehrs auftreten, ist vor allem für Mädchen und jungen Frauen unter dem 25. Lebensjahr beschrieben und letztendlich häufig selbstlimitierend, d. h. sie kann ganz einfach auch von selbst vergehen.

Bei der **Reflexinkontinenz** sind Nervenbahnen und Nervenzentren, die für die willkürliche Blasensteuerung verantwortlich sind, geschädigt (z. B. bei manchen Formen der Querschnittlähmung). Hier entleert sich die Harnblase bei Erreichen einer bestimmten Füllung reflektorisch und zumeist unvollständig, mit der Konsequenz der Restharnbildung (und mit der weiteren Folge von Harnwegsinfekten!), ohne dass der Betroffene überhaupt Harndrang verspürt.

Bei der **Überlaufinkontinenz** wird der Druck in der übervollen Blase höher als der Verschlussdruck des Schließmuskels. Ursachen hierfür können z. B. ein schwacher Blasenmuskel oder ein Hindernis, das die Entleerung des Harnes erschwert, sein.

Bei der **extraurethralen Inkontinenz** erfolgt Harnabgang durch andere Kanäle als die Harnröhre (wie bei erworbener Fistelbildung, z. B. nach einer Strahlentherapie oder wie bei angeborenen Anomalien).

Auswirkungen und Folgen von Inkontinenz

Die Auswirkungen und Folgen von Inkontinenz sind recht vielfältig und treten oft zu verschiedenen Zeitpunkten auf. Sie umfassen u. a. die Geruchsbildung, die subjektiv und in der Fremdwahrnehmung höchst unangenehm ist und Schamgefühl sowie Ablehnung und sogar Aversionen auslösen kann, mit den Folgen der sozialen Isolation und Einsamkeit und die auch einen erhöhten Aufwand und Kosten beim Waschen und zur Reinigung der Bekleidung bedingt. Weiters resultieren daraus eine erhöhte Infektionsgefahr, Hautekzeme, Unruhe, Schlafstörungen, Wundliegen und erhöhte Dekubitusgefahr. Harninkontinenz ist übrigens eine der häufigsten Ursachen für die Aufnahme ins Pflegeheim.

Eine Harninkontinenz hat letztendlich also enorme Auswirkungen auf nahezu alle Lebensbereiche und die Lebensqualität der Betroffenen. Die meisten Betroffenen fühlen sich durch den durch das Symptom Inkontinenz bedingten ungewollten Harnverlust psychisch ganz besonders belastet. Rund ein Drittel bekommt auch eine sexuelle Dysfunktion. Soziale Kontakte werden aufgegeben – Isolation droht. Depressionen, Pflegebedürftigkeit und Einsamkeit sind somit weitere wesentliche Nachteile die aus der Inkontinenz resultieren.

Beachte: **Nur ein Drittel der Inkontinenz-Patientinnen sucht wegen des Symptoms Inkontinenz einen Arzt auf!**

Nochmals, Inkontinenz ist sozial höchst isolierend und stellt leider nach wie vor ein Tabuthema dar! Somit stellen schon die Diagnose (und die bei fehlender Diagnosestellung dann konsekutiv fehlende Behandlung) verständlicherweise ein ganz besonders großes Problem in diesem Tabu-Themenbereich „Inkontinenz und Intimität" dar. Nur wenige der betroffenen Patientinnen und Patienten geben „freiwillig" Auskunft über ihr quälendes Symptom, nämlich ihre Harninkontinenz, wenngleich einem Gutteil dieser Betroffenen mit einer individuell angepassten interdisziplinären Beratung und Therapie tatsächlich z. B. durch Beseitigung der Harninkontinenz respektive Minimierung der Frequenz der Episoden des unfreiwilligen Harnverlustes bzw. der unfreiwillig verlorenen Harnmenge geholfen werden könnte.

Neben der ganz wichtigen Aufklärung über die Ursache und über die tatsächliche Häufigkeit und Relevanz des Symptoms „Inkontinenz" sowie einer sinnvollen Hilfsmittelberatung und Beratung und Hilfe hinsichtlich Förder- und Unterstützungsmöglichkeiten steht die urologische bzw. (uro-)gynäkologische sowie weitere medizinische Abklärung an erster Stelle. Je nach Ursache wird dann das weitere medizinische Procedere geplant, welches u. a. diätetische, aber auch interventionell-chirurgische sowie medikamentöse Verfahren und auch physikalische Maßnahmen wie Biofeedback und Atem- und Beckenbodengymnastik etc. einschließen kann.

Als eine der Therapiemöglichkeiten ist also die Therapie mittels Biofeedback, eine oft gewählte additive, unterstützende Möglichkeit zur Schulung der Selbstwahrnehmung des Beckenbodens und zur Verbesserung der Selbstkompetenz der betroffenen Patienten. Der Beckenboden selbst wird durch Öffnungen (Vagina oder Scheide, Harnröhrenausgang, Darmausgang) durchsetzt. Er bildet insgesamt den Abschluss des Rumpfes sowohl nach unten als auch nach hinten und wird u. a. vom Diaphragma pelvis und vom Diaphragma urogenitale gebildet. Beim Biofeedback lernen die Patientinnen und Patienten zunächst ihre Beckenbodenmuskulatur kennen, d. h. diese selbst (manchmal tatsächlich erstmals) ganz bewusst wahrzunehmen. Dies ist erforderlich, um letztendlich die Beckenbodenmuskulatur als Verschluss des Beckenbodens und der Beckenausgänge sinnvoll zu beüben und im Sinne der Medizinischen Trainingstherapie „auftrainieren" zu können, d. h. die betroffene Muskulatur effektiv und den Gesetzen der Trainingslehre entsprechend sinnvoll kontrahieren zu können, um letztendlich das Symptom Harninkontinenz aktiv und selbstwirksam zu bekämpfen und somit dem Harnverlust vorzubeugen zu können.

Die **Diagnostik** muss sich stets an der individuellen Situation der Patientin und deren Symptomatik orientieren.

Die Basisdiagnostik sollte hier u. a. eine Untersuchung des Mittelstrahlurins, Blutbild, Miktionstagebuch (Erfassung der Häufigkeit und des Ausmaßes des Harnverlustes) und einen Vorlagen- oder Pad-Test umfassen.

Pad-Tests sollen die Inkontinenz verifizieren und die Menge und den Grad des Harnverlusts objektiv messen und dokumentieren. Laut International Continence Society wird hier eine vor dem Test abgewogene Slip-Einlage in die Unterwäsche der Patientin eingelegt. Dann lässt man die Patientin über die Dauer von einer Stunde verschiedene Manöver ausführen, wonach die Einlage wieder entnommen und erneut gewogen wird. Bei einer

Gewichtszunahme größer als 1 g liegt eine Inkontinenz vor. Vor dem Test soll die Patientin 500 ml Flüssigkeit trinken. Variationen dieses Tests inkludieren andere Testzeiten sowie die Festlegung eines bestimmten Blasenvolumens vor Testbeginn. Es gibt auch 24- und 48-Stunden-Pad-Tests, die, da über einen größeren Zeitraum gemessen wird, repräsentativere Daten liefern sollen. Weiterführende fachärztliche Untersuchungen können notwendig werden und u. a. urodynamische Verfahren, die Uroflowmetrie, die Zystometrie und die Zystourethroskopie sowie auch eine Elektromyographie (EMG) umfassen. Die Uroflowmetrie misst die Rate des Urinflusses während der Miktion und ist ein wichtiger Teil jeder urodynamischen Untersuchung. Die Zystometrie ist eine der wichtigsten urodynamischen Untersuchungsmöglichkeiten und misst u. a. das Druck-Volumen-Verhältnis der Blase. Die Zystourethroskopie erlaubt die Visualisierung und Darstellung von Blase und Urethra mittels eines rigiden oder flexiblen Zystoskops. Die Elektromyographie wird vor allem bei Patientinnen mit neuropathischen Störungen angewandt.

Therapiemaßnahmen bei Inkontinenz

Der Vollständigkeit halber werden zunächst operative Verfahren erwähnt, um nachfolgend auf konservative Möglichkeiten einschließlich des Biofeedbacks näher einzugehen.

Die Entscheidung zu einer operativen Intervention bei Stressinkontinenz sollte erst nach einer präzisen Abklärung getroffen werden und der Eingriff muss natürlich auch einen positiven Effekt auf die Lebensqualität der Patientin versprechen. Die operativen Verfahren sind also immer dann als Therapieoption zu wählen, wenn eine schwere Form der Stressinkontinenz oder eine Form, die nicht auf eine primäre konservative Therapie angesprochen hat, vorliegt. Außerdem ist eine Detrusorinstabilität als Ursache der Inkontinenz auszuschließen, da sich die Symptome des Harndrangs und der Miktionsfrequenz sogar verschlechtern können. Anzuführen sind bei den operativen Verfahren hier der Vollständigkeit halber z. B. die retropubische Suspension, die laparoskopische Colposuspension, sog. Schlingenplastiken, Tension-Free Vaginal Tape (TVT)-Plastiken, periurethrale Injektionen, der artifizielle (künstliche) Sphinkter bis zur Augmentation/Zystoplastik sowie der operativen Harnwegsumleitung.

Patientinnen mit milder oder mittelgradiger Symptomatik der Detrusorinstabilität hingegen wird zu relativ einfachen Verhaltensmaßnahmen wie Reduktion der Flüssigkeitsaufnahme (cave: bei älteren Personen!), Vermeidung von Tee, Kaffee und Alkohol bzw. eine Veränderung der Miktionsgewohnheiten geraten. Patientinnen mit schwerwiegenderen Symptomen benötigen eine Verhaltenstherapie und/oder eine Pharmakotherapeutika bis zu operativen Eingriffen.

Biofeedback und weitere konservative Therapiemaßnahmen bei weiblicher Harninkontinenz

Hierher gehören neben der apparativen Methode des Biofeedbacks zunächst die Verhaltensmodifikation, das Führen eines Miktionstagebuches, das Beckenbodentraining bzw. die Beckenbodengymnastik (BBG), das Blasentraining (Bladder drill), die sogenannte Konus- oder Konentherapie, die Elektrostimulation (Schwellstrom) als „passive" Stimulations- und Trainingstherapie für den Beckenboden, die Ganzkörpervibrationstherapie (whole body vibration exercise), intravaginale Hilfsmittel, die Pharmakotherapie – alles unterstützt durch regelmäßige Kontrollen und Supervision beim Facharzt [hier interdisziplinär Gynäkologe, (Gyno-)Urologe, Facharzt für Physikalische Medizin und allgemeine Rehabilitation]. Die konservative Therapie bei Stress- und Dranginkontinenz beginnt eben mit einer Erstvorstellung beim Facharzt für Gynäkologie (Gyno-)Urologie und danach bei einem Facharzt für Physikalische Medizin und allgemeine Rehabilitation zur interdisziplinären individuellen Therapieplanung und Rezeptur der erforderlichen Behandlungsmaßnahmen. Auch regelmäßige fachärztliche Kontrollen und Supervision sind unbedingt notwendig. Dies um die Therapie im Bedarfsfall je nach Therapieverlauf individuell modifizieren und adaptieren zu können. Die Anleitung unter dem Therapiezyklus erfolgt letztendlich meist durch diplomiertes Pflegepersonal mit einer Zusatzausbildung auf dem Gebiet der Inkontinenz-, Wund- und Stoma-Pflege, weiters durch Physiotherapeuten oder DMTFs, aber natürlich auch durch Ärzte.

Das große Thema **Verhaltensänderung** umfasst eine Verhaltensschulung bei Aktivitäten des täglichen Lebens, die eine sinnvolle Regulierung des Trinkvolumen einerseits und sinnvolle Planung von Miktionszeiten (d.h. Zeiten, in denen uriniert wird) andererseits erfordert.

Beim Blasen- und Toilettentraining soll z.B. bei Patientinnen mit vorherrschender Drangkomponente eine (langsame!) Reduktion der Anzahl der Toilettengänge der Patientin das Gefühl der Kontrolle über ihre Blase wiedergewinnen lassen (Selbstwirksamkeit!). Blasentraining wird meist in Kombination mit anderen Therapieoptionen wie z.B. der Pharmakotherapie angewandt. Beim Blasentraining wird darauf abgezielt, falsch erlernte Muster neu zu programmieren und sozusagen umzutrainieren. Die Patientin erlangt Kontrolle über ihre Blase, indem sie den ersten Harndrang aktiv zu unterdrücken versucht, was schließlich zu einer Steigerung der Blasenkapazität führen soll. Letztlich soll eine Reduktion der Anzahl der Toilettengänge erreicht werden. Im Laufe der Therapie sollen die Miktionsintervalle bei normaler Flüssigkeitszufuhr solange gesteigert werden bis das angestrebte Zielintervall erreicht ist.

Dazu soll nicht gleich jedes Gefühl des „aufs Klo Müssens" in einen Toilettengang umgesetzt werden. Vielmehr soll gewartet werden bis der Harndrang eventuell doch wieder verschwindet. Hierbei kann z.B. auch das Sitzen auf einer harten Unterlage durchaus nützlich sein. Die Empfehlung des sog. „Doppelten Urinierens" (erneuter Miktionsversuch nach dem Aufstehen von der Toilette) kann Restharn vermindern helfen.

Weiters können bei Patientinnen mit Stressinkontinenz mitunter enge (Unter-)Hosen, die den Beckenboden unterstützen, durchaus hilfreich sein. Dennoch sollten Patientinnen, vor allem auch jene mit vorherrschender Drangkomponente, eher locker sitzendes Gewand tragen. Dies soll einen möglichst raschen Toilettengang ermöglichen helfen. Weiters gehört zum Thema „Verhaltensänderung" auch eine vernünftige Gestaltung des Toilettenumfeldes, die das rechtzeitige Erreichen der Toilette erleichtert (Vermeidung von Sturzfallen etc.).

Es ist leider ein doch sehr weit verbreiteter Irrglaube, dass eine forcierte Reduktion der Flüssigkeitsaufnahme (also deutlich weniger zu trinken) zu einer Reduktion des Symptoms „Inkontinenz" führen könne. Leider werden auch von manchen Autoren nach wie vor zu restriktive Angaben hinsichtlich der erlaubten Flüssigkeitsmengen gemacht, was im Extremfall bei den häufig älteren Patientinnen zur Exsiccose (Austrocknung) mit entsprechend negativen Gesundheitsfolgen bis zu Thrombosen, Verwirrtheitszuständen und unter Umständen sogar zu Schlaganfällen führen kann.

Weiters gehört zur Verhaltensschulung auch die Vermeidung bestimmter Nahrungs- und Genussmittel, wozu u. a. schwarzer und grüner Tee, Kaffee, Cola, Energy Drinks, Alkohol etc. gehören. Koffein hat als Xanthinderivat (Vorkommen in Tee und Kaffee) einen großen Einfluss auf die Blasenfunktion und ähnliche Effekte wie Thiazide, also Diuretika (harntreibende Substanzen z. B. in der Blutdruckbehandlung sowie zur Entlastung eines geschädigten Herzens). Zusätzlich beeinflusst es die Detrusoraktivität negativ (bis zum überaktiven Detrusor). Weiters nimmt es Einfuss auf den Schlaf („flacherer" Schlaf mit gesteigerter Blasensensitivität). Alkohol wiederum führt zu einer Steigerung der Miktionsfrequenz und des Miktionsdrangs – und kann nebenbei die Mobilität der Patientinnen ziemlich beeinflussen und u. a. zu Stürzen führen. Auch eine Einschränkung des Nikotinkonsums und die Behandlung etwaiger Erkrankungen, die mit starkem Husten einhergehen gehören hierher. Zusätzlich sind eine Stuhlregulierung sowie eine Gewichtsreduktion wichtig.

Neben dem Erlernen einer korrekten Atemtechnik ist weiters auf Fehlhaltungen einzugehen, d. h. Haltungsinsuffizienzen sind zu behandeln.

Der ganz gezielte und koordinierte Einsatz des Beckenbodens, der Bauch-, Atem- und Rückenmuskulatur sind zu erlernen. Weiters ist darüber aufzuklären, dass das Heben und Tragen besonders schwerer Lasten vermieden werden soll. Sinnvolle und ergonomische Hebetechniken und eine Gewichtsbeschränkung für Lasten sind hier zu vermitteln.

Bei der Rezeptur von **Hilfsmitteln** ist eine ausführliche Beratung u. a. über eine sinnvolle Einlagenversorgung wichtig. Weiters stehen auch **intravaginale** Hilfsmittel zur Verfügung. Mechanische Hilfsmittel werden z. B. eingesetzt, wenn Frauen nur in bestimmten Situationen Harn verlieren, so z. B. bei der Sportausübung und auch bei Frauen, die bisher auf keine der anderen Therapieformen angesprochen haben. Hierbei wird darauf abgezielt, den Urinverlust durch einen mechanischen Verschluss der Harnröhre zu unterbinden, was u. a. durch große Tampons, die in das untere

Drittel der Vagina eingeführt werden oder durch Silikonteile, die in die Urethra gesteckt werden und diese verschließen sollen, bewerkstelligt werden kann.

Ein Pessar ist ein Ring oder eine Schale aus Gummi oder Kunststoff mit dem die inneren weiblichen Geschlechtsorgane (wieder) korrekt positioniert werden sollen und zusätzlich eine Verbesserung des Urethraverschlussdrucks und eine Verminderung der Inkontinenz erreicht werden soll. Die Pessartherapie kann vor allem Patientinnen mit Kontraindikationen für operative Eingriffe und Frauen, die nur bei der Sportausübung Harn verlieren, mit relativ wenig Aufwand Erfolg bringen.

Diverse **Nahrungsergänzungsmittel** sowie Naturprodukte wie Preiselbeersaft bzw. Cranberrysaft sowie Kürbiskerne und Kürbiskernpräparate werden ebenfalls eingesetzt.

Die **Pharmakotherapie,** also die medikamentöse Behandlung der Inkontinenz, beginnt zunächst mit dem Weglassen von Medikamenten. Hier sind u. a. z. B. Alpha-Blocker, gewisse Diuretika, Ca-Antagonisten, Antiepileptika, Antihistaminika, Psychopharmaka zu erwähnen. Beim gezielten therapeutischen Einsatz von Pharmaka in der Inkontinenzbehandlung ist dann natürlich das Wissen um die Art der Inkontinenz, die damit behandelt werden soll, besonders wichtig. Dies bedarf wiederum einer fachärztlichen Diagnose und Therapieplanung. Therapeutisch werden u. a. sog. Alpha-Rezeptoragonisten wie Phenylpropanylamin eingesetzt. Weiters Vasopressinanaloga, die vor allem bei Enuresis (Einnässen) oder ausgeprägter Nykturie (nächtliches Wasserlassen) eingesetzt werden, wobei allerdings auf Elektrolytverschiebungen ganz besonders zu achten ist.

Sog. Anticholinergica dienen vor allem zur Behandlung der Drangkomponente der Inkontinenz (z. B. Spasmex, Detrusitol, Vesicur, Kentera Pflaster).

Auch Antidepressiva wie z. B. Imipramin sind einschleichend zu dosieren.

Östrogene werden lokal oder systemisch eingesetzt. Östrogene finden vor allem bei post-menopausalen Frauen mit Stressinkontinenz ihren Einsatz. Sie sollen u. a. über eine Stärkung von Kollagenfasern die Festigkeit des Beckenbodens erhöhen helfen. Meist wird eine Östrogentherapie in Kombination mit anderen Therapieformen wie Phenylpropanylamin verwendet, was zu besseren Ergebnissen führt, als bei Applikation der Therapien als Einzelmaßnahme.

Serotonin-Noradrenalin-Wiederaufnahmehemmer wie Duloxetin können zu einer gesteigerten Aktivität des Nervus pudendus und zu einer Erhöhung der Kontraktionskraft des Urethraspinkters fürhren, wodurch drangreduzierende Wirkungen erreicht werden können.

Imipramin, ein trizyklisches Antidepressivum, wird manchmal als alternative Medikation bei Patientinnen mit Stressinkontinenz verwendet.

Weitere eingesetzte Medikamente sind NS49 und Beta-Blocker (wie z. B. Propanolol).

Bei **Detrusorinstabilität** stellt die Pharmakotherapie die wichtigste Behandlungsoption dar. Hier finden u. a. anticholinerge Substanzen wie Oxybutynin ihre Anwendung, weiters Muskelrelaxantien und Imipramim. Antidiuretika wie Desmopressin werden vor allem bei der Therapie des nächtlichen gesteigerten Harndrangs verwendet.

Wichtig ist bei allen medikamentösen Verfahren immer, dass an das Nebenwirkungsprofil und die Wechselwirkungen der einzelnen Pharmaka gedacht wird. Weiters sind Kontraindikationen unbedingt zu beachten!

Im Vergleich zu keiner Therapie führen **Beckenbodengymnastik und Beckenbodentraining** zu einer signifikanten Verbesserung des Symptoms „Inkontinenz". Hier sind gerade die Wahrnehmungsschulung und die Bewusstmachung des Beckenbodens ganz enorm wichtig. Die Übungen sollen nicht nur im Gymnastik- oder Turnsaal, sondern natürlich und in erster Linie auch im täglichen Leben, d. h. während der üblichen Verrichtungen des täglichen Lebens wie beim Aufstehen, beim Stehen, beim Gehen, Husten, Lachen etc. durchgeführt werden! Übungen auf der Vibrationsplatte (sog. „Whole body vibration-Exercise" oder „-Training", WBV-Training) können zu zusätzlichen Steigerungen der Effektivität führen.

Beckenbodenübungen zielen darauf ab, die Kontraktionskraft und den Tonus der Beckenbodenmuskulatur zu erhöhen – und hier besonders des M. levator ani. Im Rahmen der Beckenbodengymnastik sollen einerseits lange, langsame Kontraktionen und andererseits auch kurze, schnelle, hochfrequente Kontraktionen durchgeführt werden, damit sowohl ein Training der langsamen als auch schnellen Muskelfasern gewährleistet werden kann.

Ein Perineometer, d. h. ein Gerät, das in die Vagina eingeführt wird und das die Kraft der die Scheide umgebenden Muskeln zu messen vermag, kann dabei helfen, objektiv die Stärke der Beckenbodenkontraktionen zu messen und der Patientin somit ein Feedback ermöglichen, durch das diese ihren aktuellen Status sowie auch ihre Fortschritte erkennen kann.

Zum Beispiel liegt bei einer Beckenbodenübung die Patientin auf einer flachen Unterlage am Rücken. Dabei hat sie die Beine aufgestellt. Zunächst atmet sie tief ein. Während des folgenden langsamen Ausatmens kontrahiert sie aktiv, so gut es geht, alle Schließmuskeln im Bereich des Beckenbodens und versucht gleichzeitig ebenfalls ihr Geschlechtsteil aktiv etwas in den Bauch hineinzuziehen. Ihr Schambein „nähert" sich nun so etwas dem Bauchnabel. Mit längerer Ausatmung soll auch die Kontraktionsspannung stärker werden. Dann erfolgt wieder die Einatmung. Dabei wird die ganze Spannung dann langsam losgelassen. Dann wird zwei- bis dreimal tief ein- und ausgeatmet. Hierauf wird dann mit der erneuten Durchführung der Übung weitergemacht. Beckenbodengymnastik, also derartige Beckenbodenübungen sollten mindestens zweimal pro Tag durchgeführt werden, wobei dann jede einzelne Übung zumindest viermal pro Sitzung geübt wird. Weiters sollen im Tagesablauf auch Kontraktionsübungen ohne Unterbrechung anderer Tätigkeiten durchgeführt werden (Transfer!). Zusätzlich soll u. a. auch geübt werden, den Harnstrahl während des Wasserlassens zu unterbrechen. Nach einiger Zeit nehmen die Bewusstheit und das „Gefühl für den eigenen Beckenboden" zu, so dass nun auch aktive Kontraktionen (wieder) möglich sind, ohne dass spezielle Übungen durchgeführt werden müssen.

Durch die **Ganzkörpervibrationstherapie** kann die Beckenbodengymnastik ergänzt und zu einem umfassenden und weitergehenden Beckenbodentraining ausgebaut werden. Herkömmliche Geräte ermöglichen Vibrationsfrequenzen von rund 25 bis 30 Hz mit einer Vibrationsamplitude von rund 5 bis 15 mm. Hiermit ist also das Beckenbodentraining auf dem Ganzkörpervibrationsgerät (und in unterschiedlichen „Schweregraden") möglich.

Die **Elektrostimulation des Beckenbodens** wird als passive Form des Muskeltrainings zumeist für Patientinnen mit sehr geringer bzw. fehlender willkürlicher Beckenbodenmotilität rezeptiert.

Die Elektrostimulation des Beckenbodens kann die Patientinnen beim Wiedererlernen und -erlangen der Kontrolle über ihre Beckenbodenmuskulatur ebenfalls unterstützen. Niedrigere Frequenzen um die 10 Hz aktivieren die „Slow-twitch-fibers" (also die langsam kontrahierenden Fasern der Muskulatur), höhere Frequenzen um die 30–50–70 Hz aktivieren die „Fast-twitch-fibers", also die sich schnell kontrahierenden Fasern. Die optimale Balance soll hier bei 70 % niederfrequenter und 30 % hochfrequenter Stimuli (da die Zusammensetzung der Beckenbodenmuskulatur eben dieser Relation entspricht) liegen.

Für die hochfrequente Stimulation mit Frequenzen zwischen 50 bis 70 Hz werden relativ hohe Erfolgsraten angegeben. Diese Elektrostimulation kann bei Stressinkontinenz zu einer Reduktion der Miktionsfrequenz und zu einer Steigerung der funktionellen Blasenkapazität führen. Die niederfrequentere Elektrostimulation des Beckenbodens kann vor allem auch zur Behandlung der Drangkomponente eingesetzt werden.

Konen, im Rahmen der **vaginalen Konentherapie** entsprechend vaginal eingeführt, können zur Kräftigung des Beckenbodens effektiv eingesetzt werden. Hierbei werden Konen unterschiedlicher Dichte (mit gleicher Größe aber unterschiedlichen Gewichten) intravaginal appliziert und z. B. zweimal täglich für 30 Minuten intravaginal getragen. Hierbei ist die korrekte Kontraktion der Beckenbodenmuskulatur essenziell – nur so kann der jeweilige Konus auch an seinem Platz gehalten werden. Kontraktionen der Bauch- bzw. Gesäß- oder Glutealmuskulatur haben hier keinen Platz. Die resultierende Kräftigung der Beckenbodenmuskulatur nimmt in etwa mit dem Gewicht des verwendeten und noch gehaltenen Konus zu.

Auch die hochenergetische **Magnetfeldtherapie** mittels Magnetstuhl scheint eine sinnvolle Maßnahme in der konservativen Behandlung von Blasenfunktionsstörungen darzustellen. Die Methode zeichnet sich durch Schmerzfreiheit und hohe Patientenakzeptanz mit großer Chance auf gute Compliance aus, wenngleich die relativ hohen Kosten sowie die fehlende Möglichkeit eines Heimtrainings als einschränkend zu erwähnen sind.

Für die Stress- oder Belastungsinkontinenz werden (subjektive!) Erfolgsraten von 60 % bis 90 % beschrieben. Objektivierbar sind das Erreichen der Kontinenz in 35 % und Verbesserungen in ca. 40 % der Fälle. Magnetfeldbehandlungen sollen auch zur Wahrnehmungsschulung für den Beckenboden eingesetzt werden. Bei der Dranginkontinenz soll in bis zu 75 % der Fälle eine subjektive Verbesserung erzielt werden. Hierbei sollen 25 % der Patienten letztendlich „trocken werden" und immerhin 60 % über eine Besserung berichten können. Bei der sog. Mischinkontinenz werden ebenfalls sehr gute Ergebnisse mit Erfolgsraten bis zu 71 % berichtet.

Gut einsetzbar soll die Magnetfeldtherapie auch bei Männern, hier z. B. bei der Inkontinenz nach radikaler Prostatektomie (Prostataentfernung) bei Prostatakarzinom, wo subjektive Verbesserungen von bis zu 80 % sowohl im unmittelbaren postoperativen Verlauf als auch bei persistierender Inkontinenz erzielen lassen sollen.

Auch bei Stuhlinkontinenz soll die Magnetfeldbehandlung erfolgreich einsetzbar sein. Hier soll bei mehr als der Hälfte der Patienten eine Verbesserung der Kontinenz erzielt werden.

Die Magnetfeldtherapie scheint als additive Maßnahme eine Bereicherung im Rahmen der konservativen Therapie unterschiedlicher Blasenfunktionsstörungen darstellen zu können. Die oben genannte Beckenbodengymnastik und das Beckenbodentraining sowie Biofeedback und Elektrotherapieverfahren haben dadurch ihren Stellenwert allerdings nicht verloren.

Für **Biofeedback,** das üblicherweise und am effektivsten in Kombination mit Beckenbodengymnastik und Beckenbodentraining durchgeführt wird, werden Erfolgsraten zwischen 36 und 85 % beschrieben. Bei Patientinnen die noch nie ein aktives Beckenbodentraining durchgeführt haben, fungiert Biofeedback als „positiver Selbstverstärker", der den Patientinnen ein optisches und/oder akustisches Feedback ermöglicht und die Erkennung und Korrektur von Fehlkonditionierungen unmittelbar erlaubt. Wesentlich sind also auch hier die Wahrnehmungsschulung und die Bewusstmachung des eigenen Beckenbodens. Weiters kann das Training im Sinne der Medizinischen Trainingslehre durch das Feedback (via Schirm und Therapeut) und entsprechend strukturierte Protokolle ganz optimal unterstützt werden.

Die notwendige Applikation einer vaginal oder rektal zu applizierenden Sonde führt in den meisten Fällen nicht zu einem Abbruch der Therapie. Hier ist wohl die Problematik des gravierenden und häufig sozial isolierenden Symptoms „Inkontinenz" in ihrer Ausprägung für den Betroffenen weit über die zunächst unangenehme, allerdings therapeutisch erforderliche Maßnahme zu stellen. Weiters können auch sog. Perinealelektroden verwendet werden, wobei allerdings eine zumeist nicht selbst durchführbare notwendige Entfettung und Enthaarung des Bereichs sowie die Applikation der Oberflächenelektroden zumindest ebenso in die Intimität der Betroffenen eingreift wie die Applikation einer Vaginalsonde oder Rektalsonde, welche durch die Betroffenen selbst und z. B. abgedeckt durch ein Leintuch erfolgen kann.

Die Patientin muss in einem Vorgespräch über Anatomie, Art und Positionierung der Elektroden und den Ablauf der Therapie aufgeklärt und instruiert werden. Weiters muss sie auch darauf aufmerksam gemacht werden, dass die Ziele der Biofeedbacktherapie wie beim Training im Sport auch im Rahmen der Inkontinenzbehandlung nur durch ein regelmäßiges Üben bzw. Trainieren (und das auch ohne Biofeedback) erreicht werden können. Zusätzlich sollte eine schriftliche Einwilligung für die Durchführung der Therapie eingeholt werden, da es sich um die Einführung eines Gegenstandes (Sonde) in den Intimbereich handelt.

Für das Biofeedback werden dann saubere Einmal-Elektroden (jeweils pro Patientin und pro Einzelsitzung) eingesetzt. Zwischen den Sitzungen müssen diese natürlich gesäubert und sterilisiert werden. Nach der Einschulung können sich die meisten Patientinnen die Sonde übrigens selbst einführen, sodass die unangenehme, die Intimität der Patientin beeinträchtigende Situation möglichst gering gehalten werden kann.

Die Lagerung der Patientin erfolgt in Rückenlage (unter dem Leintuch), wobei sie mit ihren Beinen in der sog. „Froschhaltung" positioniert sein soll, wobei ihre Knie mit Pölstern unterstützt werden, damit eine Entspannung der Adduktoren erreicht wird. Die Fußsohlen sollen sich dabei berühren.

Die motorischen Grundeigenschaften „Kraft" und „Ausdauer" der betreffenden Muskelgruppen werden mittels Elektromyographie/EMG sichtbar gemacht (Grad der Zunahme der Kurvenhöhe bei Muskelkontraktion bzw. Verlängerung der Plateaus bei gehaltener Muskelkontraktion). Zur Ableitung des Muskeltonus der Beckenbodenmuskulatur werden die bereits beschriebenen Vaginalelektroden eingesetzt. Eine sog. Referenzelektrode wird dabei an den vorderen oberen Darmbeinstachel (Spina iliaca anterior superior, von außen gut zu tasten) oder im Bereich der Darmbeinfuge (Symphyse) appliziert. Das EMG-Signalmuster bei vaginaler Elektrodenposition entspricht einem Summenpotenzial aus der „Levator ani Gruppe" (M. puborectalis, M. pubococcygeus und M. iliococcygeus) und dem M. sphincter urethrae externus und dem M. sphincter ani externus. Dieses EMG-Feedback kann auch durch respiratorisches (Atem-) Feedback sinnvoll unterstützt werden, wobei – je nach Hersteller – mittels des bereits beschriebenen Infrarotsensors oder mittels Atemgurt, Atemtyp und -muster, Atemrhythmus, -frequenz und -tiefe als Feedback rückgemeldet werden können. Hierbei wird die Patientin zu einer regelmäßigen Bauchatmung aufgefordert oder manchmal erst instruiert und soll dann (in einer weiteren Stufe) genau in der Ausatmungsphase die Beckenbodenmuskulatur aktiv zu kontrahieren versuchen (siehe auch Beckenbodenübungen, siehe S. 187). Weiters können Klebeelektroden auch auf der Bauchmuskulatur am M. transversus abdominis oder M. rectus abdominis) sowie im Bereich der Adduktoren appliziert werden. Dabei soll die Kontraktion dieser Muskelgruppen erfasst werden, die ja unbedingt vermieden werden muss, da sich diese inhibitorisch und damit negativ auf die Beckenbodenfunktion auswirkt. Die Patientin soll sich allerdings nur auf die rückgemeldeten Kurven der Vaginalsonde und jene des Atemsensors konzentrieren. Weitere EMG-Rückmeldungen wie z. B. jene der Bauchmuskulatur, der Gesäß- oder Glutealmuskulatur sowie der Adduktoren werden ausgeblendet und sollen nur vermittelt werden, falls beim Üben ein falsches (inhibitorisches) Bewegungsmuster durchgeführt wird, das auf gar keinen Fall (mit-)erlernt werden soll.

Im Durchschnitt sind rund zehn Biofeedbacksitzungen erforderlich, damit ein neues, korrektes Bewegungsmuster automatisiert und dann auch in den Alltag transferiert werden kann. Heim-Biofeedbackgeräte sollten übrigens erst zur Anwendung kommen, wenn unter Supervision ein neues, korrektes Bewegungsmuster reproduzierbar durchgeführt werden kann.

Biofeedback ermöglicht im Rahmen der Therapie von Blasenfunktionsstörungen zunächst also eine für die betroffenen Patientinnen recht einfach nachvollziehbare Instruktion und Kontrolle für das letztendlich angestrebte selbständige Üben und Trainieren (Beckenbodengymnastik und Beckenbodentraining).

Die Wahrnehmungsschulung und das Einüben des richtigen Verhaltens für die Kontrolle der Blasenfunktionen spielen also eine

ganz große Rolle. Durch Messung und Darstellung des Muskeltonus (Messung mittels Elektromyographie) wird die Interozeption, also die Selbstwahrnehmung, verbessert. Wahrnehmungsschulung und Muskelreedukation werden ebenso wie effektives
Muskeltraining und Entspannungstraining, Atemschulung etc.
letztendlich durch dieses einfach handzuhabende apparative
Tool „Biofeedback" schon recht in wenigen Sitzungen erleichtert.
Wesentlich sind also auch hier das Messen und Wahrnehmen
nicht bewusster bzw. nicht kontrollierbarer Körperfunktionen
(hier der Beckenbodenfunktion und letztendlich der „Blasenfunktion" mit dem resultierenden Symptom der Inkontinenz),
das Neulernen und Umlernen, das Üben und/oder Trainieren sowie der Transfer in den Alltag und Umsetzung in den täglichen
Verrichtungen (ADLs). Die durch die Methode des Biofeedbacks
verbesserte Fähigkeit zur (physiologischen) Selbstkontrolle (hier
des Beckenbodens) führt zu einer wesentlichen Stärkung der
Selbstkompetenz und zu einer Veränderung von Erwartungen
und Einstellungen gegenüber den Störungen (Selbstwirksamkeitsüberzeugung), was wiederum die notwendige Compliance
beim Üben und Trainieren der Beckenbodenfunktion sichert und
zu erhalten hilft.
Der motorische Lernprozess unterteilt sich in die Grobkoordina-
tion (Erwerb des Grundablaufs), die Feinkoordination (Korrektur, Verfeinerung, Differenzierung) und in die Stabilisierung und
Anpassung an wechselnde Bedingungen. Bei einem vorgegeben
Lernprogramm erfolgt zunächst eine Informationsaufnahme über
die Sinnesorgane, dann der Bewegungsentwurf, der Bewegungs-
vollzug und die ständige Wahrnehmung des Bewegungsvollzugs
und die Weiterleitung der Resultate. Sog. re-afferente Informationen verändern und korrigieren laufend den Bewegungsentwurf,
sodass es zu einer ständigen Verbesserung des Bewegungsablaufs
durch Nachprogrammieren kommen kann. Bewegungskontrolle
und Bewegungslernen sind ohne Re-afferenzen nicht möglich,
denn zwischen dem „Ist" und dem „Soll" liegen „Feedback",
„Registrierung", „Realisierung" und „Bewegungsentwurf". Biofeedback verbessert apparativ-instrumentell das sog. Reafferenzierungsprinzip (verbesserte Wahrnehmung, optimierte Einschätzung der Kontraktion, definierte Rückmeldung, Verbesserung der
zentralnervösen Kontrolle, sowie „Fazilitation" physiologischer
Regelkreise).

Für den Biofeedbacktherapeuten sind Kenntnisse der Anatomie (von Frau und Mann), Kenntnisse aus der Medizinischen Trainingslehre und -therapie sowie Kenntnisse der Möglichkeiten und Grenzen des Biofeedbacks essenziell. Weiters sind medizinische Kenntnisse über bestehende oder potenziell vorhandene Pathologien aus der Region unerlässlich. Diese Kenntnisse ersetzen in keinem Fall die Zusammenarbeit mit den Fachärzten der bereits genannten Disziplinen.

Die Therapie mit Biofeedback erfolgt dann am besten in Kombination mit der Beckenbodengymnastik und dem Beckenbodentraining. Wie schon erwähnt, spielen Vaginalelektroden, Rektalelektroden, Perinealelektroden etc. als Sensoren zur Abnahme der Körperfunktion „Beckenbodenkontraktion und/oder Beckenbodenentspannung" eine prinzipielle und wesentliche methodische Rolle. Weiters sind Prinzipien der Medizinischen Trainingslehre und -therapie die Basis einer sinnvollen Therapiegestaltung.

Training an sich ist ja per definitionem eine regelmäßige körperliche Belastung, die organische Wachstumsprozesse auslöst und zur Erhaltung bzw. Verbesserung der funktionellen Kapazität von Organen, Organsystemen und Stoffwechselprozessen sowie der Verbesserung der neuromuskulären Koordination führt. Die motorischen Grundeigenschaften werden in Kraft (mit Kraft-Ausdauer), Ausdauer, Koordination bzw. Sensomotorik, Schnelligkeit und Flexibilität unterteilt, wobei besonders den nach der Medizinischen Trainingslehre effektiv trainierbaren motorischen Grundeigenschaften „Kraft" und „Ausdauer" im Bereich des Beckenbodentrainings eine tragende Rolle zukommt. Beim Training spielen die Belastungsgrößen „Reiz-Intensität", „Reiz-Dauer" (pro Einheit), in der trainingswirksam trainiert wird, „Reiz-Häufigkeit" (Reiz-Frequenz, d.h. Anzahl der Einheiten pro Woche), „Reiz-Umfang" (Dauer mal Häufigkeit, entsprechend der wöchentlichen Netto-Trainingsbelastung) sowie die „Reiz-Dichte" (Anzahl der Erholungen oder Pausen) eine wesentliche Rolle. Im Sinne der sog. Reiz-Adaptation werden im Körper Anpassungsvorgänge nur bzw. immer genau dann ausgelöst, wenn ein Reiz (individuell) überschwellig dosiert wird und wenn ein Mindestumfang gegeben ist. Bei wenig Intensität und zu wenig Umfang resultiert somit kein Trainingseffekt – bei zu hoher Intensität und zu großem Umfang (z.B. zu wenig Pausen) die ebenfalls leistungsmindernde Situation des Übertrainings.

Die beim Beckenbodentraining beteiligten Muskelfasertypen bestehen aus langsamen oder slow twitch-Fasern, welche 70 % ausmachen und der tonischen Unterstützung des Beckenbodens dienen, und den schnellen oder fast twitch-Fasern, die 30 % ausmachen und den dynamischen Verschluss der Beckenausgänge gewährleisten.

Zum Belastungsparameter „Reiz-Intensität" im Rahmen des Krafttrainings im Bereich der Beckenbodenmuskulatur wird bei einer Trainings-Kontraktionskraft von 40–50 % der Maximalkraft eine Anspannungsdauer 15–20 Sekunden, bei einer Trainings-Kontraktionskraft von 60–70 % eine Anspannungsdauer von 6–10 Sekunden, bei einer Trainings-Kontraktionskraft von 80–90 % eine Anspannungsdauer von 4–6 Sekunden und bei einer Trainings-Kontraktionskraft die darüber hinausgeht eine Anspannungsdauer von 1–2–3 Sekunden empfohlen.

Zum Fast-twitch-Fasertraining eignen sich besonders kurze, explosive Anspannungen („flicks") mit bis zu 100 % der Maximalkraft. Sie sind charaktersisiert durch einen explosiven Aufbau und eine maximale Reiz-Intensität (entsprechend Maximalkrafttraining). Das Ziel ist hier die Steigerung der Maximalkraft durch eine Verbesserung der intramuskulären Koordination sowie des Grundtonus. Beim Training der intramuskulären Koordination kann eine bis zu 80–90 prozentige gleichzeitige Innervation erreicht werden, mit dem Resultat einer verbesserten Maximalkraft, eines erhöhten Grundtonus und einer Muskelstraffung.

Beim Krafttraining wird ein vermehrtes Dickenwachstum der Myofibrillen erreicht. Die Reizintensität beträgt hier ca. 75 % der Maximalkraft, die Häufigkeit 8–12 Wiederholungen, wobei nach der letzten Wiederholung keine weitere mehr durchführbar sein soll (sog. „Prinzip der letzten Wiederholung"). Muskelkontraktionen mit 70 % der Maximalkraft, die dann für 8–10 Sekunden gehalten werden sollen, führen zum Dickenwachstum der Myofibrillen (Hypertrophietraining). Muskelkontraktionen mit 40 % der Maximalkraft, die für 20–30 Sekunden gehalten werden sollen, führen bei langsamem Spannungsaufbau zur Verbesserung der Kraftausdauer der Muskulatur und zu vermehrtem Mitochondrienwachstum sowie vermehrter Kapillarisierung.

Beim Ausdauertraining kommt es hauptsächlich zu einer vermehrten Kapillarisierung und Kapillarneubildung, zu Vergrößerung der Mitochondrien und einer Zunahme der aeroben Enzyme. Hier werden nur eher geringe Reiz-Intensitäten und 15 bis 25 Wiederholungen durchgeführt.

Praktische Umsetzung in Diagnostik und Therapie: In Diagnostik und Therapie können die oben genannten Kenntnisse z. B. entsprechend den Empfehlungen von Uher und Pirker-Binder (E. M. Uher in Pirker-Binder 2008) praktisch umgesetzt werden.

In der **Diagnostik,** der Phase der Lagerung, Einschulung und Instruktion, erfolgen die Einführung in die Funktionsweise des Biofeedbacks sowie ein „Check", eine Instruktion und letztendlich findet auch die Aufgabenerteilung an die Patientin statt. Der Biofeedbacktherapeut testet aus, wie gut sich der Beckenboden der Patientin an sich schon kontrahiert bzw. wie gut er relaxiert werden kann. Fehlkontraktionen, wie z. B. die der Bauchmuskulatur, werden dokumentiert und mit der Patientin besprochen. Weiters sollen die Beckenbodenkontraktionen während der Ausatmungsphase, also in der Exspiration, durchgeführt werden – und zwar ohne dass es gleichzeitig zu einer zu starken Aktivierung der Bauchmuskulatur kommt.

Dann werden die Ruhewerte, der Maximalwert und der sog. Nettowert (in µV) ermittelt. Dafür wird zunächst die Kurve ohne Kontraktion durch die Patientin 60 Sekunden lang laufend beobachtet und der Ruhewert notiert. Dann folgen zwei maximale Beckenbodenkontraktionen. Wieder werden der Ruhewert sowie der Mittelwert der Maximalkraft notiert. Schließlich wird der Nettowert als Differenz der beiden gebildet. Dann soll die Patientin innerhalb von 10 Sekunden möglichst viele kräftige, ganz kurze Kontraktionen durchführen (Quickflipps, Flicks), deren Zahl und Steigung und Qualität (Ermüdung über die Zeit) ebenfalls notiert werden. Die Zielvorgabe wären hier 10 Quickflips in 10 Sekunden.

Bezüglich der Kraftausdauer wird dann die Zeit der gehaltenen Kontraktion in Sekunden (60 % der Maximalkraft) gemessen und dokumentiert, wobei die Zielvorgabe ein Halten der Kontraktion oder eine Anspannung über 10 Sekunden wäre.

Wenn schon der Ruhetonus der Beckenbodenmuskulatur sehr hoch ist und sich das EMG-Signal auch nicht nach den ersten Übungen in der Instruktionsphase unter (2)–4 µV liegt, so soll (nach E. M. Uher in Pirker-Binder 2008) vor dem Beckenbodentraining ein Entspannungstraining erfolgen, im Rahmen dessen nach einem sog. Entspannungsprotokoll geübt werden soll.

Bei einer Ausdauer unter 3 Sekunden soll nach einem Ausdauer-/Kraftprotokoll trainiert werden. Bei einem EMG-Nettowert unter 10 µV vaginal oder wenn nur weniger als 5 Quickflips in 10 Sekunden durchführbar sind, soll nach einem sog. koordinativen Kraftprotokoll geübt werden. Und bei schlechter Qualität der Quickflips sollte nach einem Quickflip- und Kraftprotokoll trainiert werden.

Entspannungsprotokoll: Bei Patientinnen mit sehr hohem Ruhetonus ist der Maximalwert häufig kaum von der Baseline zu unterscheiden.

Bisher liegen keine Studien zur Korrelation eines Maximalwerts mit dem Kontinenzgrad vor. Zusätzlich liegen bisher auch keine Studien mit Normwerten vor, da in wissenschaftlichen Untersuchungen zu Biofeedback in der Kontinenztherapie meist das klinische Ergebnis (z. B. PAD-Test) als Zielparameter genutzt wurde. Als klinisch relevant erscheint besonders der Nettowert im EMG-Biofeedback. So finden sich (rein empirisch) bei kontinenten Frauen häufig Nettowerte über 20 µV. Inkontinente Frauen mit Nettowerten unter 10 µV haben dann keine oder kaum mehr Inkontinenzsymptome, wenn sie durch die Therapie 20 µV erreicht haben.

Im Entspannungstraining soll der erhöhte Tonus des Beckenbodens aktiv gesenkt werden. Dies soll vor allem durch das Erlernen einer korrekten Atmung im Sinne einer vertieften Bauchatmung (auf Kosten der Schulter-Brust-Atmung) sowie einer Reduktion der Atemfrequenz (zur Senkung der Sympathikusaktivität) erreicht werden. Zur Verbesserung der Selbstwahrnehmung des Beckenbodens und der Beckenbodenmuskulatur werden Teile des Kraft- und Quickflipprogramms (Flicks) eingebracht, womit die Unterschiede zwischen der Tonuserhöhung, also der Anspannung und der Entspannung, bewusst gemacht werden können.

Kraftprotokoll: Das Kraftprotokoll zur Zunahme der koordinativen sog. „Motor unit action potential" (MUAP)-Rekrutierung beinhaltet die Kontraktion (obere Schwelle 60 % der Maximalkraft, untere Schwelle 20 % der Maximalkraft) für 2 Sekunden, gefolgt von einer Entspannung für 1 Sekunde, wobei 20–30 solcher Phasen pro Satz durchgeführt werden sollen. Letztlich sollen 4–5 Sätze durchgeführt werden und die Pause zwischen den Sätzen 1 Minute betragen.

Die Gesamtdauer beträgt ca. zehn Minuten – Kontraktion und Entspannen bilden zusammen hier eine Phase. Bei fortlaufendem Bildschirm ist ein sog. „Einminutenbildschirm" sinnvoll. Das Protokoll kann so bei Biofeedback-Geräten meist automatisch eingestellt werden.

Wenn beim Kraftprotokoll die eingegebene obere Schwelle nicht mehr erreicht wird und somit die Ermüdung vorzeitig sichtbar wird, so sollte die Schwelle heruntergesetzt werden, die Zahl der Kontraktionsphasen pro Satz soll jedoch gleich bleiben.

Tritt keine Ermüdung nach den vier Sätzen auf, so wird gesteigert. Dabei wird die obere Schwelle in 5er-Schritten bis maximal 90 % erhöht und 20–30 Phasen pro Satz durchgeführt, wobei pro Sitzung bis zur Ermüdung trainiert werden soll.

Bei jeder weiteren Therapiesitzung muss der Maximalwert zu Beginn neu bestimmt und festgelegt werden! Als Therapieziel können 30 Phasen pro 4 Sätzen bei einer Kontraktionskraft um die 90 %-Schwelle angestrebt werden.

Quickflipprotokoll („Flicks"): Hier ist das Ziel die Verbesserung der Muskelschnellkraft. Diese Quickflips oder „Flicks" sollen durch optimale Ansteuerung und Rekrutierung der Muskelfasern möglichst spitz und schmal in ihrer Amplitude sein. Zuerst wird also die intramuskuläre Koordination geübt oder trainiert. Dann erst wird die Schnelligkeit durch Üben verbessert. Letztlich soll die Serienzahl gesteigert werden. Als Therapieziel werden bis zu 10 Sätze mit bis zu 60 Wiederholungen (bei rund 90 % der Maximalkraft und guter Qualität) anzustreben sein.

Ausdauerprotokoll: Das Ausdauerprotokoll beinhaltet die Kontraktion (obere Schwelle 60 % der Maximalkraft, untere Schwelle 20 % der Maximalkraft) für 3–10 Sekunden, gefolgt von einer gleich langen Entspannung, wobei 10–20 solcher Phasen pro Satz durchgeführt werden sollen. Letztlich sollen 4 Sätze durchgeführt werden und die Pause zwischen den Sätzen 45 Sekunden betragen. Die Gesamtdauer beträgt 4 bis maximal 25 Minuten. Hier ist bei fortlaufender EMG-Kurven-Darstellung der sog. „Dreißigsekundenbildschirm" am sinnvollsten.

Das Anspannungsplateau soll jeweils mindestens 3 Sekunden über der 60 %-Schwelle bleiben und die Wiederholungszahl der Phasen wird kontinuierlich in 5er-Schritten auf 20 Wiederholungen gesteigert. Der entsprechende Maximalwert muss bei jeder

weiteren Therapiesitzung neu festgelegt werden. Als Therapieziel können 20 Wiederholungen pro 4 Sätze genannt werden.
Die Behandlung der Inkontinenz zielt letztendlich darauf ab, den
Beckenboden und die die Beckenbodenmuskulatur und zuletzt
die betroffene Patientin wieder gezielt in die Funktionsbewegun-
gen des täglichen Lebens zu integrieren.
Therapieziele sind hier neben einer systematischen Kräftigung
und Koordinationsverbesserung der Beckenbodenmuskulatur
auch eine Stabilisierung aller relevanten Funktionen wie Kondition, Sensomotorik und Atmung. Durch krankengymnastische
sowie apparativ gestützte Übungen und Training werden auch
wesentliche funktionelle Aspekte von Atmung und Haltung (Ergonomie) und Bewegung angesprochen, wobei Biofeedback ebenfalls sinnvoll und effektiv einsetzbar ist. Zusätzlich zur Bekämp-
fung der Beckenbodeninsuffizienz und der Inkontinenz wird eine
Verbesserung der allgemeinen Kondition und Haltungskontrolle
durch Training angestrebt.
In einem ersten Schritt erfolgt, wie beschrieben, die Analyse der
Beckenbodenfunktion (Beckenbodenkontraktion und -entspan-
nung), die sinnvollerweise um eine Analyse der Atemfunktion
sowie der umgebenden Muskeln ergänzt wird. Diese zusätzlichen
Rückmeldungen liefern ganz wichtige Informationen bezüglich
der jeweiligen Haltungs- und Bewegungssteuerung. Die Ansteuerung der jeweiligen Muskulatur ist für das spätere Koordinations-
und Isolationstraining, also die muskuläre Neuprogrammierung
der Beckenbodenmuskeln, essenziell. Diese Rückmeldungen
geben dem Behandler wie der Patientin wichtige Informationen
hinsichtlich der Therapie- und Trainingssteuerung.
Im zweiten Schritt erfolgt die Neu-Programmierung der Beckenbodenmuskulatur und der Haltungskontrolle (posturale Kontrolle). Ein Kontraktions- oder Anspannungstraining und ein
Entspannungstraining sollen zu Beginn der Therapie die Beckenbodenmuskulatur für nachfolgende Trainingsreize vorbereiten
helfen. Schwache und schlecht ansteuerbare Muskulatur wird
angeregt, sich gezielt und aktiv anzuspannen, also kontrahieren
zu können. Gleichzeitig muss die hyperaktive Muskulatur durch
Relaxationsübungen entspannt werden.
Dann erfolgen isolierte Beckenboden-Kontraktionen, um Koor-
dinationsdefizite darzustellen, d. h. es folgt eine Schulung der

Patientin zur selektiven Wahrnehmung der Beckenbodenaktivität sowie eine Schulung mit dem Ziel der Verbesserung ihrer Körperwahrnehmung. Entscheidend ist letztlich die Qualität der Kontraktion, also nicht nur die Intensität oder das Ausmaß (also die Höhe) des Ausschlags. Hypertone Muskeln können während der isolierten Beckenbodenkontraktion gleichzeitig in Richtung Entspannung beübt und trainiert werden.

Im dritten Schritt wird die Beckenbodenkontraktion in die allgemeinen Körperbewegungen und -anforderungen des täglichen Lebens integriert. Funktionelle Gymnastiübungen und eine medizinische Trainingstherapie greifen hier mit vermehrter Intensität Platz.

Das Ziel ist die Integration der verbesserten Beckenbodenfunktion in die allgemeinen Aktivitäten des täglichen Lebens (wie z. B. Lachen, Husten, Niesen, Heben, Arbeiten sowie sportliche Aktivitäten) – sowie letztendlich die (weitgehend) trockene Patientin, die uneingeschränkt an ihrem täglichen Leben teilnehmen kann.

Biofeedback bei männlicher Harninkontinenz

Biofeedback wird bei Männern mit Harninkontinenz typischerweise bei den Indikationen „Prostatavergrößerung" oder „-hyperplasie" sowie beim Prostatakarzinom (postoperativ oder nach Bestrahlungen) erfolgreich eingesetzt. Auch hier ist ein interdisziplinäres Therapieregime (Urologe, Onkologe, Strahlentherapeut, Physikalist) unerlässlich.

Auch nach der Erstvorstellung sind regelmäßige Kontrollen beim Facharzt wichtig, um die Therapie individuell anzupassen oder im Bedarfsfall sogar individuell modifizieren zu können. Die therapeutische Anleitung erfolgt auch beim Mann häufig durch medizinische Assistenzberufe wie Physiotherapeuten oder DMTFs oder die sog. Wund-Stoma- und Inkontinenz-Pflege.

Nach dem Vorgespräch mit Anamnese kann die Einholung von weiteren Befunden beim zuweisenden Facharzt (Urologe) wie z. B. PAD-Test, Urodynamik etc. erfolgen. Auch hier umfasst das therapeutische Portfolio Verhaltenstraining, Beckenbodengymnastik und -training, Biofeedback, Schwellstrom, das Führen und Kontrollieren eines Miktionstagebuchs sowie regelmäßige ärztliche Kontrollen und Supervision!

Auch beim Mann ist die Stärke der Beckenbodenmuskulatur von Bedeutung für die Organe in Bauch und Becken, für den Kreislauf, die Atmung und letztendlich auch für das Sexualleben. Der Beckenboden hält die darüber liegenden Organe und ist seinerseits durch Öffnungen für Harnröhre und Enddarm schon von Natur aus geschwächt. Deswegen ist auch dem männlichen Patienten bewusst zu machen, dass der Beckenboden aus einer komplexen Struktur von Muskeln und Bändern, die in drei Schichten angeordnet sind und den Abschluss des Beckens nach unten bilden, besteht. Weiters sind die Patienten darüber aufzuklären, dass eine Kombination aus Beckenbodengymnastik bzw. Beckenbodentrainining mit Biofeedback (unter Anleitung eines erfahrenen Therapeuten) die besten Behandlungsergebnisse zeigt. Nur bei ausdauerndem und korrektem Üben stellt sich allerdings der Erfolg ein. Wichtig ist auch darüber zu informieren, dass beim Biofeedback eine Rektalsonde in den Mastdarm eingeführt werden muss.

Auch hier können die positiven Effekte und Möglichkeiten des Biofeedbacks optimal genutzt werden, nämlich die Verbesserung der Interozeption und Selbstwahrnehmung, die bessere Einschätzung der Anspannung des Beckenbodens, eine Verbesserung der zentralnervösen Kontrolle und die Fazilitation physiologischer Regelkreise. Nochmals, Biofeedback verbessert („apparativ-instrumentell") das sog. Reafferenzierungsprinzip!

Die Behandlung kann auch durch die bereits erwähnte Elektrostimulationstherapie der Beckenbodenmuskulatur ergänzt werden. Bei der neuromuskulären Elektrostimulation mit dem Ziel der Kräftigung der Beckenbodenmuskulatur kann die Stromapplikation z.B. mittels Stab-Elektrode (zum Draufsetzen), Rektal- oder Anal-Elektrode erfolgen.

Eigene Erfahrungen zur Harninkontinenz nach Protstataoperation weisen darauf hin, dass durch eine Kombination aus Beckenbodengymnastik (in einer Gruppenbehandlung) mit Biofeedback zur individuellen Schulung und Verbesserung der Wahrnehmung, die Wahrnehmung des Beckenbodens tatsächlich verbessert und damit der Trainingserfolg optimiert werden kann. Dies schlägt sich in einer signifikanten Verminderung des Harnverlustes und des täglichen Vorlagenverbrauchs, einer Verminderung der Behinderung im Alltag, einer Verbesserung der sozialen Kompetenz sowie des Wohlbefindens nieder. Außerdem konnten wir eine ausgezeichnete Akzeptanz für die Maßnahme beweisen.

In meiner langjährigen Tätigkeit wurde erst zweimal die Intervention mit Applikation einer Rektalsonde verweigert, was die Beeinträchtigung durch das Symptom „Inkontinenz" einmal mehr unterstreicht.

Kindliche Blasenstörungen mit Detrusor-Sphinkter-Dyskoordination

Bei kindlichen Blasenstörungen ist ein Fehlverhalten während des Miktionsablaufes, d. h. eine sog. Detrusor-Sphinkter-Dyskoordination in ca. 15 % ursächlich für anhaltendes Einnässen bzw. wiederkehrende Harnwegsinfekte. Bei dieser Detrusor-Sphinkter-Dyskoordination kommt es durch Kontraktionen des Harnröhrenschließmuskels (Sphinkters) während des Wasserlassens zu einer funktionell und mechanisch wirksamen Verengung unterhalb der Blase (infravesikale Obstruktion) mit Harnrückstau und Restharnbildung sowie den Komplikationen begleitender Harnwegsinfekte und des Rückflusses von Harn von der Blase über die Harnleiter zu den Nieren (sog. vesikoureterorenaler Reflux).

Als Therapie der Wahl gilt bei vorhandener Compliance von Kind und Eltern ein kindgerechtes Biofeedbacktraining, ergänzt durch regelmäßiges ambulantes Heimtraining. Dieses Biofeedbacktraining zeigt bei gesicherter Detrusor-Sphinkter-Dyskoordination Erfolgsraten bis zu 90 %. Die begleitenden Harnwegsinfekte und der vesikoureterorenale Reflux können beim Ansprechen der Therapie reduziert oder beendet werden.

Hier beruht das Biofeedback-Behandlungsprinzip darauf, dass die physiologische Entspannung (Relaxation) und Anspannung (Kontraktion) des äußeren, quergestreiften Harnröhrenschließmuskels (wieder-)erlernbare Phänomene sind. Die akustische oder visuelle Rückmeldung der Beckenbodenfunktion (Kontraktion und Relaxation, u. a. Myofeedback während der Miktionsphase) am Bildschirm ermöglicht eine Selbstwahrnehmung durch die kleinen Patienten, wodurch der Lerneffekt durch ebendiesen selbst kontrolliert werden kann. Auch hier gehören am Ende der Sitzung (neben der Restharnkontrolle) natürlich ein Review der Ergebnisse und entsprechende Hausaufgaben zum Therapiekonzept.

Der Weg für Betroffene und Patienten:
- (Fach-)Arzt: **Hausarzt, Facharzt für Gynäkologie oder Urologie bzw. Pädiatrie** sowie für **PM&R**
- BFB-Therapeut/-Trainer
- Psychotherapeut
- Psychologe

Der Weg für Therapeuten und Trainer:
- (Fach-)Arzt: **Hausarzt, Facharzt für Gynäkologie oder Urologie bzw. Pädiatrie** sowie für **PM&R**
- Psychotherapeut
- Psychologe
- BFB-Therapeut/-Trainer

Typische Biofeedback-Parameter:
- Muskelspannung
- Atmung

Therapien:
- Diese wurden für die einzelnen Indikationen detailliert beschrieben.

Stuhlinkontinenz

Stuhlinkontinenz (Incontinentia alvi et flati, auch „Darminkontinenz") bezeichnet die Unfähigkeit, seinen Stuhlabgang oder Winde willkürlich zurückzuhalten. Obwohl sie Menschen aller Altersgruppen betreffen kann, kommt sie häufiger bei älteren Menschen vor. Die mit dieser Symptomatik verbundenen psychischen Belastungen sind enorm. Vor allem bedeutet Stuhlinkontinenz auch eine große psychische und soziale Beeinträchtigung.

Gezielte Diagnostik zur Klärung der Ursache(n) sowie gezielte kausale Therapien können manchmal sogar wieder eine komplette Kontinenz ermöglichen.

Diagnostisch werden einerseits Basisuntersuchungen, die die Anamnese, die klinische und digital-rektale Untersuchung sowie die Proktoskopie umfassen, und andererseits noch spezifische

Verfahren wie die Sphinkter-Manometrie, die Endosonographie, die Pudendus-Neurographie und das Sphinkter-EMG bei spezielleren Fragestellungen eingesetzt.

In der ersten Stufe der konservativen Therapie der Stuhlinkontinenz kommen hygienische Maßnahmen, Beckenbodengymnastik (unterstützt durch Biofeedback) sowie medikamentöse Maßnahmen zum Einsatz.

Die zweite Stufe umfasst eine durch Biofeedback unterstützte Beckenbodengymnastik und eventuell die elektrische Stimulation des äußeren Schließmuskels (M. sphincter ani externus, mittels Rektalsonde).

Erfolglose konservative Therapieversuche sowie Verletzungen des Schließmuskels sind Indikationen für die Operation, wobei je nach Indikation sog. „Repair-Operationen" sowie auch „Sphinkterersatz-Operationen" möglich sind.

Biofeedback ist ein in der Therapie der Stuhlinkontinenz etabliertes Verfahren. Hierbei wird – mittels Biofeedback-Equipments apparativ unterstützt – die willkürliche Beeinflussung einer normalerweise unwillkürlichen oder gar nicht wahrgenommenen Körperfunktion (Verschluss des Darmausgangs) trainiert.

Via einer Anal- oder Rektalsonde (EMG-Sensor oder Manometriekatheter) erfolgt ein (Bio-)Feedback, d. h. die gemessene Kontraktionskraft des Schließmuskels wird mittels optischem oder akustischem Signal gut nachvollziehbar zurück gemeldet. Entsprechend den Regeln der Medizinischen Trainingslehre und Trainingstherapie kann so die Beckenbodenfunktion aktiv trainiert und geübt werden.

Wesentlich für den Erfolg des Biofeedbacks sind auch hier wiederum, dass die Patienten eine entsprechende Kooperationsfähigkeit, Compliance und Therapieadhärenz zeigen. Weiters ist auch eine entsprechende Restfunktion des äußeren Schließmuskels (M. sphincter ani externus) sowie eine gewisse Wahrnehmungsfähigkeit für rektale Dehnungsreize gefordert.

Das Ziel des Biofeedbacks und des Beckenbodentrainings ist zunächst die Steigerung der Kontraktionskraft des Schließmuskels. Weiters werden hier eine Verkürzung der Latenz zwischen dem rektalen Dehnungsreiz und der Schließmuskelkontraktion sowie eine Verbesserung der Wahrnehmung rektaler Dehnungsreize angestrebt.

Idealerweise beginnen die Patienten in einem darauf spezialisierten Zentrum für 2 Wochen unter Anleitung und Supervision mit der Therapie.

Hernach kann ein Heimgerät verordnet werden, womit mehrere Monate regelmäßig ärztlich supervidiert und kontrolliert trainiert werden soll.

Es ließ sich zeigen, dass der Erfolg des Biofeedbacks unabhängig vom Alter der Patienten ist. Selbst bei nach einer sog. Sphinkterplastik verbliebenen postoperativen Symptomen und Beschwerden soll Biofeedback erfolgreich einsetzbar sein.

Verstopfung und Stuhlentleerungsstörungen

Eine chronische Verstopfung oder Obstipation kann unterschiedliche Ursachen haben. Diese können u. a. mangelnde Flüssigkeitszufuhr, Stoffwechselstörungen oder Störungen des Elektrolythaushaltes (häufig Kaliummangel) sowie Fehlernährung umfassen. Verwachsungen oder fehlende Darmtätigkeit (Motilität) nach Bauchoperationen sowie Tumoren und chronische Entzündungen sowie das sog. Obstipations-prädominante Reizdarmsyndrom können ebenfalls dazu führen. Die sog. „Slow-transit-Obstipation" wird durch zu geringe Darmmotilität hervorgerufen, wodurch der Darminhalt nur langsam weiter transportiert wird und harter Stuhl mit chronischer Verstopfung die Folge ist. Außerdem gibt es das obstruktive Defäkationssyndrom, d. h. eine Verstopfung durch eine Stuhlentleerungsstörung, worauf 50 % aller Fälle mit chronischer Verstopfung zurückzuführen sind. Dieses obstruktive Defäkationssyndrom betrifft vorwiegend Frauen über 60 mit mehreren Geburten oder z. B. einer Entfernung der Gebärmutter in der Anamnese.

Das Gefühl einer unvollständigen Entleerung sowie häufige, meist lang dauernde und mehrmals kurz aufeinander folgende Toilettenbesuche mit starkem Pressen quälen die betroffenen Patientinnen. Das Pressen und der Druck auf den Beckenboden führen zu Missempfindungen, Bauchmerzen und Übelkeit sowie manchmal bis zu Stuhlschmieren und Stuhlinkontinenz.

Typische Ursachen einer Stuhlentleerungsstörung sind z. B. eine gestörte Koordination der inneren und äußeren Schließmuskeln im Sinne einer Beckenbodendyssynergie bzw. eines sog. Anismus, dann der Vorfall (Prolaps) eines Teils des Mastdarmgewebes aus dem After, die Rektozele und die Intussuszeption, also

Aussackungen und Einstülpungen des Enddarms und Divertikulitiden (Endzündungen in Aussackungen der Darmwand) und weitere wie z. B. Stenosen, also Verengungen des Darmausgangs. Am Beginn der **Diagnostik** steht natürlich auch bei der Stuhlentleerungsstörung die Erhebung der Krankengeschichte durch einen Arzt, d. h. die Anamnese, die u. a. Beschwerdebeginn, Stuhlfarbe, -frequenz und -beschaffenheit sowie eventuell vorhandene Systemerkrankungen, frühere Therapien etc. beinhalten muss. Dann folgen klinische und weiterführende Untersuchungen, die u. a. die digital-rektale proktologische Untersuchung, Anuskopie, Proktoskopie, Rektosigmoideoskopie, Koloskopie, Sphinktermanometrie (Druckmessung des analen Verschlussapparates), Röntgen (Defäkographie) bzw. MRT sowie die sog. Colon-Transitzeit (Geschwindigkeitsbestimmung der Dickdarm-Passage) umfassen können.

Neben der **operativen Therapie** stehen – in Abhängigkeit von der Ursache und der Ausprägung der Beschwerden – für die Therapie der Stuhlentleerungsstörung **konservative Behandlungsmöglichkeiten** zur Verfügung. Hier ist vor allem die ausreichende Flüssigkeitszufuhr in Kombination mit Ballaststoffen wichtig. Dadurch wird die Stuhlkonsistenz weich gehalten werden, wodurch die Stuhlentleerung erleichtert wird. Weiters stehen Klistiere zur Entleerung des Darms sowie die apparative anale Irrigation (einmal pro Tag vollständiges Ausspülen des Dickdarms) zur Verfügung.

Biofeedback und Beckenbodengymnastik und -training können einerseits zur Kräftigung der Beckenbodenmuskulatur verhelfen und andererseits die Relaxation des Beckenbodens und das Üben und Training einer effektiven Stuhlentleerung (durch Verbesserung der Selbstwahrnehmung und -kontrolle) erleichtern.

Pelvic pain

„Pelvic pain" bezeichnet den nicht durch ein Malignom bedingten chronischen Beckenschmerz. Es ist ein Oberbegriff für Schmerzsyndrome, die im Becken und im unteren Urogenitalbereich empfunden werden.

Damit in Zusammenhang gebracht werden u. a. die chronische (abakterielle) Prostataentzündung (sog. Prostatitis), der Prostataschmerz (sog. Prostatodynie), der Hodenschmerz (sog. Orchalgie), das sog. Harnröhrensyndrom (Urethralsyndrom), Reizzustände der Blase und Blasenentzündungen, sowie die „Endometriose", der Scheidenkrampf (oder Vaginismus), der Scheidenschmerz (sog. Vulvodynie) und Schmerzen beim Geschlechtsverkehr (sog. Dypareunie) etc. mit meist unbekannter und nicht einheitlicher Ursache.

Viele der Patientinnen und Patienten mit Pelvic pain scheinen an einer Kombination eines Schmerzsyndroms mit einer Funktionsstörung des unteren Harntraktes zu leiden.

Pelvic pain beruht mit hoher Wahrscheinlichkeit auf Veränderungen der peripheren und zentralen Reflexintegrität mit Veränderungen des Transmitterhaushalts und der synaptischen Verbindungen.

Wesentlich ist auch im Fall von Pelvic pain in jedem Fall die fachärztliche Diagnostik (Gynäkologe, Urologe) und Therapieplanung! Zunächst müssen strukturelle Korrelate, also morphologische Ursachen für den Beckenschmerz diagnostisch (v.a. auch bildgebende Verfahren) ausgeschlossen werden, die in jedem Fall organmedizinisch anzugehen wären.

Wenn sich kein Anhaltspunkt für ein strukturelles Korrelat für den Schmerz ergeben hat, so sind die nun sehr wahrscheinlich funktionellen Veränderungen im Rahmen einer genauen (auch Schmerz-)Anamnese hinsichtlich Schmerzstärke, -charakter, -lokalisation und -ausstrahlung etc. zu erfragen. Weiters spielen die klinische Untersuchung (u. a. digital-vaginal und digital-rektal) sowie die Urodynamik eine wesentliche Rolle.

Die symptomatische Schmerztherapie wird nach WHO-Schema sofort durchgeführt. Sie sollte von der Einleitung einer umfassenden Diagnostik sowie kausalen Therapiemaßnahmen begleitet werden. Diesbezüglich wird ein kausal orientiertes Stufentherapieprogramm empfohlen, wobei Biofeedback mit Beckenbodengymnastik (oder auch sog. „Pelvic Floor Reeducation") sowie die Gabe von Alpha-Blockern (in Kombination) an erster Stelle stehen.

Biofeedback und Beckenbodengymnastik zielen wiederum auf die Bewusstmachung und Wahrnehmungsschulung der Beckenbodenmuskulatur sowie das Erlernen der Fähigkeit zur bewussten Entspannung ab. Die Rezeptur eines Alpha-Blockers soll eine medikamentöse Reduktion des Blasenauslasswiderstandes bewirken, wobei zur Effektivität beim chronischen Beckenschmerz keine klaren wissenschaftlichen Daten vorliegen. Die Injektion von Botulinumtoxin in den stark überaktiven, spastischen Schließmuskel kann die Linderung der Schmerzen sowie eine Verbesserung der Dysfunktion des unteren Harntraktes bewirken. Die sog. sakrale Neuromodulation kann zu einer Verminderung der Schmerzen und zur Verbesserung einer gleichzeitig bestehenden Blasenfunktionsstörung führen. Auch die letzteren Maßnahmen können und sollten durch Biofeedback begleitet werden.

Biofeedback bei onkologischen Erkrankungen

Onkologische Erkrankungen, also bösartige oder Krebserkrankungen, sind wohl eine Art von Erkrankungen, die die behandelnden Ärzte, die Patienten und deren Angehörige vor eine ganz besondere Herausforderung stellen.

Von der Diagnose über die notwendigen Therapien (Chemotherapien, Operationen, Strahlentherapie etc.) und auftretenden Nebenwirkungen sind es vor allem die Situation, dass, trotz der ständig besser werdenden Therapiemöglichkeiten, die häufig das Überleben oder das deutlich verlängerte Leben mit selbst fortgeschrittenen Krankheitsbildern ermöglichen können, auch viele Patienten ein „Auf und Ab" mit aufkeimender Hoffnung und niederschmetternden Zwischendiagnosen erleben müssen. Dies gilt in erster Linie für die Betroffenen, also die Erkrankten selbst. Ganz besonders stark können aber auch Angehörige, besonders pflegende Angehörige oder z. B. Eltern oder Geschwister eines erkrankten Kindes betroffen sein (häufig stressbedingte Störungen wie „Nicht mehr abschalten können", Kopfschmerzen, Schlaflosigkeit bis zum Burnout und muskuloskeletale Beschwerdebilder wie Zervikalsyndrome und Kreuzschmerzen). Auch behandelnde Kollegen können – insbesondere bei schlechter Work Life Balance – mit der Zeit durchaus zu behandlungswürdigen Patienten werden (häufig muskuloskeletale Beschwerdebilder wie Zervikalsyndrome und Kreuzschmerzen).

Im Rahmen ganzheitlicher Rehabilitationskonzepte für Patienten mit Krebserkrankungen gibt es viele mögliche Einsatzmöglichkeiten von Biofeedback. Gerade für diese Patientengruppe zeigt sich eine ganz besonders gute Akzeptanz für Biofeedback. Das ist insoferne bemerkenswert als gerade bei onkologischen Patienten aus Unsicherheit häufig von klassisch-physikalischen Maßnahmen und Interventionen wie allzu brüsken Massagen,

Wärmeanwendungen und z.B. Infiltrationen oder chiropraktischen Manipulationen abgesehen wird – und die Patienten, die z.B. Kopfschmerzen oder muskuloskeletale Beschwerden wie ein Zervikalsyndrom oder Rückenschmerzen haben, mit ihren Symptomen im schlimmsten Fall allein zurückgelassen werden. In diesen Fällen kann es durch das Auftreten von Angst (z.B. vor einer befürchteten Absiedelung der Krebserkrankung in die Knochen der Wirbelsäule oder ins Gehirn) zur Schmerzverstärkung kommen, indem es in einer einseitig verspannten Muskulatur zur weiteren Zunahme des Muskeltonus, also zusätzlichen Verspannungen kommt und sich die Symptomatik und Angst wie in einem Teufelskreis (der selber nicht durchbrochen werden kann) immer weiter aufschaukelt und verstärkt.

Beim Zervikalsyndrom, Rücken- und Kreuzschmerz erfolgt zunächst eine genaue Erhebung der Krankheitsgeschichte (insbesondere der aufgetretenen Wirbelsäulenproblematik). Von einer allzu intensiven Befragung wegen der Krebserkrankung sollte hier abgesehen werden, außer der Patient möchte von sich aus aktiv detailliert berichten. Viele der Patienten mussten ihre Geschichte vor unterschiedlichsten Ärzten und Therapeuten immer und immer wieder erzählen und manche möchten die Situation nicht wieder durchleben. Dennoch benötigt man natürlich auch genaue Informationen über die onkologische Grunderkrankung und weitere wichtige Begleiterkrankungen wie z.B. einer Herzerkrankung. Hier sind somit vielmehr mitgebrachte Arztbriefe und Befunde genau zu studieren und gegebenenfalls ist mit den behandelnden Kollegen Rücksprache zu halten.

Weiters ist nach einer subtilen klinischen Untersuchung mit Inspektion (Betrachtung der Kopf- und Halsstellung sowie des Muskelreliefs) und Palpation (der Arzt legt bei der Untersuchung der Muskulatur von Nacken und Schultergürtel sowie der Beweglichkeit der Halswirbelsäule aktiv „Hand an") häufig noch ein Halswirbelsäulenröntgen (mit Funktionsaufnahmen) und ein Röntgen der benachbarten Wirbelkörperabschnitte einzuholen. Bei Tumorerkrankungen, die typischerweise in den Knochen metastasieren können (wie z.B. Brustkrebs, Lungenkrebs, Prostatakrebs, Nierenkrebs etc.) wird auf die letzte Skelett-Szintigraphie („Knochen-Scan", besondere nuklearmedizinische Untersuchung, bei der Absiedelungen im Skelettsystem relativ früh dargestellt werden können) zurückgegriffen. Im Bedarfsfall kann (nach Rücksprache mit den onkologischen Kollegen) auch eine aktuelle Szintigraphie angefordert und durchgeführt werden. Diese kann, wenn sie einen negativen Befund ergibt, also keine Auffälligkeiten zeigt, die auf eine Metastasierung hinweisen würden – sozusagen als Biofeedback im wahrsten Sinne des Wortes – dem Patienten zeigen, dass seine Angst vor einer Ausbreitung und Absiedelung seiner Erkrankung unbegründet war und seine Gelenks- oder Knochenschmerzen mit anderen strukturellen Veränderungen (meist Abnutzungserscheinungen im Sinne einer Arthrose) zu tun haben. Nicht selten führt schon diese Information zu einer relativ raschen Abnahme der Beschwerden, da die Symptome vom Betroffenen nun neu interpretiert und umgedeutet werden können und nicht mehr der (lebens-)bedrohlichen Krebserkrankung ursächlich zugeordnet werden. Auch ermöglichen sie nun viele vor allem physikalische Therapien, die im Falle einer Knochenmetastasierung gar nicht erlaubt und nicht angezeigt gewesen wären.

In Fällen, wo sich allerdings eine Skelettmetastasierung in der Szintigraphie bewahrheitet hat, sind die therapeutischen Möglichkeiten sehr stark eingeschränkt. Abgesehen von der medikamentösen Schmerztherapie hat hier das Biofeedback aus meiner Sicht einen ganz besonders guten und sinnvollen Einsatzbereich. Das Wahrnehmen und die Bewusstmachung von Verspannungen und muskulären Dysbalancen kann von den betroffenen Patienten in einem Übungs- und Trainingsprogramm (siehe auch Zervikalsyndrom und Rückenschmerz) unter Aufsicht eines erfahrenen Therapeuten genutzt werden, um verspannte Muskelpartien zu entspannen, abgeschwächte aufzutrainieren und verkürzte (mit entsprechender Vorsicht aktiv zu dehnen). In diesem Fall wird vor allem mit dem sog. Myofeedback (EMG-Biofeedback) gearbeitet, um die Körperfunktion „Muskeltonus" sichtbar zurückzumelden und somit bewusst zu machen und ein Üben bzw. Trainieren der betroffenen Muskulatur für die Patienten zu erleichtern.

Langjährige eigene Erfahrungen weisen darauf hin, dass gerade auch bei fortgeschrittenen Erkrankungen mit Knochenmetastasierung durch Biofeedback kombiniert mit einer dosiert durchgeführten Krankengymnastik durchaus akzeptable Therapieergebnisse erreicht werden können.

Das Symptom „Angst" (vor der Erkrankung, vor Diagnosen, vor einem Rückfall, vor dem Tod) ist bei Krebspatienten durchaus nachvollziehbar sehr häufig vorhanden. Fragen wie „Was pas-

siert mit mir (gerade)?", Was passiert mir als nächstes (wieder)?",
„Wird der kommende Befund in Ordnung sein?", „Warum hat der
Herr Doktor das letzte Mal so komisch geschaut und nur so kurz
Zeit gehabt?", „Werde ich sterben?", „Was passiert mit meinen
Angehörigen, Eltern, meiner Frau, meinen Kindern?", „Wie ist
meine materielle Existenz in den nächsten Monaten/Jahren abgesichert"?, „Sind meine Angehörigen, Eltern, meine Frau, meine
Kinder überhaupt abgesichert, wenn ich sterben sollte?" quälen
viele der betroffenen Patienten. Die Angst stresst und führt zur
entsprechenden Aktivierung und schlägt sich nicht selten z. B. in
schmerzhaften Verspannungen nieder.
Gerade hier konnte von uns eine sehr gute Effektivität des Biofeedbacks auch bei Kurzzeitinterventionen hinsichtlich Entspannung und Angstreduktion (besonders bei Patienten mit infauster
Prognose, also Patienten mit besonders ungünstigem Krankheitsverlauf; unpublished data) gefunden werden.
Auch Patienten, die nur mehr wenige Wochen zu leben haben,
können von Biofeedback profitieren. Hier können Parameter wie
Hautleitwert, periphere Temperatur, Atmung und Muskeltonus
ideal eingesetzt werden. Bei terminalen, also sterbenden Patienten, die aktiv gar nicht mehr kontaktierbar sind, soll Biofeedback
(v. a. der Parameter „Herzratenvariabilität") laut Berichten onkolo-
gischer sowie vor allem auch palliativ tätiger Kollegen einsetzbar
sein, um von diesen Patienten Antworten hinsichtlich besonderer
Stress- bzw. Schmerzspitzen zu erfahren, was man wiederum in
Adaptierungen der therapeutischen Medikation umsetzen kann.
Bei onkologischen Patienten kann die Methode des Biofeedbacks
mit hohen Erfolgsaussichten in Kombination mit Beckenbodengymnastik bei Frauen und bei Männern mit Inkontinenz und
Entleerungsstörungen der Speicherorgane des kleinen Beckens
(Blase und Mastdarm) gleichermaßen angewandt werden. Es ist
dies wohl die Indikation für Biofeedback, für die derzeit die beste
wissenschaftliche Evidenz besteht. Die Behandlung der Inkontinenz bei onkologischen Patienten kann sowohl die männliche
und weibliche Harninkontinenz und Harnentleerungsstörungen
(also Störungen beim willentlichen Absetzen von Urin) als auch
die Stuhlinkontinenz (also Störungen der willentlichen Kontrolle über die Mastdarmfunktion mit unwillkürlichem Stuhlverlust)
und Stuhlentleerungsstörungen (also Störungen beim willentlichen Absetzen von Stuhl) betreffen, wobei diesen genannten Stö-

rungen, wenn sie mit der Krebserkrankung neu aufgetreten sind, nicht selten die Krebserkrankung selbst oder für die Behandlung dieser Erkrankung unbedingt notwendige medikamentöse, chirurgische oder strahlentherapeutische Maßnahmen der Krebsbehandlung zugrunde liegen. Deswegen ist die primäre Konsultation der onkologisch und rehabilitativ tätigen Fachärzte eine unbedingte Grundlage des Therapieerfolgs! Falls Patienten direkt und ohne entsprechende Zuweisung durch die Primärbehandler kommen, so ist vom Biofeedbacktherapeuten Kontakt mit den betreffenden Fachärzten aufzunehmen und eine entsprechend Indikation abzuklären sowie die notwendigen Informationen einzuholen.

Bei der männlichen Harninkontinenz nach radikaler Prostataentfernung kann Biofeedback mit dem Ziel der Wahrnehmungsschulung effektiv eingesetzt werden. Viele der Patienten haben sich bis zu ihrer Erkrankung noch nie Gedanken über ihren Beckenboden und dessen Funktion gemacht. Durch die mittels Biofeedback apparativ ermöglichte (meist erstmalige) Bewusstmachung und Wahrnehmung der eigenen Beckenbodenmuskulatur kann ein sinnvolles Üben und Trainieren der Beckenbodenfunktion ermöglicht werden, das die Beckenbodengymnastik in Gruppen oder nach dem Transfer in den Alltag effektiv unterstützen kann. Im Rahmen eigener Studien und Untersuchungen konnte der Trainingserfolg durch Biofeedback bei Männern demonstriert und bestätigt werden. Es konnten in diesen Fällen eine signifikante Verminderung des Harnverlustes, des täglichen Vorlagenverbrauchs und der Behinderung im Alltag sowie eine signifikante Verbesserung der sozialen Kompetenz und des Wohlbefindens der Patienten erreicht werden. Gleichzeitig konnte die ausgezeichnete Akzeptanz der Rektalsonde durch die Patienten demonstriert werden (Crevenna et al. Phys Med Rehab Kuror. 2003).

Patientenbeispiel: Auftretende Nacken- und Rückenschmerzen

Beispiel: Herr E. kommt schmerzgeplagt in die Ambulanz. Er hat seit einigen Tagen neu aufgetretene, ganz besonders starke Schmerzen im Bereich des Nackens und der Brustwirbelsäule. Diese beunruhigen ihn sehr. Weiters leidet/litt er nämlich an einem Prostatakrebs, der vor neun Monaten entfernt wurde. Von Seiten dieser onkologischen Erkrankung sei „alles ruhig", wie er sagt. Die letzte Nachsorge-Untersuchung liegt nun zwei Monate zurück.

Nach der Anamneseerhebung erfolgt die klinische Untersuchung, wobei das Muskelrelief als optisch unauffällig imponiert, aber schmerzhafte Verspannungen des Nackens und des Schultergürtels sowie zum Schulterblatt ziehende Schmerzen und begleitende Einschränkungen in der Wirbelsäulenbeweglichkeit eruierbar sind.

U. a. werden Röntgenaufnahmen der Halswirbelsäule mit Funktionsaufnahmen sowie zur Sicherheit des Patienten ein Knochenscan (eine Knochenmetastasierung soll ausgeschlossen werden) angefordert.

Noch vor der Einholung der Befunde wird eine Therapie mit medikamentösen Schmerzmitteln (Analgetika) und Muskelrelaxantien begonnen. Weiters wird eine Krankengymnastik mit zunächst (vor Einlangen der Befunde) entspannenden Übungen für die Nacken- und Schultergürtelmuskulatur begonnen. Eine Biofeedbackbehandlung mit 1) der Intention des Stress- und Angstmanagements und 2) zur aktiven Muskelentspannung wird eingeleitet. Das allgemeine Stress- und Angstmanagement wird quasi zum Einstieg für den bis dato Biofeedback-naiven (kannte Biofeedback nicht) Patienten mit den Parametern „Hautleitwert" und „periphere Temperatur" begonnen. In weiterer Folge, d. h. ab der zweiten Sitzung, werden die Parameter „Atemfunktion" und „Muskeltonus" ins Biofeedback mit eingebaut, dies insbesondere zur Darstellung und besseren Wahrnehmung der Schulter-Brustatmung und der Verspannungen und muskulären Dysbalancen in der Nacken-Schultergürtelmuskulatur.

Durch einfaches Stress- und Angstmanagement sowie sinnvolle Einflussnahme auf die gestörte Atemfunktion (Atemtyp, Rhythmus, Tiefe) kann eine erste Entspannung auch der Skelettmuskulatur erreicht werden. Ebendiese kann durch Myofeedback sinnvoll beeinflusst werden, wobei verspannte Muskelgruppen entspannt werden und vergleichsweise zu schwache Partien im Sinne der Medizinischen Trainingslehre aktiv trainiert werden.

Der Patient bemerkt bald eine deutliche Verbesserung seiner Symptomatik. Unterstützt wird diese Verbesserung noch zusätzlich als der Befund des Knochenscans einlangt und – Gott sei Dank – keine Hinweise auf eine Skelett-Metastasierung ergibt. Die pharmakologische Behandlung mit Medikamenten kann abgesetzt werden. Das Biofeedback und die Krankengymnastik werden fortgeführt, wobei nun die Belastungs-Intensitäten im Sinne der Medizinischen Trainingslehre entsprechend erhöht werden können. Nach acht Wochen ist der Patient absolut beschwerdefrei. Er entschließt sich, Biofeedback nun auch wegen seiner bestehenden Inkontinenz versuchen zu wollen.

Wege für Betroffene und Therapeuten – Parameter und Therapien

Der Weg für Betroffene und Patienten:
- (Fach-)Arzt: **Onkologe, d.h. Facharzt für Innere Medizin, Hämato-Onkologie** sowie **weitere onkologisch tätige Fachärzte** wie **Chirurgen, „Organmediziner"** und **Strahlentherapeuten,** weiters für **PMR (Rehabilitationsmediziner)** und **Algesiologe** (auf interdisziplinäre Schmerzmedizin spezialisierter Arzt)
- BFB-Therapeut/-Trainer
- Vertrauensperson

Der Weg für Therapeuten und Trainer:
- (Fach-)Arzt: **Onkologe, d.h. Facharzt für Innere Medizin, Hämato-Onkologie** sowie **weitere onkologisch tätige Fachärzte** wie **Chirurgen, „Organmediziner"** und **Strahlentherapeuten,** weiters für **PMR (Rehabilitationsmediziner)** und **Algesiologe** (auf interdisziplinäre Schmerzmedizin spezialisierter Arzt)

Typische Biofeedback-Parameter:
- Muskelspannung
- Hautleitwert und periphere Temperatur
- Atmung etc.

Therapien:
- Biofeedback (Muskelspannung, Hautleitwert und periphere Temperatur, Atmung, Herzratenvariabilität etc.)
- Psychophysiologische Entspannungsmethoden (Progressive Muskelrelaxation nach Jacobson, Autogenes Training)
- Krankengymnastik (Entspannung, Haltung, Atmung, Stabilisierung und Kräftigung der Muskulatur)
- Schmerzmedikation (WHO-Schema) inkl. medikamentöse stimmungsaufhellende bzw. beruhigende Maßnahmen

Atemschulung nach Lungenoperation

Nach Lungenoperationen wie z. B. einer Tumorentfernung zielen die rehabilitativen therapeutischen Bemühungen neben der Mobilisierung und Rekonditionierung besonders auf die Verbesserung der Atemfunktion ab. Selbst ehemalige Spitzensportler wie z. B. der Ex-Boxeuropameister und „Nationalheld" Hans Orsolics, die an sich ein besseres Körpergefühl als Nicht-Sportler haben, können von einer Biofeedback unterstützten Atemschulung und einem Atemtraining profitieren. Das Atemtraining wird im Idealfall schon präoperativ begonnen. Gleichzeitig können ein präoperatives Stress- und Angstmanagement sowie eine zusätzlich zum Atemtraining erfolgende postoperative ergonomische Haltungsschulung effektiv zum Rehabilitationserfolg nach Tumoroperationen beitragen helfen.

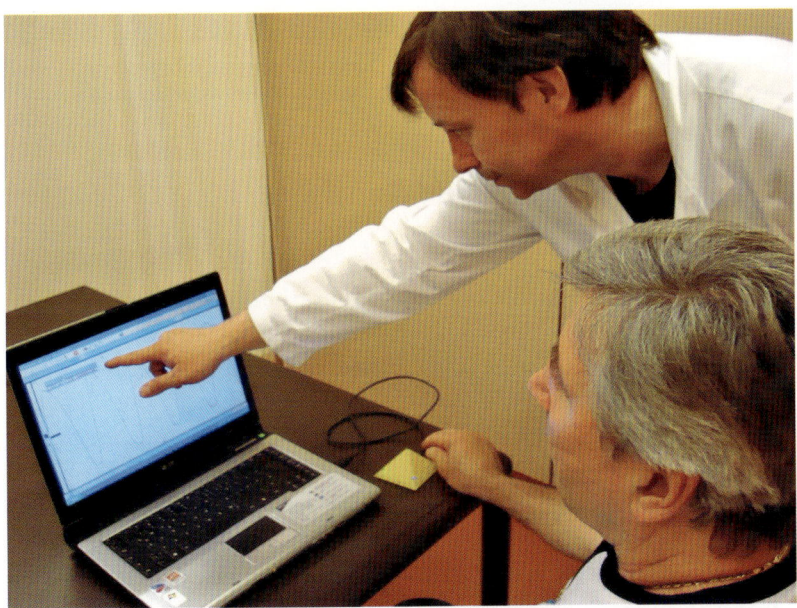

Abbildung 23: Ex-Boxeuropameister und österreichischer „Nationalheld" der 70er-Jahre Hans Orsolics bei der Einschulung zum postoperativen und rehabilitativen Biofeedback unterstützten Atemtraining

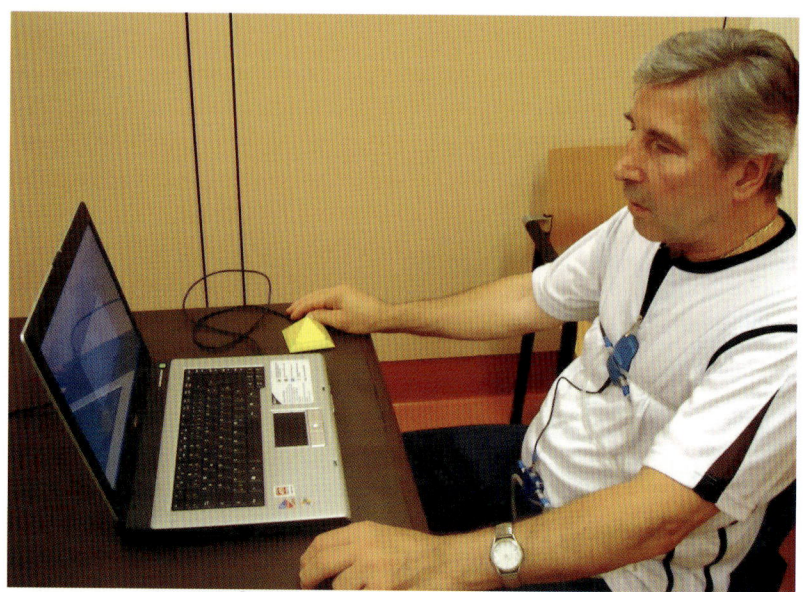

Abbildung 24: Ex-Boxeuropameister und österreichischer „Nationalheld" der 70er-Jahre Hans Orsolics beim Biofeedback unterstützten Atemtraining

Biofeedback in Sport und Beruf

Biofeedback findet im Sport, in der Sportlerbetreuung inklusive Wettkampfvorbereitung und Traumaverarbeitung ein breites Einsatzspektrum. Auch hier handelt es sich teilweise um Stressmanagement. Wesentliche Schlagworte sind hier unter anderem die Verbesserung der psychoregulativen Kompetenzen, das Thema „Leistungsabfall unter Druck" oder „Choking under pressure", die Unterstützung der Bewegungsvorstellung bzw. sog. psychomotorisches Training, die Ermittlung des optimalen individuellen Vorstartzustandes, die Aufmerksamkeitsverbesserung, -steigerung und -stabilisierung sowie -fokussierung.

Im Berufs- und Arbeitsleben kann Biofeedback präventiv, therapeutisch und rehabilitativ sinnvoll eingesetzt werden. Zum Thema Biofeedback im Berufsleben wird neben weiteren Strategien zum Burnoutmanagement auf Biofeedback zur Burnout-Prophylaxe und -Therapie eingegangen.

Auch Flugangst kann bei Menschen, die in Berufen arbeiten, die eine hohe nationale und internationale Mobilität erfordern, durch das Vermeidungsverhalten zur möglichen Karrierebremse werden.

In der arbeitsplatzbezogenen Ergonomie gewinnt Biofeedback ebenfalls nach und nach einen immer größeren Stellenwert. Hier haben insbesondere das Atem- sowie das EMG-Myofeedback und Herzratenvariabilitätsmessungen höchst interessante und relevante Betätigungsfelder, die aus Sicht des Verfassers in Zukunft noch weiter an Stellenwert gewinnen werden.

Aus modernen Unternehmungen sind die Schlagworte „Stressmanagement", „Burnoutprophylaxe", „Work-life-balance" und „Ergonomie" längst nicht mehr wegzudenken.

Biofeedback im Sport

Der Einsatz von Biofeedback in Leistungsport und Spitzensport stellt eine besondere inter- und multidisziplinäre Herausforderung dar, bei der letztendlich medizinische, sportwissenschaftliche und sportpsychologische Kenntnisse einfließen und in der Zusammenschau unerlässlich sind.

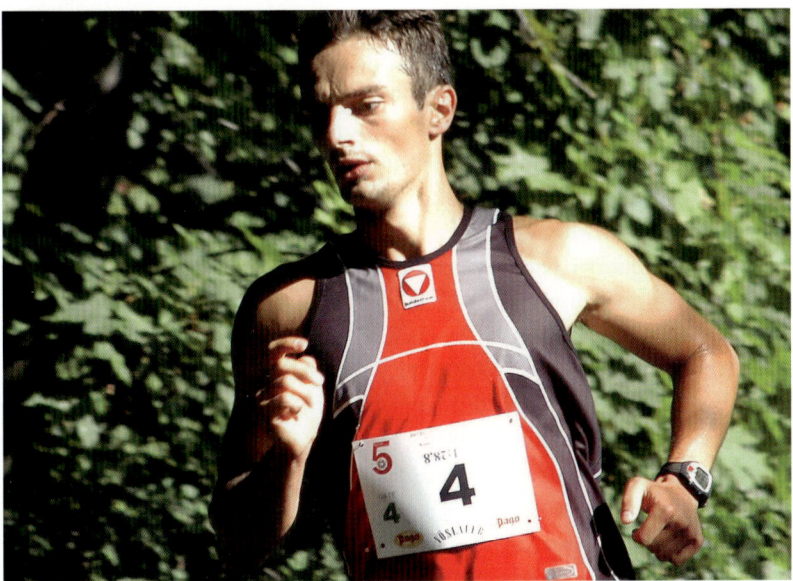

Abbildung 25: Der ehemalige Weltmeister im militärischen Fünfkampf Stefano Palma – voll motiviert und konzentriert sowie auf Leistung fokussiert – bei der Disziplin „Laufen"

Gerade im Leistungs- und Spitzensport interessieren natürlich Methoden zur Steigerung und Optimierung sportlicher Leistungen, d. h. dass also Methoden zur Verbesserung der Leistungsfähigkeit und letztendlich der auf den Punkt gebrachten erbrachten Spitzenleistung, z. B. im Rahmen von Wettkämpfen, gefragt sind. Sportliche Leistung ist letztendlich ja immer auf konkrete Aufgaben bzw. Zielstellungen (z. B. auf den Sieg im Wettkampf oder in der Meisterschaft, die wiederum aus einzelnen Wettkämpfen besteht; Abbildung 26) gerichtet.

Biofeedback hat als verhaltenstherapeutische oder -medizinische Methode und als akustische, visuelle oder taktile Rückmeldung autonom gesteuerter Körperfunktionen aufgrund der sehr guten und einfach vermittelbaren Nachvollziehbarkeit mittlerweile natürlich auch und gerade im Sport und der damit verbundenen Sportpsychologie einen hohen Stellenwert bekommen. Die aus den in Signale umgewandelten Körperfunktionen erhobenen Daten können hier einerseits diagnostisch Aufschluss über hauptsächlich vegetativ gesteuerte „innere Prozesse" des Körpers geben, welche für die Erreichung sportlicher Höchstleistungen relevant sein können, und ermöglichen andererseits auch therapeutisch sinnvolle Interventionen, welche u. a. auch auf der Lerntheorie der operanten Konditionierung nach Skinner basieren. Erst durch ein kontinuierliches Feedback seiner Körperfunktionen und regelmäßiges Üben erlangt (in diesem Fall eben auch) der Sportler schließlich die Kompetenz, seine unbewussten inneren Abläufe bewusst wahrnehmen zu können und dadurch willentlich sinnvoll zu beeinflussen und zu steuern sowie letztlich dann im Sinne des Therapieziels (hier die Leistungsverbesserung) positiv beeinflussen zu können. Auch im Bereich „Sport" ist also das Hauptziel durch den Einsatz der Methode „Biofeedback" die apparativ unterstützte Entwicklung einer Selbstkontrolle (hier jene des Sportlers) über körperliche Vorgänge, die an sich einer primären aktiven Kontrolle nicht zugänglich sind. Diese apparativ erreichte oder verbesserte Selbstwahrnehmung und die dadurch erworbene Optimierung der Selbstkontrolle und Selbstregulationsfähigkeit sollen dann natürlich (nicht nur oder nicht mehr apparativ unterstützt) durch den Transfer in den Alltag oder eben beim Sportler z. B. in die Trainings- und vor allem die Wettkampfsituation sowie andere Stresssituationen auch aufrechterhalten werden können.

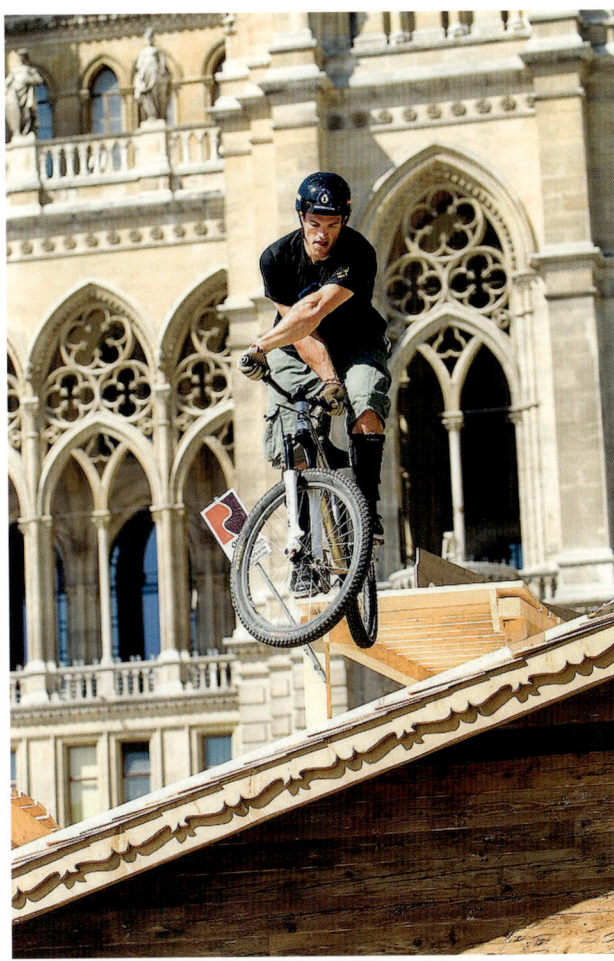

Abbildung 26:
Volle Konzen-
tration und
auf den Punkt
gebrachte
Aufmerk-
samkeit und
Spitzenleistung
am Wiener
Rathausplatz

Die bereits beschriebene Interaktion psychophysiologischer und objektiver Leistungsparameter ist in der Beratung von Sport-lern von zentraler Bedeutung. Laut Amesberger und Finkenzel-ler (Amesberger und Finkenzeller 2008 in Pirker-Binder 2008) stehen hier einem blinden Vertrauen wie beispielsweise bei der naiven Nutzung von Biofeedbackparametern („Wenn du deinen Hautleitwert senkst, bist du entspannt und angstfrei. Das steigert deine sportliche Leistungsfähigkeit") die systematische und dif-ferenzialdiagnostische Erforschung der betreffenden Einflussgrö-ßen gegenüber. Als Referenzgrößen für die Leistungserbringung werden daher einerseits das Erleben des Sportlers, andererseits die psychophysiologischen Korrelate herangezogen. So werden auf der (neuropsycho-)physiologischen Ebene vorwiegend klassische Parameter wie der Hautleitwert, die Körpertemperatur, das Elektrokardiogramm (und die Herzratenvariabilität), die Atemfunktion, hier vor allem die Atemfrequenz und -tiefe, das Elektromyogramm und das Elektroenzephalogramm erfasst und rückgemeldet. Die (neuropsycho-)physiologischen Veränderungen werden letztlich mit der sportlichen Leistung in Beziehung gesetzt. Im Rahmen dieser Messungen können die Körpersignale mittelbar bzw. unmittelbar rückgemeldet werden. Dies wird dann eben als Biofeedback des Sportlers bezeichnet.

Wobei kann Biofeedback im Sport unterstützen?

Viele sportpsychologischen Trainingsmethoden können durch Biofeedback sinnvoll unterstützt werden. Das übergeordnete Ziel der Anwendung von Biofeedback im Sport ist natürlich die Verbesserung der Selbstregulationsfähigkeit des Sportlers. Einerseits sollen optimale Leistungszustände erreicht und stabilisiert werden. Andererseits soll eine effektive Regeneration nach Beanspruchungen gewährleistet werden.

In der Sportlerbetreuung kann Biofeedback laut Amesberger und Finkenzeller (2008 in Pirker-Binder 2008) sowohl diagnostisch als auch interventionell-therapeutisch sinnvoll und effektiv eingesetzt werden. Einsatzbereiche sind z. B. das Training der Selbstkontrolle, welches das psychoregulative Training und das Motivationstraining einschließt, und andererseits das sog. Fertigkeitstraining, das das kognitive Training und das psychomotorische Training umfasst. In der Praxis scheint sich Biofeedback also als wertvolle zusätzliche Methode für die sportpsychologische Betreuung zu erweisen. Der auf die Betreuung und Beratung von Sportlern ausgerichtete Sportpsychologe erhält via Biofeedback wichtige Informationen zurückgemeldet. Diese können in der Zusammenschau mit anderen Befunden die sportpsychologische Betreuung sinnvoll ergänzen.

Die Methode des Biofeedbacks findet somit einerseits Anwendung in unterschiedlichen sportpsychologischen Trainingsmaßnahmen und andererseits auch in Training und Wettkampf (bzw. in der wettkampfnahen Situation).

Biofeedback kann zur Verbesserung der psychoregulativen Kompetenzen von Sportlern eingesetzt werden. Eine diesbezüglich erworbene Regulationskompetenz verbessert aber auch in anderen Stresssituationen die Stresstoleranz (Finkenzeller und Amesberger 2008 in Pirker-Binder 2008).

Auch die Bewegungsvorstellung (psychomotorisches Training) kann durch Biofeedback sinnvoll unterstützt werden. Die dadurch erleichterte Kontrollmöglichkeit verbessert auch die Qualität und den Erfolg des Trainings.

Beim kognitiven Training und in der Gesprächssituation z. B. über individuelle Problemsituationen, Taktik etc. kann Biofeedback oft erst die Wahrnehmung und Rückmeldung entscheidender Informationen ermöglichen.

Biofeedback wiederum kann für Sportler die Orientierung über sich selbst erleichtern helfen („Wo stehe ich gerade?", „Wie stehe ich und wie bewerte ich mich im Vergleich zu Konkurrenten?") und somit im Beratungsprozess zur konsequenten Durchführung sportpsychologischer Trainings- und Übungsmaßnahmen motivieren. Durch (Bio-)Feedback über Lern- und Veränderungsprozesse kann die sog. „Adherence", d. h. die Motivation von Sportlern, sportpsychologisch (mit-)zuarbeiten erhöht und somit gefördert werden (Aufderklamm 2006, Amesberger und Finkenzeller 2008 in Pirker-Binder 2008).

Ein weiteres sinnvolles Einsatzgebiet von Biofeedback bei Sportlern ist die Ermittlung des optimalen psychophysiologischen Zustandes (optimales Erregungsniveau) vor einem Wettkampf. Dazu benötigt man sämtliche Biofeedback-Parameter aus der unmittelbaren Vorstartphase. Es bedarf jedoch der Erhebung mehrerer Messpunkte verschiedener Wettkämpfe, um diese dann untereinander auch sinnvoll in Bezug setzen zu können. Aus den erhobenen Daten kann man dann den optimalen individuellen Vorstartzustand entsprechend der „Zone of functioning" (nach Hanin 1995) bestimmen. In der unmittelbaren Wettkampfvorbereitung kann Biofeedback also besonders wichtige Informationen über den so genannten Vorstartzustand des Sportlers liefern, was unter anderem z. B. im Segelsport bei Großereignissen erfolgreich eingesetzt wird.

Zunehmend an Bedeutung gewinnen auch psychophysiologische Aufzeichnungen während eines Wettkampfes oder Trainings, wobei dafür noch recht wenige wissenschaftlich Belege und Erkenntnisse vorliegen, auf die man sich berufen könnte.

Leistungsabfall unter Druck oder „Choking under pressure"

Beim Leistungsabfall unter Druck („Choking under pressure") kommt es bei Sportlern in der Wettkampfsituation (oder auch bei Schülern oder Studenten bei Prüfungen) im Vergleich zum zu erwartenden Leistungsniveau zu einer Leistungsminderung, welche darauf zurückzuführen ist, dass sich unter einem wahrgenommenen Wettkampfdruck die psychischen Leistungsvoraussetzungen ändern. Es kommt zum Beispiel zur über das normale Maß hinausgehenden psychophysiologischen Aktivierung mit einem leistungshemmenden Anstieg des Angstniveaus. Das passiert dann klassischerweise in Situationen von subjektiv besonders hoher Bedeutung. Das können z. B. wichtige Wettkämpfe aber auch Prüfungen sein. So gibt es Menschen, Sportler, Schüler etc. die ganz einfach Probleme damit haben, Bestleistungen unter Druck, d. h. genau zu dem Zeitpunkt, wo es erforderlich wäre, abzurufen oder zu erbringen. Diese Personen, z. B. Sportler, zeigen immer wieder eine Diskrepanz zwischen den gewohnten Trainingsleistungen, verglichen mit den letztlich erbrachten und entscheidenden Wettkampfleistungen. Man spricht manchmal auch von sog. „Trainingsweltmeistern".

Hier kommt der Sportpsychologie eine große Aufgabe zu, denn eine positive Einflussnahme auf die auslösenden psychischen Ursachen ist für den Erfolg dieser Sportler essenziell. Hier kann unter anderem Biofeedback zur Verbesserung der psychoregulativen Kompetenzen von Sportlern ergänzend eingesetzt werden und mithelfen, die psychischen Ursachen für das „choking" abzustellen. Wenn diese nämlich nicht abgestellt werden können, so kommen Sportler trotz einer naturgegebenen Begabung und optimalem Training im Wettkampf nicht auf den Punkt, also zu ihren Spitzenleistungen, und verfehlen somit letztendlich auf Dauer die Leistungsspitze.

Die individuelle Psychoregulationsfähigkeit des Sportlers

Im Sport ist das Hauptziel gemeinsam mit dem Sportler eine optimale psychophysische Leistungsfähigkeit entsprechend dem Anforderungsprofil der jeweiligen Sportart und Wettkampf-Disziplin zu erarbeiten. Von entscheidender Bedeutung ist hier natürlich die bereits angesprochene individuelle Psychoregulationsfähigkeit des Sportlers.

Baumann (2000) bezeichnet mit „Psychoregulation" die Harmonisierung aller bei einer Bewegung beteiligenden psychischen Instanzen mit dem Ziel ein optimales Handlungsergebnis zu erreichen. Wesentliche psychische Instanzen und Untergruppen sind hier: die intrinsische und extrinsische Motivation, Angst, Ärger, Freude, Nervosität, Wahrnehmung, Konzentration, Aufmerksamkeit, Lernen, Aktivierung und Entspannung. Sportpsychologen, Therapeuten und Trainer müssen die Schwachstellen in genau diesen Instanzen aufzudecken versuchen (mittels Diagnostik-Biofeedback) und dann entsprechend intervenieren (hier auch mittels therapeutischem Biofeedback). Interventionsmöglichkeiten sind Angstmanagement (z. B. der Umgang mit Wettkampfangst oder mit dem Angstgegner), Stressreduktion (allgemeiner Stress und Wettkampfstress), Erholung (Senkung muskulärer Anspannung, Erholungsbeschleunigung), Aufmerksamkeitstraining und Wahrnehmungsschulung und die Unterstützung anderer Verfahren (Autogenes Training, Progressive Muskelrelaxation, Visualisierungstraining) sowie Techniktraining (Verbesserung motorischer Eigenschaften, Ökonomie) etc.

Beim rein diagnostisch eingesetzten (Biofeedback-)Monitoring von Fallschirmspringern wurden Körperfunktionen wie Herzfrequenz oder die elektrodermale Aktivität und Atmung der Sportler jeweils vor und nach dem Sprung aus dem Flugzeug aufgezeichnet und dann ausgewertet (Fenz und Epstein 1967).

Später wurde Biofeedback vermehrt mit autosuggestiven Methoden (Autogenes Training nach Schultz, Progressive Muskelrelaxation nach Jacobson, Visualisierungstechniken, Relaxationstechniken) kombiniert. Im Turnsport wurden das EMG, der Hautleitwert und die periphere Hauttemperatur als Biofeedbackparameter verwendet (Dorsey, Zaichkowsky, Goodspeed, 1976 und 1980).

Bei Synchronschwimmern wurden das EMG und die periphere Hauttemperatur (Wentz, Strong 1980), im Basketball und American Football das EMG und die Herzfrequenz (De Witt 1980), bei Pistolenschützen ENG, Herzfrequenz und Atmung (Daniels, Landers 1981) sowie in der rhythmischen Sportgymnastik das EMG, Hautleitwert und Atmung (Peper, Schmidt 1983) verwendet.

Die italienischen Fußballnationalspieler des AC Milan wurden für den Vereinsbewerb und letztendlich auch für die erfolgreichen Fußball-WM Spiele 2006 sportpsychologisch u. a. in eigens dafür ausgestatteten Räumen, sog. „Mind Rooms", betreut, wobei die Spieler in eine Art meditativen Zustand gebracht und ihre mentale Leistungsfähigkeit (u. a. mit Neurofeedbackmethoden) gestärkt wurde.

Der indische Sportschütze Abhinav Bindra wurde 2008 bei den olympischen Spielen in Peking als erster Inder in der Geschichte des Landes Olympiasieger im Luftgewehr-Bewerb – und konnte dies u. a. mit Hilfe von Biofeedback (u. a. Neurofeedback) erreichen, das ihm half, sein Training zu perfektionieren.

Auch im Rennsport (Formel 1) wird Biofeedback von einigen Teams erfolgreich als zusätzliches Tool zur Verbesserung der Selbstreglationsfähigkeit eingesetzt.

Individuelle Aufmerksamkeit und Konzentration

Aufmerksamkeit wird auch als Fähigkeit, die Dinge der Umwelt mit einem hohen Grad an Wachheit aufzunehmen, bezeichnet (Baumann 2000). Unter Konzentrationsfähigkeit wiederum versteht man die Fähigkeit, unsere Aufmerksamkeit auf einen spezifischen Punkt zu lenken.

Aufmerksamkeit hat im Sport ja eine ganz zentrale Bedeutung, denn sich auf den Punkt hin konzentrieren zu können und sich dabei durch nichts stören und ablenken zu lassen, hat ganz entscheidenden Einfluss auf die letztlich zu erbringende Leistung. Neurofeedback kann bei Sportlern zur Aufmerksamkeitsverbesserung, -steigerung und -stabilisierung eingesetzt werden, wobei die kortikale Aktivität des Sportlers in für Aufmerksamkeitsprozesse bedeutsame Frequenzbereiche versetzt werden soll. Ziele sind die Schärfung des Bewusstseins Sportlers (für spontane Gedanken und Emotionen) sowie die Unterdrückung störender Kognitionen (Sime 2003). Auch in Zukunft könnte das Neurofeedback als besondere Form des Biofeedbacks also mehr und mehr eine sinnvolle additive Maßnahme in der Betreuung von Sportlern repräsentieren.

Leistungssportler sollten in Wettkampfsituationen also nur jene Informationen an ihr Bewusstsein gelangen lassen, welche in der Durchführung ihrer spezifischen Sportart Relevanz besitzen. Bei Mannschaftssportarten muss die Aufmerksamkeitslenkung eher nach außen gerichtet und weit gestreut sein. Dies z. B. um das Spielfeld im Blick zu haben, um gegnerische Bewegungen zu beobachten, um unmittelbar und adäquat antizipieren zu können etc.

Schützen dagegen müssen mit einer ganz eng begrenzten, zuerst nach außen und dann – in der Phase des entscheidenden Schusslösens – inneren Aufmerksamkeitsfokussierung ausgestattet sein, wobei sämtliche Umgebungsvariablen wie Zuschauer, Gegner etc. absolut und komplett für die Aufmerksamkeit „ausgeblendet" werden müssen (siehe Abbildungen 27 und 28).

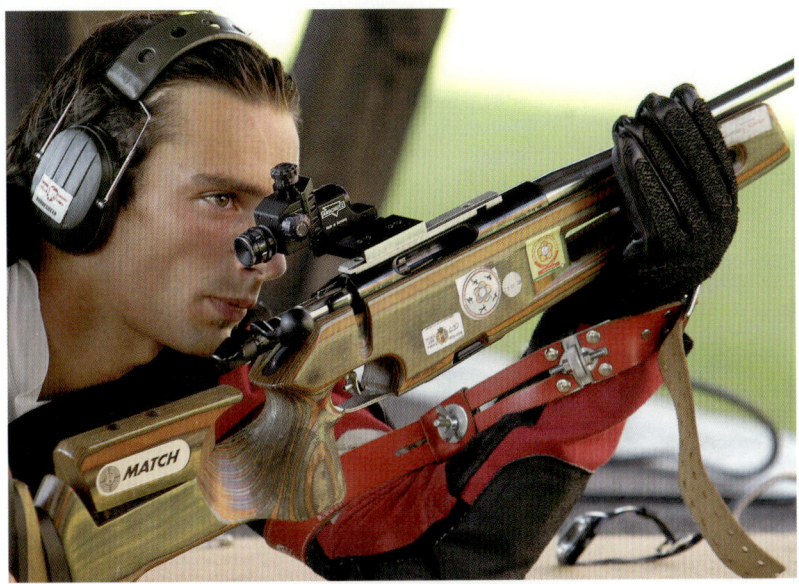

Abbildung 27: Schütze – der ehemalige Weltmeister im militärischen Fünfkampf Stefano Palma bei der Disziplin „Schießen"

Der Sportler spürt oder „horcht" in dieser Situation in sich hinein. Er bewertet Spannungszustände der Muskulatur, die Herzfrequenz, kontrolliert die Atmung und vieles mehr. Diese innere Wahrnehmung von Körperzuständen nennt man Interozeption – und diese Eigenwahrnehmung kann durch die Methode des Biofeedbacks geschult und verbessert werden. Gezieltes Aufmerksamkeits- und Konzentrationstraining mittels EEG-Neurofeedback kann die Leistungsfähigkeit u.a. auch durch die Ausschaltung störender Kognitionen (wie Selbstzweifel etc.) und durch eine konkrete Bewusstseinslenkung auf gewünschte Gedanken verbessern helfen (Sime 2003).

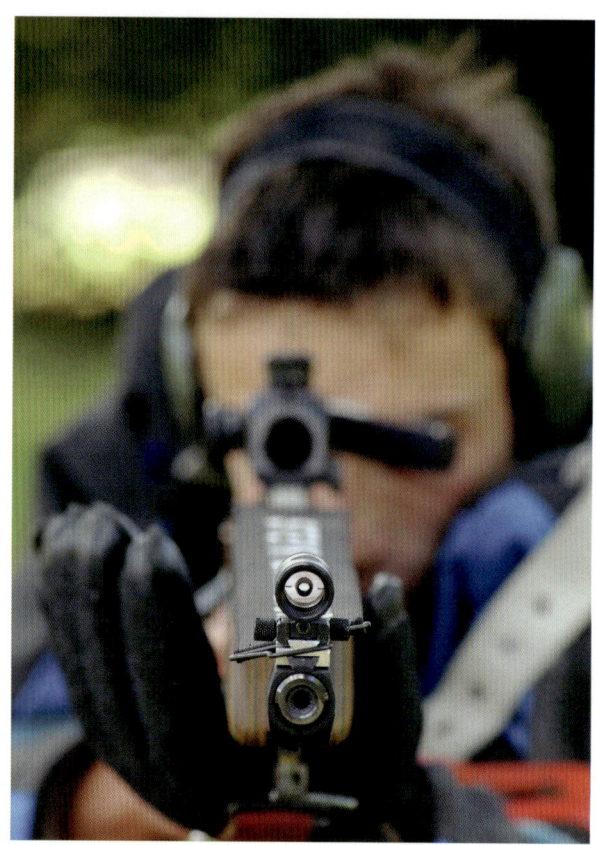

Abbildung 28:
Stefano Palma –
volle Konzen-
tration und
Aufmerksam-
keitsfokussierung
bei der Disziplin
„Schießen"

Auch konnte gezeigt werden, dass Golfsportler in der Phase höchster Konzentration vor dem Putt eine hohe Alpha-Aktivität in der linken Gehirnhälfte mit vergleichsweise niedriger Beta-Aktivität in der rechten Gehirnhälfte als Ausdruck fehlender störender Gedanken und innerer Monologe aufweisen. In diesem kognitiv sinnvollen Zustand scheint die Trefferwahrscheinlichkeit beim Putten signifikant erhöht zu sein (Crews & Landers 1993). Mittels geeigneter Sportsoftware und Wireless-Geräten soll es für Golfer möglich sein, durch Bestimmung ihrer individuellen „Zone of functioning" (individuelle Zone der optimalen Leistungsfähigkeit) nach individuellem Neurofeedback-Training die Trefferwahrscheinlichkeit beim Putten zu erhöhen.

Herzratenvariabilitätstraining (HRV-Training) ist im Trainingsalltag von Leistungssportlern seit einigen Jahren relevant geworden. Laut Vaschillo (1999) kann Herzratenvariabilitätstraining bei Wrestlern zu einer signifikanten Änderung der Reaktionszeit führen.

Zusätzlich steigert aerobes Training oder eben Ausdauertraining nicht nur die aerobe Kapazität, sondern stärkt auch den vagalen Schenkel des vegetativen Nervensystems und kann somit die „emotionale Stressabwehr" stärken, was u. a. auch für Schützen relevant sein kann (Relevanz aeroben Trainings, um Herzfrequenz und Stress besser unter Kontrolle zu halten!).

Biofeedback im Kontext anderer konventioneller (sport)psychologischer Methoden

Exemplarisch seien drei (sport-)psychologische Methoden grob vereinfacht angeführt, und zwar die Progressive Muskelrelaxation nach Jacobson, das autogene Training nach Schultz und Visualisierungstechniken.

Laut Jacobson geht Angst immer mit einer Erhöhung des Spannungszustandes, also einer Tonuserhöhung der Muskulatur, einher. Durch die Verminderung bis zur Elimination der Muskelspannung soll es umgekehrt möglich sein Angst zu beseitigen. Die **Progressive Muskelrelaxation nach Jacobson (PMR)** ist eine Entspannungs- und Relaxationsübung, die, grob vereinfacht, auf systematischem, bewusstem An- und Entspannen verschiedener Muskelgruppen basiert. Das Hauptaugenmerk liegt hier auf einer zu Beginn jeder Muskelrelaxationsübung stattfindenden sehr tiefen Atmung und dann auf bewusstem An- und Entspannen verschiedener Muskelgruppen. Es kann durch die Anwendung der progressiven Muskelrelaxation nach Jacobson physiologisch zu durchaus gewünschten Phänomenen, nämlich u. a. auch zur Entspannung, zu einer Erhöhung der Schmerzschwelle, zur Angstbeseitigung, zur Normalisierung von Blutdruck und Herzfrequenz sowie zur Durchblutungserhöhung der Muskulatur kommen. Die Progressive Muskelrelaxation nach Jacobson muss natürlich nicht zwingend mit der Unterstützung durch ein Biofeedbackgerät durchgeführt werden. Dennoch kann diese zusätzliche apparativ-instrumentelle Unterstützung sehr hilfreich sein, wenn z. B. ein Therapiefortschritt zur weiteren Motivation des Sportlers dargestellt und dokumentiert werden soll. Ein sehr großer Vorteil der Progressiven Muskelrelaxation nach Jacobson ist, verglichen mit dem autogenen Training, der Einbezug der emotionalen Komponente „Angst" (z. B. beim individuellen Angstgegner). Ein weiterer und besonders wichtiger Vorteil ist, dass sich diese Methode doch relativ schnell in nur wenigen Sitzungen erlernen und dann praktisch umsetzen lässt.

Beim **autogenen Training** (nach Schultz) wiederum handelt es sich, grob vereinfacht, um eine allgemein und einer breiten Öffentlichkeit bekannte, aber leider nur auf den ersten Blick einfach zu erlernende, autosuggestive Entspannungstechnik, bei der ein „abgesenkter" Bewusstseinszustand mit einer Muskelentspannung einhergeht. Tatsächlich aber ist für eine richtige Durchführung autogenen Trainings konsequentes Üben erforderlich! Ziele sind hier u. a. eine Entspannung mit Verringerung der körperlichen Ermüdung und mit einem Abbau emotionaler Spannungen. Die einzelnen Schritte oder Elemente des autogenen Trainings können ebenfalls auch unter anderem mittels Biofeedback (Atemfeedback, Hautleitwert, periphere Temperatur, Herzfrequenz, EMG etc.) abgeleitet, dargestellt und sinnvoll apparativ unterstützt werden (Weineck 2007). Die Methode umfasst, stark vereinfacht skizziert, verschiedene Übungen wie die so genannte Schwere-Übung („Der Arm ist schwer"), Wärme-Übung („Der Arm ist warm"), Herz-Puls-Übung („Das Herz schlägt ruhig und gleichmäßig"), Atem-Übung („Der Atem ist ruhig und gleichmäßig"), Bauch-Organ-Übung („Das Sonnengeflecht ist strömend warm/oder warm durchströmt"), Kopf-Übung („Die Stirn ist angenehm kühl"), spezielle kurze Formeln sowie das ganz wichtige aktive Zurücknehmen.

Aufgrund der mit der Entspannungssituation des Körpers verbundenen und daraus entstehenden Trägheit kann eine unkritische, kurzfristige Anwendung dieser Methode vor einem Wettkampf allerdings mitunter auch kontraproduktiv sein. Weiters ist eine Perfektionierung der Technik des autogenen Trainings unerlässlich, was, wie erwähnt, langes Üben (über einige Monate) und auch Beharrlichkeit des Übenden erfordert.

„Visualisierung" bedeutet das Vergegenwärtigen einer Erfahrung oder einer bestimmten Szene vor dem geistigen Auge (siehe auch Kapitel „Angst"). Dies können bei Sportlern z. B. bestimmte Bewegungsabläufe, der ideale Leistungszustand oder auch ein wünschenswerter emotionaler Zustand sein (Baumann 2000). In Kooperation mit einem **Visualisierungstraining** bietet Biofeedback die Möglichkeit, dass zum Beispiel ein Angstzustand, der während eines visualisierten Bewegungsablaufes entstehen kann, erfasst und wahrnehmbar dargestellt werden kann. Ziel der Interventionsbehandlung ist es dann, eine Bewegungsvorstellung im Kopf des Athleten so zu verankern, dass sie nicht mehr von der Emotion „Angst" begleitet wird. Es gibt Hinweise, dass bei Vorhandensein bzw. Erreichung einer guten Bewegungsvorstellung auch ein höheres Erregungsniveau für die korrekte Durchführung einer Zielbewegung kein Hindernis mehr zu sein scheint.

Biofeedback in Sport und Spitzensport eingesetzt scheint eine besonders sinnvolle und wirkungsvolle, additive Möglichkeit zur Leistungssteigerung zu sein, mit der – in den richtigen Händen (hier z. B. von Sportpsychologen und Trainern) – nicht nur eine grundsätzliche Verbesserung der Leistungsfähigkeit, sondern letztendlich auch eine auf den Punkt (Wettkampftag) gebrachte Spitzenleistung ermöglicht werden kann (siehe Abbildung 29).

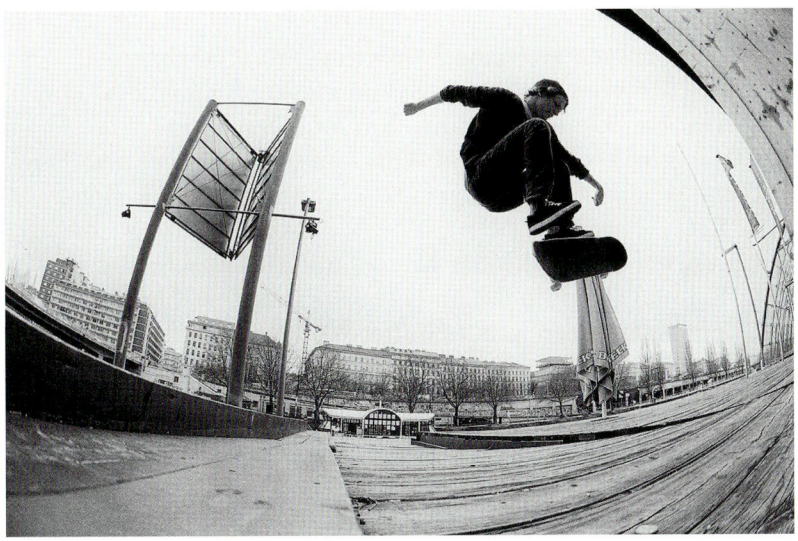

Abbildung 29: Skateboarder – obwohl meist ziemlich „relaxed", sind auch in sog. Fun-Sportarten wie beim Skateboarding bei Events von den teilnehmenden Sportlern Spitzenleistungen auf den Punkt zu bringen.

Einsatzmöglichkeiten und Indikationen für Biofeedback im Arbeitsleben

Biofeedback hat im Berufsleben und am Arbeitsplatz viele ganz besonders sinnvolle Einsatzmöglichkeiten und auch medizinisch durchaus relevante Indikationsgebiete.

Hierbei kann Biofeedback präventiv, therapeutisch und rehabilitativ sinnvoll eingesetzt werden. Es ist hier einmal mehr hervorzuheben, dass die Methode des Biofeedbacks auch im Beruf und Arbeitsleben zumeist dann am erfolgreichsten ist, wenn sie auch in ein ganzheitliches medizinisches Therapiekonzept eingebettet ist. Einsatzgebiete sind z. B.:

- **Fehlbelastungen** (Stichwort „Ergonomie am Arbeitsplatz", siehe „Rückenschmerz", S. 107ff.)
- **Fehlhaltungen** (Haltungsinsuffizienz, siehe „Rückenschmerz")
- **Überlastungssyndrome von Weichteilen** (Muskeln, Sehnen und Bindegewebe) und **Knochen** und **Gelenken** (siehe „Rückenschmerz")
- **Nackenschmerzen** (siehe Zervikalsyndrom, S. 122)
- **Kopfschmerzen** (siehe z. B. Spannungskopfschmerz, S. 129f.)
- **Ohrgeräusch** (siehe Tinnitus, S. 126f.)
- **Kiefergelenksschmerz und -knacken sowie Zähneknirschen** (Temporomandibuläre Dysfunktion und Bruxismus, siehe S. 124)
- **Chronisch unspezifischer Kreuz- und Rückenschmerz** (z. B. Lumbalsyndrom, Lumboischialgie etc., siehe S. 109)
- **Gliederschmerzen (z. B. Schulter-Arm-Syndrom)**
- **Stressinduzierte Erkrankungen, wie z. B. essenzielle Hypertonie** (siehe S. 149)
- **Burnout-Syndrom** (siehe S. 235ff.)
- **Sucht und Abhängigkeit wie z. B. Alkoholismus** (siehe S. 103ff.)
- **Panikattacken** und **Hyperventilationssyndrom** (siehe S. 70)
- **„Lampenfieber" und Versagensängste** (siehe auch „Angst" und „Stress", S. 95ff. und 78ff.)
- **Flugangst**

Patientenbeispiel: Disstress am Arbeitsplatz

Frau F. ist eine 45-jährige Sekretärin. Seit 2 Jahren hat sie immer wieder Nackenschmerzen und über den Hinterkopf aufsteigende Kopfschmerzen, die dann stirnseitig (wie ein Helm) betont sind.

Der Lebensgefährte fühlt sich zudem durch nächtliches Zähneknirschen gestört. Auch der Zahnarzt hat schon einen deutlichen Abrieb der Bisskanten festgestellt und gemeint, dass sie sich, wenn das so weiter gehe, bald die Zähne „weggemahlen" haben werde und daher dringend eine Aufbiss-Schiene benötigen würde. Neuerdings ist nach einer Verkühlung mit entsprechender Verstärkung der Nackenschmerzen auch noch ein sehr unangenehmes Ohrgeräusch dazugekommen und auch nach der Verkühlung leider nicht mehr weggegangen.

Die Sozialanamnese ergibt: Frau F. hat keine Kinder, sie lebt gemeinsam mit dem Lebensgefährten, macht Bildschirmarbeit mit besonders hohem Stresspegel bei zunehmend geringerer Arbeitsplatz-Zufriedenheit. Dennoch besteht nach wie vor eine besonders hohe Loyalität zu ihrem Arbeitgeber.

Diagnosen: Zervikalsyndrom, Spannungskopfschmerz, Tinnitus, Temporomandibuläre Dysfunktion und Bruxismus. Möglicherweise besteht eine Assoziation mit permanentem Disstress.

Symptome:

◆ Nackenschmerzen
◆ Kopfschmerzen
◆ Ohrgeräusch
◆ Kiefergelenksschmerz und -knacken sowie Zähneknirschen

Therapie: siehe Zervikalsyndrom, Spannungskopfschmerz, Tinnitus und Temporomandibuläre Dysfunktion mit Bruxismus, ...

Mit einem Programm aus Biofeedback unterstützter Therapie sowie der Vermittlung mentaler Techniken, Ergonomie am Arbeitsplatz und im Privatleben und zunehmender Sensomotorikschulung (Biofeedback unterstützte Krankengymnastik) ist die Patientin nach 4 Monaten symptomfrei (siehe Abbildungen 30 bis 33).

Der Weg für Betroffene und Patienten:

◆ Vertrauensperson
◆ (Fach-)Arzt: **Hausarzt, Facharzt für PM&R, Orthopädie, Neurologie, Psychiatrie, HNO, Zahnmediziner/Kieferchirurg etc.**
◆ BFB-Therapeut/-Trainer
◆ Psychotherapeut
◆ Psychologe
◆ Coach
◆ Trainer

Der Weg für Therapeuten und Trainer:

◆ (Fach-)Arzt: **Hausarzt, Facharzt für PM&R, Orthopädie, Neurologie, HNO, Zahnmediziner/Kieferchirurg**
◆ Psychotherapeut
◆ Psychologe
◆ Coach
◆ BFB-Therapeut/-Trainer

Typische Biofeedback-Parameter:

◆ Hautleitwert und periphere Temperatur
◆ Muskelspannung
◆ Atmung

Therapien:

◆ Aufbiss-Schiene zur Korrektur der Bissdeformität
◆ Biofeedback (Hautleitwert und periphere Temperatur, Muskelspannung, Atmung)
◆ Krankengymnastik (Physiotherapie) und Ergonomie unter Biofeedback
◆ Psychophysiologische Entspannungsmethoden (Progressive Muskelrelaxation nach Jacobson, Autogenes Training)
◆ Krankengymnastik (Physiotherapie) und Ergonomie
◆ Manualmedizinische Techniken (v.a. Mobilisationen)
◆ Medizinische Trainingstherapie
◆ Passive Wärmeanwendungen (Peloide, z. B. Moorpackungen) zur Detonisierung
◆ Klassische Massagebehandlungen zur Detonisierung

- Elektrotherapeutische Verfahren (z. B. Transcutane elektrische Nervenstimulation/TENS)
- Medikamentöse detonisierende Maßnahmen (Myotonolytika), die den Muskeltonus herabsetzen
- Medikamentöse Schmerzmedizin (Analgesie)

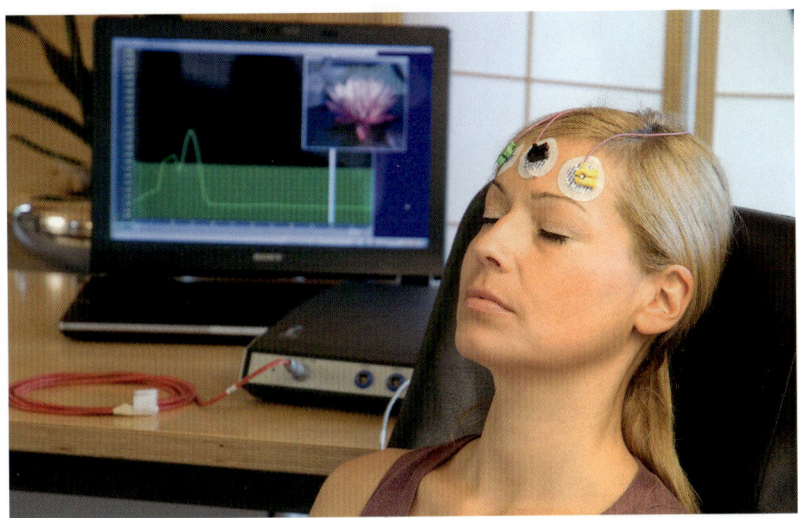

Abbildung 30: Entspannung der Stirnmuskulatur (Venter frontalis des M. occipitofrontalis) bei Spannungskopfschmerz und Zervikalsyndrom

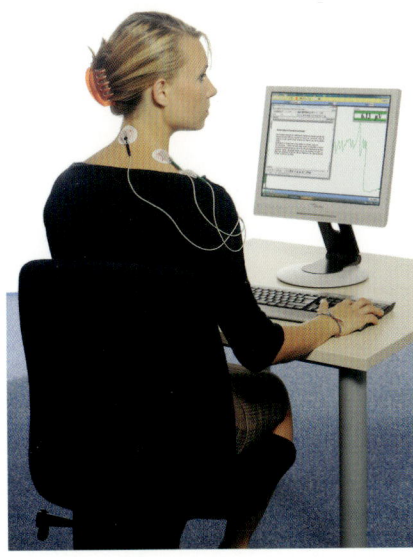

Abbildung 31: Ergonomie und Entspannung der Trapeziusmuskulatur werden am Schirm erlernt und in den Alltag transferiert.

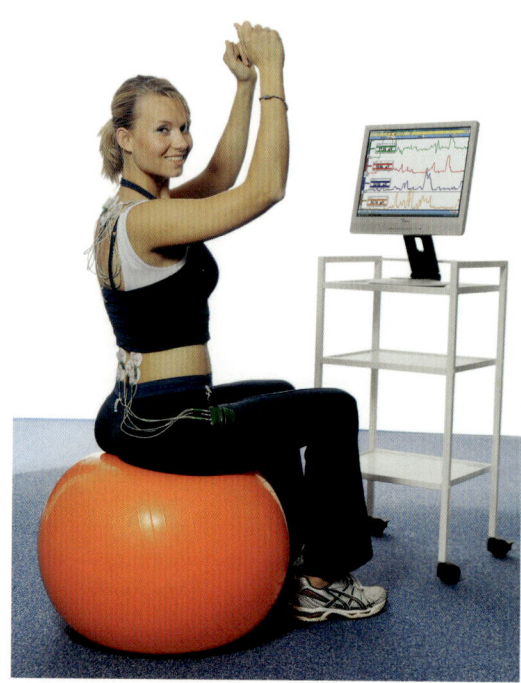

Abbildung 32: Richtiges Sitzen – Krankengymnastik (Physiotherapie) und Ergonomie unter Biofeedback-Kontrolle

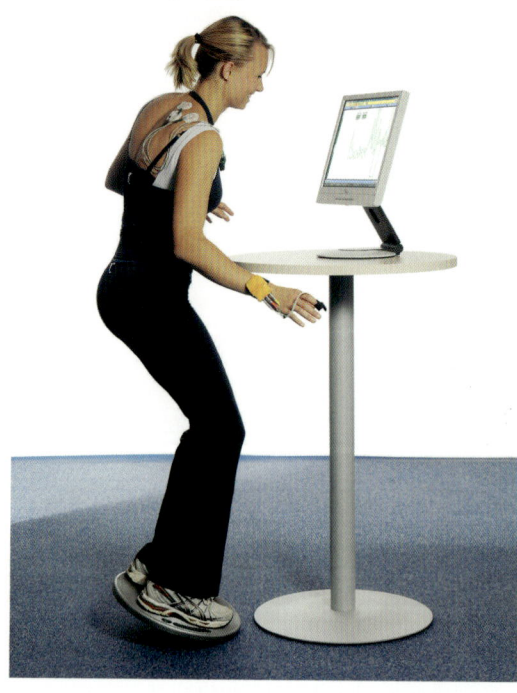

Abbildung 33: Sensomotorik und Haltungskontrolle (posturale Kontrolle) – Biofeedback unterstütztes Training auf labilem Gerät

Burnout-Syndrom und „Work-Life-Balance"

Die Begriffe „Burnout", „Burnout-Syndrom" und „Work-Life-Balance" haben im heutigen Berufs- und Arbeitsleben mittlerweile nicht nur einen klinisch und (sozial-)medizinisch hohen Stellenwert, sondern aufgrund der Häufigkeit der Beeinträchtigung durch Burnout und dem zunehmenden Umdenken in Richtung Work-Life-Balance durchaus auch hohe sozioökonomische Relevanz erlangt. In Zeiten der wirtschaftlich harten Zeiten steigt nämlich die Zahl von unter Stress und Burnout-Syndrom leidenden Menschen an. Hier können nicht nur die Top-Manager, sondern auch das mittlere Management, Angestellte bis zum Arbeiter (häufig Frauen mit Doppelbelastung Beruf, Familie, Haushalt) betroffen sein.

Der Begriff „Burnout-Syndrom" beschreibt einen andauernden krankhaften Zustand der totalen, sowohl körperlichen als auch emotionalen Erschöpfung („to be burned out", „burnout" – „ausgebrannt sein"). Das Syndrom, das erstmals vom Psychoanalytiker Herbert J. Freudenberger erkannt, benannt und letztlich definiert wurde, und das sowohl Körper, als auch Geist, Emotion und Verhalten „befällt", ist durch eine Trias aus Leistungseinbuße, emotionaler Erschöpfung und negativen Einstellungen, die sich gegenseitig in einem Teufelskreis verstärken können, charakterisiert – und auch aufrecht erhalten (siehe „Therapieansatz", S. 243).

Freudenberger prägte den Begriff „Burnout" schon Anfang der 70er-Jahre des letzten Jahrhunderts, nachdem er bei sich selbst ein (Burnout-)Syndrom festgestellt hatte, welches u. a. dadurch charakterisiert war, dass ihn seine in der Vergangenheit an sich sehr befriedigende Arbeit zunächst vermehrt zu ermüden und zu frustrieren – und letztendlich völlig zu erschöpfen begann. Zusätzlich machten ihm emotionale Stimmungsschwankungen mit Niedergeschlagenheit und Dysthymie, Konzentrationsschwächen und Schlafstörungen zu schaffen. Ähnliches gepaart mit körperlichen Symptomen (wie z. B. Rückenschmerzen, Verdauungsproblemen etc.) sowie Frustration, Lieblosigkeit und Zynismus (der die Behandlung von Patienten beeinträchtigte) war ihm in weiterer Folge auch in der Beobachtung seiner therapeutisch tätigen Berufskollegen aufgefallen, später machte er ebendiese Beobachtungen auch an Repräsentanten verschiedener anderer Berufsgruppen. Freudenberger prägte den Begriff „Burnout" in der Zusammenschau seiner Beobachtungen als einen „Zustand der Erschöpfung physischer und mentaler Ressourcen, der mit dem Arbeitsleben in ursächlichem Zusammenhang steht". Seit kurzem ist das so genannte Burnout-Syndrom auch als eigenständiges Krankheitsbild schulmedizinisch akzeptiert und anerkannt und somit auch in den relevanten internationalen Klassifikationssystemen gelistet.

Laut Experten-Schätzungen leiden derzeit bis zu zehn Prozent der Erwerbstätigen unter einem Burnout-Syndrom. Ein weiterer Anstieg wird ob des wachsenden wirtschaftlichen Drucks mit Auswirkungen auf das Arbeits- und Privatleben für die nächsten Jahre befürchtet. Dies unterstreicht die hohe medizinische und ökonomische Relevanz dieses Krankheitsbildes.

Jeder Mensch, der im Rahmen seiner schulischen, beruflichen oder privaten Situation weit über das normale Maß belastet ist und keine Möglichkeit zur Entspannung mehr findet, ist letztendlich potenziell Burnout gefährdet. Dennoch und gleichzeitig ist auffällig, dass vom Burnout-Syndrom zwei Berufsgruppen ganz besonders häufig betroffen zu sein scheinen. Das sind erstens Menschen, die in sozialen sowie pädagogischen Arbeitsbereichen tätig sind, also Pädagogen und Lehrer, Erzieher, Ärzte, Diplom-Pflegekräfte sowie auch pflegende Angehörige (die mit der meist besonders belastenden und häufig zu wenig bedankten Pflege von oft schwerstkranken Familienmitgliedern befasst sind). Die zweite betroffene Gruppe sind Menschen in so genannten Leitungs- und Führungspositionen. Betroffen sind hier Unternehmer, Manager (besonders das sog. mittlere Management) sowie leitende Angestellte.

Prinzipiell kann allerdings jeder Mensch ein Burnout-Syndrom entwickeln, der durch seine berufliche oder private Situation extrem belastet ist und keine Möglichkeit findet, sich ausreichend zu entspannen. Selbst bei Schülern tritt die Erkrankung, wie bereits erwähnt, mitunter auf.

Ätiologie und Pathogenese des Burnout-Syndroms: Kurzzeitstress und kurzzeitige Höchstbeanspruchungen und -leistungen führen üblicherweise und typischerweise nicht zum Ausbrennen und Burnout. Vielmehr sind dies chronische (also dauerhafte) und kontinuierliche, inadäquate Stressbelastungen, die die persönlichen Stressverarbeitungsmöglichkeiten und -kapazitäten der Betroffenen überfordern und diese „ausbrennen" können, d.h wieder einmal wird also chronischer Disstress als krankmachendes Agens wirksam. Dies kann sich immer dann besonders leicht ereignen, wenn durch dauerhafte, krankmachende Stressbelastungen bei gleichzeitig fehlender (wie auch immer gearteter) Erholung mit „Auffüllung der eigenen Reserven" die psychischen und physischen Kapazitäten verbraucht und „ausgelaugt" sind. Die fehlenden Phasen der Erholung (mit entsprechender „Auffüllung der eigenen Reserven") lassen sich heutzutage nicht selten u. a. durch die mit den Folgen der vorherrschenden Wirtschaftslage verbundene Angst um die Position und den Arbeitsplatz sowie die Gegebenheiten der modernen Welt mit überhöhten Leistungsansprüchen erklären.

Wenngleich also die genaue Ursachenforschung in Bezug auf das Burnout-Syndrom noch nicht abgeschlossen ist, so gibt es ganz deutliche Hinweise, dass bestimmte Umwelt- und spezielle Persönlichkeitsfaktoren die Entstehung begünstigen können.

Typische Umweltfaktoren sind:
- ◆ Arbeit unter Zeitdruck
- ◆ Arbeit unter Leistungsdruck
- ◆ (chronischer) Druck und Überforderung
- ◆ Angst vor Verlust des Arbeitsplatzes
- ◆ hohe Verantwortung bei gleichzeitig eher schlechter Bezahlung
- ◆ Mobbing
- ◆ mangelndes Feedback durch Vorgesetzte auf das persönliche Engagement
- ◆ fehlende oder nur geringe individuelle Gestaltungsmöglichkeiten am Arbeitsplatz
- ◆ Bossing (das sog. „Mobbing von oben")

Typische Persönlichkeitsfaktoren:
- ◆ besonders stark ausgeprägtes Engagement
- ◆ besonders stark ausgeprägter Ehrgeiz und besonders hoher, selbst auferlegter Erfolgsdruck
- ◆ besonders ausgeprägter Hang zum Perfektionismus
- ◆ der Wille am liebsten alles selbst zu machen („sich nich ersetzbar fühlen")

Burnout-Prophylaxe

Die beschriebenen Umweltfaktoren sind nicht immer beeinfluss- respektive veränderbar. Der Arbeitgeber reagiert typischerweise ja meist auch erst dann, wenn ein Arbeitsausfall, der ihm materiell schaden könnte, augenscheinlich wird. Oder mit anderen Worten, wenn die Erkrankung „Burnout-Syndrom" zum Leistungsabfall und letztendlich zu Arbeitsausfällen führt, werden entsprechende Reaktionen von Seiten des Arbeitgebers eingeleitet. Dennoch kann mit dem Wissen um besondere Burnout fördernde Persönlichkeitsmerkmale und Verhaltensweisen eine sinnvolle und wirksame Burnout-Prophylaxe durchgeführt werden:
Wichtig ist es, übertriebenes Engagement (wofür eigentlich?), übertriebenen Ehrgeiz und selbst auferlegten Erfolgsdruck sowie Perfektionismus rechtzeitig zu erkennen und zu vermeiden! Letztendlich ist jeder als Arbeitskraft (also beruflich) ersetzbar – als Mensch allerdings ist niemand ersetzbar!
Ein „gesundes Leben" führen! Eine gesunde Lebensweise umfasst unter anderem eine ausgewogene Ernährung, regelmäßige und ganzjährig durchgeführte, moderate körperliche Aktivität, die Einhaltung von ausreichenden Erholungspausen zwischen Stress und Belastungen sowie ausreichend Schlaf. Die Einhaltung eben dieser so wichtigen Erholungspausen ist – letztendlich auch um die Leistungsfähigkeit zu erhöhen und Top-Leistungen erbringen zu können – ganz besonders wichtig. Hier gibt es einen ganz klaren Zusammenhang mit der (Medizinischen) Trainingslehre und dem dort hin gehörenden Begriff des sog. „Übertrainings", welches ebenfalls letztendlich unweigerlich zum Leistungsabfall führt.
Die Schaffung eines (gesunden) Gleichgewichts zwischen An- und Entspannung ohne chronische und inadäquate Überforderung verhilft schließlich zur sogenannten **„Work-Life-Balance"**, welche eine gesunde Ausgewogenheit zwischen Beruf und Karriere (mit beruflicher Befriedigung durch Erfolgserlebnisse) einerseits sowie zwischen Beziehungen, Familie, Erholung, Freizeit und Hobbys (mit den so wichtigen privaten Erfolgserlebnissen) bedeutet und Burnout-prophylaktisch wirken kann. Hier ist Biofeedback diagnostisch wie therapeutisch sinnvoll einsetzbar, unter anderem kann – neben den klassischen Stressparametern (wie Hautleitwert, periphere Temperatur, Muskelspannung, Atmung etc.) – vor allem auch die Messung der Herzratenvariablität

(HRV) chronische Übererregunszustände zu identifizieren helfen und somit die Gestaltung von Ruhephasen und Erholungspausen im Sinne einer Work-Life-Balance erleichtern. Dabei sind 24-Stunden-Messungen möglich und die Geräte können für Außenstehende (z. B. Mitarbeiter, Vorgesetzte etc.) unerkannt unter der Kleidung getragen werden.

Klinik und Stadien sowie Diagnose des Burnout-Syndroms

Chronische, inadäquate Stressbelastungen, die die persönlichen Stressverarbeitungsmöglichkeiten und -kapazitäten der Betroffenen überfordern, können zum psychischen und physischen „Ausbrennen" führen. In jedem Fall ist die Erkrankung „Burnout-Syndrom" durch einen schleichenden, stadienhaften Prozess charakterisiert, der von Freudenberger (1974) in 12 Stadien eingeteilt wurde. Hierbei ist gleichzeitig zu beachten, dass diese Stadien nicht immer regulär, d. h. eindeutig und voneinander klar abgrenzbar und nacheinander ablaufen, sondern dass man im Burnout vielmehr Stadien durchaus überspringen oder auch gleichzeitig durchlaufen kann. Dies ist u. a. auch bei der Diagnosestellung und Therapieplanung zu beachten.

Das Burnout-Syndrom ist letztendlich ja eine Stress-Erkrankung und kann sich somit auch organisch in vielfältiger Weise manifestieren. Typische körperliche Symptome sind Krankheits- und Infektanfälligkeit (chronischer Disstress schädigt ja das Immunsystem), Tachykardien (Herzklopfen oder -rasen), Bluthochdruck, Schlafstörungen, Verdauungsprobleme (Durchfall, Verstopfung), Kopfschmerzen sowie Muskel- und Gliederschmerzen, Vertigo (Schwindel), Tinnitus (Ohrgeräusch), Libidoverlust, Impotenz und Dyspareunie (Schmerzen beim Geschlechtsverkehr). Die physischen und psychischen Symptome des Burnout-Syndroms können hierbei auch persönlichkeitsabhängig sehr große interindividuelle Unterschiede zeigen. Wahrscheinlich hat jeder von uns die folgenden in Stadien zusammengefassten Verhaltensauffälligkeiten bei Bekannten, Mitarbeitern etc. schon erlebt – der eine oder andere wird möglicherweise erkennen, dass er sich selbst bereits in dieser Spirale befindet – und hoffentlich gegensteuern.

STADIUM 1:

„Der Zwang, sich zu beweisen"

Idealistische Begeisterung – Charakteristika:

- Begeisterung
- Zwang, sich zu beweisen
- übertriebener Ehrgeiz
- Verbissenheit und Leistungszwang (muss allen und besonders sich selbst beweisen wie gut man seine Arbeit bewältigt)
- Grenzen der eigenen Möglichkeiten werden kaum mehr erkannt, Misserfolge werden nicht hingenommen

STADIUM 2:

„Der verstärkte Einsatz"

Verstärkter Einsatz für Ziele – Charakteristika:

- stetig verstärkter Einsatz, um seinen überzogenen (und letztendlich nicht realisierbaren) Erwartungen gerecht zu werden
- Delegation von Aufgaben fällt immer schwerer
- Gefühl, alles selbst machen zu müssen, dominiert
- Gefühl der eigenen Unentbehrlichkeit

STADIUM 3:

„Die Vernachlässigung eigener Bedürfnisse"

- Subtile Vernachlässigung eigener Bedürfnisse – Charakteristika:
- Vernachlässigung eigener Bedürfnisse
- nur noch Zeit für Berufliches
- („heroische") Vernachlässigung und Verzicht auf eigene essenzielle Bedürfnisse (Freizeit, Erholung, Schlafen, Essen, Freunde treffen)

STADIUM 4:

„Die Verdrängung von Konflikten"

Verdrängung von Konflikten – Charakteristika:

- häufig erste körperliche Beschwerden (Kopf-Nacken- und Rückenschmerzen, Verdauungsprobleme wie Durchfall oder Verstopfung), eigene Wahrnehmung, dass „etwas nicht stimmt"
- Probleme werden als Bedrohung gesehen
- Verleugnung der Probleme und Verdrängung auftretender Konflikte

STADIUM 5:

„Die Umdeutung von Werten"

Umdeutung von Werten – Charakteristika:

- Werte-Umdeutung, früher wichtige Werte (Freunde, Interessen, Hobbys etc.) werden nach und nach umgedeutet bis zur völligen Entwertung (mit Vernachlässigung)
- das eigene Selbstwertgefühl und der eigene Wert werden nur mehr über die Arbeit und den Beruf definiert
- diesem Ziel, den Wert über die Arbeit zu steigern, werden alle anderen Bedürfnisse untergeordnet
- emotionale Abflachung und „Abstumpfung"

STADIUM 6:

„Die Verleugnung der auftretenden Probleme"

Verleugnung von Problemen – Charakteristika:

- Verleugnung der auftretenden Probleme
- gestörte Wahrnehmung von anderen Menschen
- Intoleranz gegenüber anderen Menschen
- Zynismus
- Aggressivität
- keine Krankheitseinsicht
- Symptome und Probleme werden auf Zeitdruck und den (selbst gemachten) Arbeitsstress zurückgeführt

STADIUM 7:

„Der Rückzug"

Rückzug aus der Umwelt – Charakteristika:

- Rückzug
- Reduktion der sozialen Kontakte auf ein Minimum
- zunehmende Hoffnungs- und Orientierungslosigkeit
- „Dienst nach Vorschrift" in der Arbeit, Griff zu Suchtmitteln (wie z. B. Alkohol, Medikamenten etc.)

STADIUM 8:

„(Auch für andere) offensichtliche Verhaltensänderungen"

Verflachung des Lebens – Charakteristika:

- Offensichtliche Verhaltensänderungen, welche auch für andere deutlich sichtbar werden
- Ängstlichkeit, Scheue bis zur Apathie
- Schuldzuweisung (Umwelt)
- Gefühl der Wertlosigkeit

STADIUM 9:

„Die Depersonalisation"

Depersonalisation – Charakteristika:

◆ Einengung auf die Gegenwart
◆ Depersonalisation – nur mehr „mechanisches" Funktionieren seiner selbst
◆ Empfindung der Wertlosigkeit (eigene und jene anderer)
◆ Vernachlässigung eigener Bedürfnisse

STADIUM 10:

„Die innere Leere"

Innere Lehre – Charakteristika:

◆ Gefühl der inneren Lehre
◆ Freizeit ist „leere" Zeit
◆ verkrampfte Suche nach Beschäftigung
◆ Überschussreaktionen (z. B. Unmäßigkeit in Sexualität, Nahrungsaufnahme und Essen, Betäubungsmittel, Drogen- und Alkoholgenuss)
◆ Selbst-Betäubung

STADIUM 11:

„Die Depression"

Schwere Depression – Charakteristika:

◆ Dysthymie (Traurigkeit) und Depression
◆ Unruhe
◆ Gleichgültigkeit
◆ Teilnahmslosigkeit
◆ Motivationslosigkeit
◆ Hoffnungslosigkeit
◆ Perspektivenlosigkeit
◆ Gefühl der Sinnlosigkeit des eigenen Lebens
◆ Erschöpfung

STADIUM 12:

Das Vollbild des Burnouts – die völlige Erschöpfung

Zusammenbruch – Charakteristika:

◆ völlige Erschöpfung
◆ völliges körperliches und seelisches „Ausgebranntsein"
◆ psychischer und physischer Zusammenbruch
◆ Suizid-Gedanken (daher ist spätestens jetzt dringende fachärztliche Hilfe erforderlich!).

Eine zunächst bestehende idealistische Begeisterung und Überidentifikation kann über eine Phase von Stillstand und Enttäuschung(en) in weiterer Folge konsekutiv zu Frustration und Rückzug führen, worauf letztendlich Apathie und Krise folgen, was bedeutet, dass das idealistische Überengagement (sympathikotone Stoffwechsellage), welches in eine Anpassungs- und Resistenzphase (parasympathikotone Stoffwechsellage) übergeht, „ungebremst" letztendlich zur existenziellen Erschöpfung führen kann (Selye 1936, Edelwich & Brodsky 1980).

Diagnosefindung: Die frühzeitige Erkennung und Diagnose eines Burnout-Syndroms ist schwierig. Neben der Angabe einer leichteren Erschöpfbarkeit oder eines Erschöpfungszustandes wird nämlich gerade in früheren Phasen der Erkrankung die Symptomschilderung von den Betroffenen (siehe auch „Stadien") auf die körperlichen Symptome reduziert (wie z. B. Kopfschmerzen, Schmerzen am Bewegungsapparat, Verdauungsprobleme, „Reizdarm"), die sie letztendlich zum Arzt führen. Umso wichtiger ist eine besonders ausführliche Erhebung der Anamnese, die unbedingt auch eine fundierte Sozialanamnese beinhalten muss. Nach der Anamneseerhebung folgt die klinische Untersuchung mit Begutachtung der geschilderten körperlichen Symptome, die wiederum häufig die Einholung weiterer Befunde (Labor, bildgebende und apparative Untersuchungen und Verfahren) nach sich zieht. Dies ist für die betroffenen Patienten essenziell, damit andere Möglichkeiten und Pathologien, die einem Erschöpfungszustand zugrunde liegen können, unbedingt ausgeschlossen werden können. Außerdem kann man ja auch ein Burn-out-Syndrom einerseits **und** gleichzeitig eine zusätzliche, die Erschöpfung verschlimmernde und unbedingt behandlungsbedürftige körperliche Erkrankung haben.

Therapie und Behandlungsmöglichkeiten

Für das Burnout-Syndrom ist keine Standardtherapie beschrieben, was u. a. in der großen Variabilität und im stadienhaften Verlauf des Krankheitsbildes begründet ist.

Eine erfolgreiche Burnout-Behandlung benötigt in jedem Fall Zeit, da hier krankmachende aber verinnerlichte Verhaltensweisen und -muster, die zusätzlich mit einer falschen Selbsteinschätzung und -bewertung verbunden sind, unbedingt verändert werden müssen. Nur so gelingt es nämlich, den fatalen Circulus vitiosus aus (selbst auferlegtem) Druck, ständiger Überforderung und gleichzeitig mangelndem Stressabbau zu durchbrechen!

Die Therapie ist individuell auf die Beschwerden und Bedürfnisse des betroffenen Patienten abzustimmen. Vor allem muss der persönliche (berufliche und private) Hintergrund des Patienten in die therapeutischen Erwägungen einbezogen werden. Ganz wichtig ist hier daher eine suffiziente Analyse der beruflichen Situation, eine Analyse der privaten Situation und eine Analyse der persönlichen Wünsche und Bedürfnisse sowie der Ist-Situation (siehe „Stadien").

Wie bei der Burnout-Prophylaxe stehen auch in der Therapie des Burnout-Syndroms die Förderung einer gesünderen Lebensweise, die Schaffung und Einhaltung eines (gesunden) Gleichgewichts zwischen An- und Entspannung, die Vermeidung chronischer und inadäquater Überforderungen sowie die Erreichung einer gesunden Ausgewogenheit zwischen Karriere und Privatleben („Work-Life-Balance") im Vordergrund.

Gleichzeitig müssen unnötig übertriebenes Engagement und Ehrgeiz sowie selbst auferlegter Erfolgsdruck und Perfektionismus unbedingt vermieden werden.

Ein möglichst frühzeitiger Therapiebeginn ist anzustreben. Deswegen sind eine rechtzeitige Wahrnehmung und Erkennung von (Warn-)Symptomen essenziell! Der (mitbetroffene) Arbeitgeber reagiert leider typischerweise erst dann, wenn ein Arbeitsausfall augenscheinlich und messbar wird. Der betroffene Patient selbst setzt oft erst dann erste Schritte, wenn auch von ihm selbst bereits deutliche Leistungseinbußen wahrgenommen werden können. Nur wenn eine rechtzeitige Wahrnehmung und Erkennung von (Warn-)Symptomen gewährleistet ist, kann frühzeitig (fach-)ärztliche Hilfe in Anspruch genommen werden. Speziell ausgebildete Fachärzte, Hausärzte, Psychotherapeuten, Psychologen oder Coaches bilden die Speerspitze zur rechtzeitigen Erkennung und sinnvollen Behandlung des Burnout-Syndroms.

Wesentliche Stützpfeiler in der holistischen Behandlung sind der „Beruf", „Familie und soziale Kontakte" sowie das eigene „ICH" des Betroffenen, welches sich zwischen den beiden anderen bewegt. Anzustreben ist der Zustand der Work-Life-Balance, in dem Arbeit und Privatleben in Gleichgewicht und Einklang gebracht sind (u. a. auch sinnvolle Vereinbarkeit von Familie, Privatleben und Beruf). Berufstätigkeiten sowie Familie, Beziehungen, Freizeitaktivitäten sind hier u. a. als verschiedene Teile eines Lebens respektive sog. „Life domains" ausgewogen in Balance und Einklang zu halten. Bei dieser zwischen den Lebensbereichen hergestellten sog. „Life-domains-balance" sollen sich die „Life domains" möglichst nicht gegenseitig behindern („Life-domains-conflict"), sondern vielmehr gegenseitig befruchten und unterstützen („Life-domains-facilitation"), also möglichst positiv beeinflussen.

Die (meist erstmalige) Vermittlung eines sinnvollen Zeitmanagements ist hier unerlässlich. Zusätzlich ist das Setzen (und Akzeptieren) realistischer Ziele, eine Priorisierung und Schwerpunktsetzung und die Einsicht, dass zwischen Stress- und Belastungsphasen unbedingt Erholungspausen und Entspannungszeiten einzuplanen und zuzulassen sind, unumgänglich.

Die Erkenntnis, dass man unabhängig von erbrachter Leistung geliebt werden kann und dass man – fern von allen Allmachtsphantasien – durchaus auch Fehler machen darf, muss vermittelt und von den Betroffenen verinnerlicht werden – übrigens auch der Umstand, dass jeder von uns Grenzen hat und durchaus Hilfe suchen und annehmen darf. Neben einer realistischen Zieldefinition müssen also vor allem (Belastungs-)Grenzen wahrgenommen, erkannt und akzeptiert werden. Durch sinnvolle Trennung von erforderlichen und nicht erforderlichen Aktivitäten und Aufgaben können sinnvolle Prioritäten gesetzt werden, wodurch unnotwendige Zeit- und Energiefresser identifiziert und ausgeschaltet werden können. Die gewonnene Zeit kann so für die neu gesetzten Prioritäten und andere, u. a. auch gesundheitsfördernde Lebensbereiche genutzt werden. Letztendlich kann die Erreichung realistischer Ziele durch die dadurch mögliche Anerkennung der eigenen Leistungen sowie die verbesserte eigene Wertschätzung eine positive Verstärkung des Behandlungserfolgs ermöglichen.

Eine Verbesserung der Selbstwahrnehmung und Interozeption mit der Möglichkeit eines Eingriffs und einer Veränderung psychophysiologischer Funktionen sowie das Stressmanagement spielen also auch beim Burnout-Syndrom eine ganz hervorragende und für den Therapieerfolg bedeutende Rolle. Hier finden u. a. Entspannungstechniken (z. B. Progressive Muskelrelaxation nach Jacobson, Autogenes Training nach Schultz, „Atemschule", Yoga) sowie auch physikalische-medizinische, detonisierende Maßnahmen (später auch aktivierende Maßnahmen im Sinne der Medizinischen Trainingstherapie) eine große Rolle.

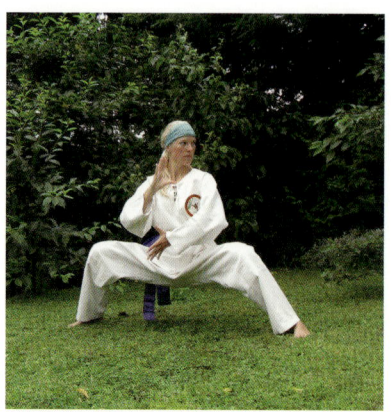 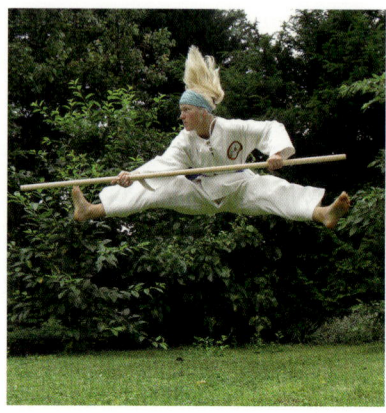

Abbildung 34: Kampfsport kann die Konzentration und Fokuslenkung verbessern helfen.

Abbildung 35: Kampfsport kann die motorischen Grundeigenschaften „Ausdauer", „Kraft", „Koordination" oder „Sensomotorik", „Flexibilität" und „Schnelligkeit" verbessern helfen und so einen idealen Ausgleich zum täglichen Arbeitsstress bieten.

Auch Sport wie z. B. Kampfsportarten können die „Beherrschung" von Körper und Geist schulen helfen und sind auch für die Erhaltung und Verbesserung der motorischen Grundeigenschaften „Ausdauer", „Kraft", „Koordination" oder „Sensomotorik", „Flexibilität" und „Schnelligkeit" beinahe ideal geeignet.

Besonders (und dies gerade beim Stressmanagement) ermöglicht das Biofeedback, bei dem psychophysiologische Zusammenhänge gut nachvollziehbar dargestellt werden können, häufig eine aktive Einflussnahme auf psychophysiologische Vorgänge und einen Zuwachs an Selbstkompetenz. Es scheint hier, wie in anderen Einsatzbereichen auch, eine ideale apparative Hilfe zur Ermöglichung einer Interozeption darzustellen und somit zum Therapieerfolg sinnvoll beitragen zu können.

Biofeedback ist hilfreich bei der Schulung der Wahrnehmung von Körpersignalen sowie des kompetenten Umgangs mit den eigenen Ressourcen. Selbstregulationstechniken können mit Unterstützung durch Biofeedback leichter erlernt werden. Somit können die notwendigen Verhaltensänderungen sowie Formen des aktiven Stress-Managements, Energie-Managements und Emotionen-Managements durch den Einsatz von Biofeedback leichter umgesetzt werden. Biofeedback scheint hier – nicht zuletzt durch die Möglichkeiten der apparativen und nachvollziehbaren Schulung der Selbstkontrolle, der sozialen Kompetenz und von Team-bildungsprozessen etc. – ein ideales Instrument für die behandelnden Ärzte, Psychotherapeuten, Psychologen, Coaches und Trainer zu sein.

Die Vermittlung einer gesunden Lebensweise, zu der auch regelmäßige körperliche Bewegung und moderater Sport gehören, unterstützt weiters das ganzheitlich anzugehende Therapiekonzept. Auch sogenannte „Genusstrainings" gehören hierher. Diese können zur Wiederherstellung, der bei den Burnout-Erkrankten typischerweise verloren gegangenen Fähigkeit, angenehme und schöne Dinge zu genießen, führen.

Das Therapieangebot umfasst weiters individuelles Coaching, diverse psychotherapeutische Interventionen sowie die Anwendung von Phytotherapeutika wie z.B. Johanniskraut-Präparate (stimmungsaufhellend) und Baldrian-Präparate (beruhigend). Seit 2009 ist in Österreich zusätzlich Rhodiola rosea-Extrakt (hemmt die Ausschüttung von Stresshormonen) am Markt. In einer weiteren Stufe können bei vorhandener Indikation auch Psychopharmaka wie Antidepressiva oder Tranquillantien je nach medizinischer Indikationsstellung einschlägig fachärztlich rezeptiert werden.

Wege für Betroffene und Therapeuten – Parameter und Therapien

Der Weg für Betroffene und Patienten:
◆ (Fach-)Arzt: **Hausarzt, Facharzt für Psychiatrie, Neurologie, PM&R.**
◆ BFB-Therapeut/-Trainer
◆ Psychotherapeut
◆ Psychologe
◆ Coach
◆ Trainer
◆ Vertrauensperson

Der Weg für Therapeuten und Trainer:
◆ (Fach-)Arzt: **Hausarzt, Facharzt für Psychiatrie, Neurologie, PM&R.**
◆ Psychotherapeut

- Psychologe
- Coach
- BFB-Therapeut/-Trainer

Typische Biofeedback-Parameter:
- Hautleitwert und periphere Temperatur
- Muskelspannung
- Atmung
- Herzratenvariabilität

Therapien (stadienabhängig):
- Biofeedback (Hautleitwert und periphere Temperatur, Muskelspannung, Atmung, Herzratenvariabilität)
- „Work-Life-Balance" (s. S. 235)
- aktives Stress-Management
- aktives Energie-Management
- aktives Emotionen-Management
- Aufklärung über die Vermeidung von übertriebenem Engagement, übertriebenem Ehrgeiz und Perfektionismus
- Diätologische Führung (Ernährung)
- Genusstrainings
- Psychophysiologische Entspannungsmethoden (Progressive Muskelrelaxation nach Jacobson, Autogenes Training)
- Krankengymnastik (Physiotherapie) und Medizinische Trainingstherapie (Freizeitsport und Training)
- Detonisierung: Passive Wärmeanwendungen (Peloide, z. B. Moorpackungen) zur Detonisierung, klassische Massagebehandlungen zur Detonisierung; Elektrotherapeutische Verfahren (z. B. Transcutane elektrische Nervenstimulation/ TENS)
- Phytotherapeutische Maßnahmen, stimmungsaufhellende, beruhigende und „stresshemmende" Maßnahmen
- Medikamentöse stimmungsaufhellende Maßnahmen
- Medikamentöse beruhigende Maßnahmen

Flugangst als Karrierebremse

Flugangst kann als sog. „objektgebundene" Angst oder Phobie nicht nur zu einer veritablen Karrierebremse werden, sondern durch das Vermeidungsverhalten (es wird versucht möglichst nicht zu fliegen) den Betroffenen quasi berufsunfähig machen.

Stellen Sie sich vor, Sie sind Vorstand eines Universitätsinstituts und müssen als Wissenschafter mehrmals in der Woche um den Globus fliegen, um Ihr Institut zu repräsentieren und um regelmäßigen internationalen wissenschaftlichen Austausch zu pflegen – nur um den internationalen Anschluss nicht zu verlieren. Oder Sie haben als Manager Karriere gemacht und sind nun gezwungen, sehr weite Strecken in sehr kurzer Zeit zurückzulegen und unterschiedliche Destinationen mehrmals pro Woche anzufliegen. Das mit Ihrer Flugangst verbundene und sich mit der Zeit verstärkende Vermeidungsverhalten würde Ihnen in beiden Fällen letztendlich Ihren Posten oder zumindest Ihre Funktion kosten!

Psychotherapeutische Interventionen und der Einsatz psychologischer Verfahren inklusive Biofeedback, z. B. im Rahmen des Konfrontationstrainings mit einer Expositionsbehandlung, können hier ganz besonders effektiv eingesetzt werden. Auch Biofeedback unterstützte Flugangstseminare können hier Abhilfe verschaffen (siehe auch Kapitel „Angst"). Informieren Sie sich!

Ausblick

Eigene (mehr als positive) Erfahrungen aus der Praxis mit Biofeedback stammen besonders aus der Stressdiagnostik bzw. der Stress- und Angstbehandlung sowie aus dem Bereich der Schmerzmodulation, z.B. bei chronischen Schmerzpatienten (v.a. Spannungskopfschmerz und muskuloskeletale Schmerzsyndrome, Crevenna R. Phys Med Rehab Kuror. 2009).

Weiters scheint sich Biofeedback im Rahmen ganzheitlicher Rehabilitationskonzepte für Patienten mit onkologischen Erkrankungen, also Patienten mit Krebserkrankungen, und damit für eine Patientengruppe, für die der Verfasser eine besondere klinische und wissenschaftliche Expertise hat, ideal zu bewähren (siehe auch Kapitel „Biofeedback bei onkologischen Erkrankungen"). In dieser Patientengruppe konnte eine hervorragende Akzeptanz der Methode und eine sehr gute Effektivität gerade hinsichtlich Entspannung und Angstreduktion (besonders bei Patienten mit infauster Prognose, also Patienten mit ungünstigem Krankheitsverlauf, unpublished data) gezeigt werden.

In der Behandlung der Harninkontinenz konnte die Methode des Biofeedbacks mit hohen Erfolgsaussichten in Kombination mit Beckenbodengymnastik bei Frauen und bei Männern gleichermaßen angewandt werden. So konnte zum Beispiel bei Prostatakarzinompatienten nach radikaler Prostatektomie Biofeedback mit dem Ziel der Wahrnehmungsschulung (gezielte Wahrnehmung des in dieser Patientengruppe meist nicht bewussten Beckenbodens) besonders effektiv eingesetzt werden. Durch die mittels Biofeedback ermöglichte (meist erstmalige) Bewusstmachung und Wahrnehmung der eigenen Beckenbodenmuskulatur konnte (im Rahmen von Studien) der Trainingserfolg bei gleichzeitig ausgezeichneter Akzeptanz der Rektalsonde in einer Gruppe harninkontinenter Prostatakarzinompatienten optimiert werden (Crevenna et al. Phys Med Rehab Kuror. 2003).

Die Ergebnisse einer weiteren eigenen wissenschaftlichen Studie, und zwar der Untersuchung psychophysiologischer Parameter wie z.B. des Hautleitwerts bei gesunden Probanden während 1) der Schilderung, d.h. der Verbalisierung und 2) der Erinnerung an die stärksten jemals selbst erlebten körperlichen Schmerzen, weisen darauf hin, dass schon die Aufforderung zur Schmerzbeschreibung bei gesunden Probanden eine ganz besondere psychophysiologische Aktivierung nach sich zieht, also eine besonders starke Stresssituation darstellt. Ebenso scheint die verbale

Schmerzbeschreibung einen ganz besonders starken Stressor darzustellen, wobei der Hautleitwert im Verlauf der Schmerzerzählung wieder ganz deutlich abzusinken scheint. Dies weist darauf hin, dass längeres Erzählen über erlebte körperliche Schmerzen eine enorme Stressminderung und Erleichterung darzustellen scheint, was durchaus auch praktische Implikationen für die Länge und Qualität des ärztlichen Gesprächs haben könnte (Crevenna et al. Phys Med Rehab Kuror. 2007).

Praktisch-klinisch lassen sich aus eigener Erfahrung vor allem chronische Schmerzsyndrome optimal mit Biofeedback angehen. Ganz wesentlich erscheint es mir, die schulmedizinisch orientierte universitäre Verbreitung und Verankerung voranzutreiben. Im Rahmen des Curriculums der Medizinischen Universität Wien wird durch den Verfasser über die Methode des „Biofeedbacks" unter anderem im sog. „Block 21", d. h. in der Hauptvorlesung, informiert. Somit haben alle Studierenden der Medizin zumindest schon einmal davon gehört und wissen, dass es eine schulmedizinisch durchaus sinnvolle Methode sein kann. Weiters gibt es zur Vertiefung des Wissens an der MUW seit Jahren ein Wahlfach „Biofeedback", das von den Studierenden sehr gut angenommen wird und das vom Verfasser angeboten wird. Zusätzlich wurden in den letzten Jahren auch zahlreiche Diplomarbeiten zu „Biofeedback" betreut und approbiert (Abbildung 36). Eine dem

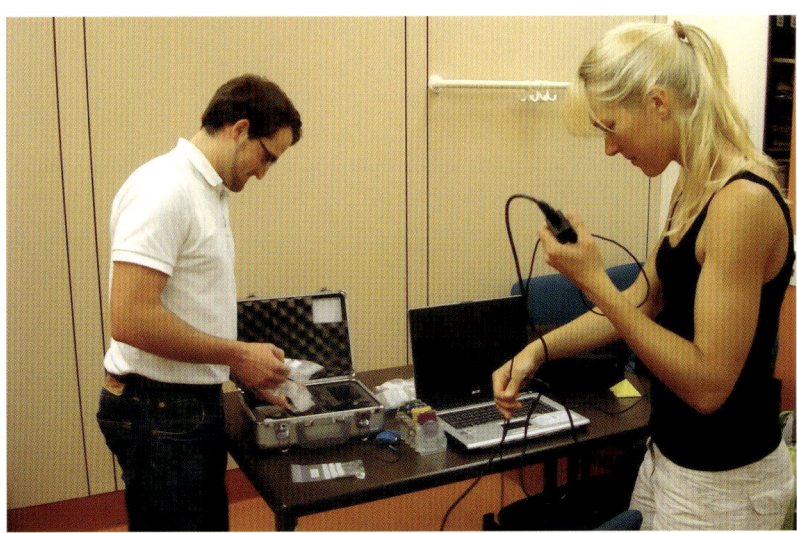

Abbildung 36: Studierende beim Üben einer Biofeedbacksitzung

vergleichbare universitäre Lehrtätigkeit wird vom Verfasser auch an der Universität Wien sowie in postpromotionellen Hochschullehrgängen (Master of Public Health, Algesiologie) sowie an der Fachhochschule Technikum Wien durchgeführt.

Zusammenfassend ist festzustellen, dass sich die (psycho-)physiologische Methode des Biofeedbacks besonders gut zum Einsatz im Rahmen multimodaler, interdisziplinärer Präventions- und Rehabilitationskonzepte eignet, wobei die etabliertesten Anwendungen vor allem in den Bereichen „Wahrnehmungsschulung" und „neuromuskuläre Rehabilitation", „Aktivierungsscreening" und „Belastungstests", sowie „Entspannungstraining" und „Konfrontationstraining" bestehen. Daneben ist Biofeedback für zahlreiche weitere medizinische Indikationen sowie interessante Einsatzgebiete besonders in der Rehabilitationsmedizin, der Sport- und Arbeitsmedizin, dem Gebiet der Neurologie und Psychiatrie, der Pädiatrie etc. hervorragend geeignet. Ganz aktuelle Themengebiete sind auch die sog. Work-Life-Balance und die Burnout-Prävention und -Behandlung.

Interessante Entwicklungen stellen das Herzratenvariabilitäts-Feedback sowie das Neurofeedback (EEG-Biofeedback, HEG-Feedback), mit dem, vereinfacht gesagt, Hirnaktivitäten rückgemeldet und bewusst gemacht werden sowie vor allem auch das Funk-Biofeedback dar. Bei diesem ermöglicht ein kabelloser Transfer der Messdaten mittels Bluetooth-Technologie erweiterte Diagnose- und Therapiemöglichkeiten, da der Patient hierbei nicht mehr direkt mit PC/Laptop „verkabelt" sein muss und somit bestmögliche Bewegungsfreiheit hat.

Gerade für gezielt aus- und fortgebildete Ärztinnen und Ärzte sowie Mitglieder medizinischer Assistenzberufe [in diesem Fall unter (fach-)ärztlicher Supervision] ergeben sich mit der Anwendung des Biofeedbacks höchst interessante und – durch die hohen Erfolgsraten der Methode bedingt – mehr als befriedigende Betätigungsfelder. Gezielt und richtig eingesetzt kann Biofeedback zu einer Verbesserung der Verarbeitung von physischem und psychischem Stress sowie zur Steigerung der Selbstkompetenz führen.

In der Therapie von Schmerzsyndromen kann Biofeedback zur anhaltenden Schmerzreduktion sowie zur Einsparung von Medikamenten führen und hat somit klinische und ökonomische Relevanz. Gerade auch die Glaubwürdigkeit des therapeutischen Ansatzes führt zu hoher Akzeptanz und erleichtert die Förderung der (Therapie-)Motivation. Um Biofeedback klinisch sinnvoll einzusetzen, sind eine suffiziente Ausbildung bezüglich der eigentlichen Methode sowie der entsprechende medizinische Hintergrund erforderlich. Bei allzu unkritischer Anwendung durch klinische Laien können durchaus klinische (und ökonomische) Nebenwirkungen im Sinne von Zeitverlusten resultieren.

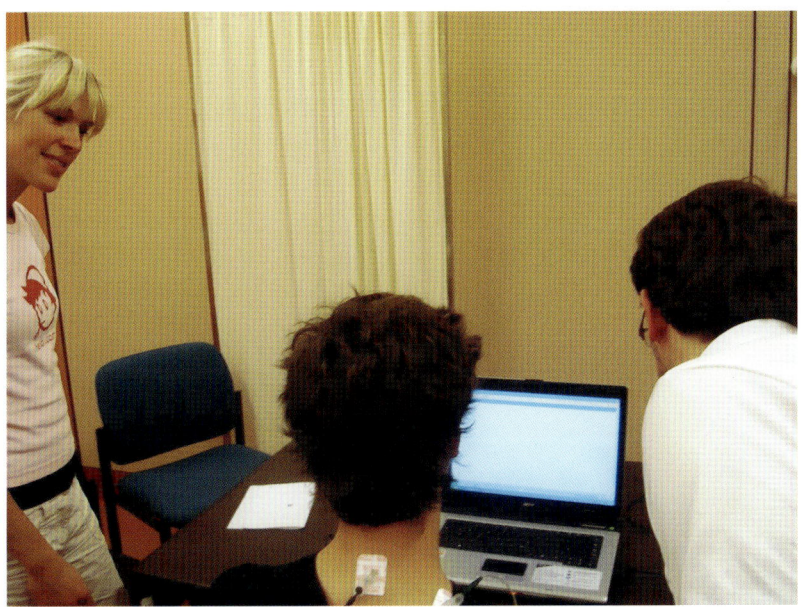

Abbildung 37: Studierende beim Üben einer Biofeedbacksitzung

Sachregister

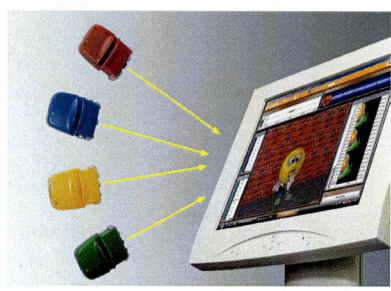
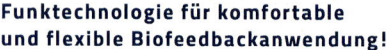
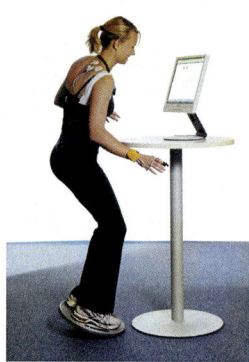
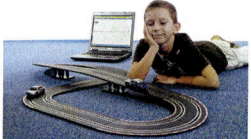
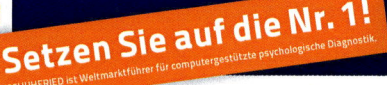

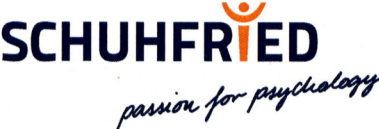